本书编写者

主　编：吴素香

副主编：王庭槐　黄　妹　陈　君　刘新芝　刘秋生

编　者（以编写章次为序）：

吴素香　中山大学新华学院

刘新芝　北京大学

付　晶　中山大学新华学院

王天秀　海南医学院

黄娉婷　海南医学院

张莹璐　中山大学新华学院

何兴梅　复旦大学

严金海　南方医科大学

徐伟明　中山大学新华学院

邢立宇　中山大学新华学院

陈　君　广州中医药大学

吴丹莹　中山大学新华学院

陈　维　嘉应医学院

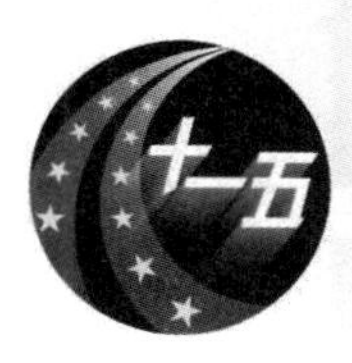

普通高等教育“十一五”国家级规划教材

第四届中国大学出版社图书奖优秀教材二等奖

医学伦理学

（第五版）

主　编：吴素香

副主编：王庭槐　黄　妹　陈　君

刘新芝　刘秋生

广东高等教育出版社

·广州·

图书在版编目（CIP）数据

医学伦理学/吴素香主编．—5版．—广州：广东高等教育出版社，2018.9（2021.7重印）

ISBN 978-7-5361-6237-2

Ⅰ．①医…　Ⅱ．①吴…　Ⅲ．①医学伦理学-高等学校-教材　Ⅳ．①R-052

中国版本图书馆CIP数据核字（2018）第185123号

好的课微信公众号

好的课网

★特别说明：本书用到的素材图像请关注“好的课”微信公众号，注册并登录后，使用“扫一扫”扫描相应的二维码，即可获得教学资源。也可以打开网站“好的课”（www.heduc.com），在“学习资源”页面搜索“医学伦理学教学资源”，打开并下载。

出版发行	广东高等教育出版社 地址：广州市天河区林和西横路 邮编：510500　营销电话：（020）87553335 http://www.gdgjs.com.cn
印　　刷	广州市穗彩印务有限公司
开　　本	787毫米×1092毫米　1/16
印　　张	15.75
字　　数	455千
版　　次	2018年9月第5版
印　　次	2021年7月第5次印刷　累计第22次印刷
定　　价	32.80元

如果我们选择了最能为人类福利而劳动的职业，那么，重担就不能把我们压倒，因为这是为大家而献身；那时我们所感到的就不是可怜的、有限的、自私的乐趣，我们的幸福将属于千百万人，我们的事业将默默地、但是永恒发挥作用地存在下去，而面对我们的骨灰，高尚的人们将洒下热泪。

——马克思《青年在选择职业的考虑》

第五版序

很高兴看到《医学伦理学》第五版面世。我是一个物理学工作者，虽非医学界人士，但我还是怀着极大的兴趣和虔诚的心情仔细阅读了这本书，深感获益良多，谨以粗浅体会作序，抛砖引玉。首先，对于医务工作者以及医科学生，本书无疑有助于他们认知医学伦理、加强医德修养以及参加医疗实践，具有重要意义。其次，对于社会各界人士，本书也很值得一读，特别是对身心正在成长的各专业大学生，可以从本书中得到珍爱生命、尊重科学、崇尚伦理的启示。最后，本书对帮助大众从理性认知上去改善当前层出不穷的医患关系，也有很大的社会现实意义。本书的内容比较充实和新颖，不但对医学伦理学的理论基础做了较全面及深入的阐述和诠释，以热烈的情感强调医德教育和修养，而且对涉及器官移植、辅助生殖技术、克隆技术等近代发展的医学技术所出现的伦理问题，也进行了积极的探讨。特别在本书第五版修订时，针对近代医学高新技术发展、中国医疗体制改革、医患关系等问题，对内容进行了修改调整，对数据资料和案例做了更新，更具有现代气息，体现了科学与伦理交融、认知和情感并存。书中旁征博引古今中外许多宝贵资料及名人名句。其中所引用物理大师爱因斯坦的名言尤令我倍感亲切。本书是一本很适用于教学的优秀教材。本人从事物理教学数十载，也曾编写出版了多本物理教材，但对比这本书的编写技巧，觉得有不少值得借鉴之处。本书能够细致考虑学生的学习特点和心理，从新的视角和体裁编写。从案例引入问题，引领学生进入理论学习，章后列出关键概念、理论重点，页边有警语佳句，也有内容提要及思考题。文笔顺畅、描述形象；说理透彻，举例生动；可读性较强。特别是第五版，根据前四版在教学使用过程中所发现的不足，精益求精，做了修改和提升，更符合教学的需求。在此希望使用《医学伦理学》第五版的师生有更圆满的教学效果。也恳切地将本书推荐给社会各界人士，希望能仔细阅读，你们将会从中受益，从而对生命的意义有更深的体会。

罗蔚茵①
2017 年秋
于中山大学康乐园

① 中山大学物理学教授，曾获国家级教学成果一等奖，享受国务院特殊津贴的专家，广东省五一劳动奖章获得者，从教五十载，著作八本。

第四版序

当今的时代，经济社会高速发展，科学技术日新月异，当物质成果不断满足人性的需求时，精神文明益发需要发挥其制衡作用。作为直面生命的医学科学也面临技术高尖化与医学行为市场化的挑战，遭遇生命伦理缺失、医患关系紧张、法律与人情相悖、市场经济与公益需求矛盾等一系列难题的冲击和困扰。因此，学习医学伦理学、加强医学道德修养，对于医学工作者或刚刚步入医坛的医学生参加医疗实践具有特别重要的意义。

1952 年的诺贝尔和平奖得主阿尔贝特·史怀特（Albert Schweitzer）在《文明和伦理》一书中指出："善的本质是保持生命、促进生命、使可发展的生命实现其最高的价值；恶的本质是毁灭生命、伤害生命、阻碍生命的发展，这是思想的必然，绝对的伦理原理。"他认为：伦理就是"敬畏自我和我以外的生命意志"。生命之间是相互依存的，每个生命都有存在的意义和价值，彼此共生共存共荣。我们的生命来自其他生命，故不能轻视和伤害其他的生命。因此，坚守和敬畏生命伦理可使人的存在价值更具意义。对生命的敬畏和珍惜会使人们对生命活动保持敏感性、关切性和同情心。而对生命的关切和同情，会使人得到丰富的情感感受并使其灵魂得到理性的升华，从而益发美丽。正因为这样，人类自身存在的意义就更加明显，也赋予了自身存在对其他生命存在的价值和意义。对于医务工作者来说，对生命的关爱、同情、保护也使自己的工作和自身的生命更具意义和价值。

吴素香教授长期致力于医学伦理学的研究和教学一线工作，积累了丰富的教学经验，她主编的这本普通高等教育"十一五"国家级规划教材《医学伦理学》内容充实、表述清晰、文字精练、简明扼要、重要知识点着重简明、举例生动恰当，是其长期学术研究和教学经验的浓缩和结晶。该教材在多所高校使用，深受广大师生的欢迎，是一本学习医学伦理学入门必读的教科书。时值该书第四版出版之际，我对此书的修订出版表示祝贺，并期望吴素香教授和她的编写团队的教师们继续努力，为医学伦理学知识在我国的普及和应用再创佳绩。

王庭槐[①]

2013 年 6 月 30 日

① 国家级教学名师，中山大学生理学教授，博士生导师，中山大学医学部副主任，中山大学新华学院院长。

第五版前言

2005 年初，广东高等教育出版社的时任领导带着编辑亲自驱车到中山大学北校园找我，让我主编“医学伦理学”教材，供医学本科生使用。随后我马上组织团队编写。在大家的努力下，当年这本小书面世。2006 年，该书报普通高等教育“十一五”国家规划教材项目，经专家评审，获得普通高等教育“十一五”国家级规划教材立项。岁月荏苒，在该书出版十周年的 2015 年 9 月，该书的第四版荣获第四届中国大学出版社图书奖优秀教材二等奖。在难知其数的浩瀚教材海洋中，这本小书能得这个奖项，深感荣幸！它是评审的专家们对编者们的劳动难能可贵的肯定和鼓励！

光阴似箭，转眼这本书经历了 13 年岁月的磨砺，经过多次修订，逐渐进步。现在，在广东高等教育出版社领导与编辑的支持与组织下，准备修订出版第五版了。13 个春秋轮回，科学技术发展迅猛、日新月异；中国改革全面展开，不断深化；我们的时代气象万千，翻天覆地。为了能紧跟时代和社会的步伐，出版社编辑与编者们一起艰苦奋斗，尽最大努力，让本书与时俱进。

本版主要在下面几个方面进行了修订：第一是篇章结构进行了调整。把第四版的第二章基本原则与规范、第三章基本范畴和第十一章伦理委员会类型及其意义合并为一章，称医学道德的规范体系与伦理委员会，总体叙述理论体系与伦理组织机构实践；把原来的第六章器官移植与第三章医疗技术的伦理问题与第十章人类胚胎干细胞和克隆技术发展的伦理问题合并为第七章医学新技术研究与应用的伦理问题，这使得除人类辅助生殖技术仍然独立外，其他生命高新技术研究与应用的伦理问题更为一体化。第二是结合新时代社会进步与科学技术飞速发展、日新月异的新成就，对每章的案例以及内容进行增减、补充和修改，比如基因技术的诊断与治疗等。第三是结合习近平总书记关于学习和弘扬历史优秀传统文化系列讲话的精神，对医学伦理学医学道德传统内容进行补充。修改后的版本将更有时代性、新颖性和可读性，使学生有更多获得感。

本版有幸请到罗蔚茵教授作序，她是中山大学著名物理学家，教学名师，我的好朋友。虽然她不是为医者，但是从教五十几载，在教学上追求卓越效果，在做学问方面精益求精，待学生与同事如春风般和煦、冬阳般温暖，细心耐心地关怀与指导。与她相处，常常令人感动与受益良多，她是我们身边的道德典范。实际上，人们的道德实践可能因人而异，但道德精神是相通的。所以，她能为本版作序，我感到无比荣幸和感激。

本版各章的编者为：绪论第一节、第三节、第四节吴素香、刘新芝；绪论第二节付晶；第一章、第十章王天秀；第二章黄娉婷；第三章张莹璐、吴素香、何兴梅；第四章严金海；第五章第一节、第二节徐伟明；第五章第三节、第七章第三节邢立宇；第六章、第十一章陈君；第七章第一节、第二节张莹璐；第八章吴素香、陈维；第九章黄娉婷。吴素香负责全书提纲的拟定与全书的统稿和最后定稿。

感谢各位编者的艰苦付出，感谢广东高等教育出版社的领导与编辑的鼎力支持，谢谢！

吴素香

2018 年 2 月 8 日

第四版前言

亲爱的同学，当你踏上漫漫学医之路时，就注定了你与你手中这本书的不解之缘，因为无论你如何聪明和优秀，都不能缺少它所诠释的为医者的修养。医乃仁术，无恒德者不能为医！

你知道这样的比喻吗？医术与医德是“白衣天使”的双翼，缺一，天使都不能飞翔。还有，医术是“白衣天使”的双手，而医德是“白衣天使”的灵魂，没有医德，医术只是一具冰冷的躯壳，无法履行救死扶伤的神圣使命。生命，对于每一个人来说只有一次，它神圣宝贵而又独一无二，具有至高无上的价值。“人”，不是一般的生命机体，它是大自然万物之灵。也正因为它独特的灵性，人的生命机体，乃宇宙间最复杂最富戏剧变化的“机器”。所以，医“人”之医生，是人世间最富风险的职业。古今中外之大医，其“妙手回春”“起死回生”的精湛医术，无不依托对人之生命高度的仁爱精神和责任心，无不体现无我的高尚品德和人格魅力。因此，当你打开这本书时，你看到的不应仅有我们关于理论的阐述和诠释，字里行间更多的是我们对一种精神——那种对神圣生命的深深敬畏以及虔诚守护的职业精神的深深敬仰与感动，它是鼓舞我们编写这本书的源泉和动力，它也应成为你阅读本书并把它“内化”的源泉和动力。

我们所处的时代，科学技术日新月异，社会主义市场经济体制改革不断深化。随着社会的进步，人类在收获越来越多的物质文明成果的同时，遭遇越来越多的道德难题。与人类生命和健康息息相关的医学亦然。日益技术化、物质化的医学发展趋势迫切呼唤伦理精神，呼唤人性回归，寻找精神家园。因此，加强医德教育与修养，继承和发扬中西优秀的医德传统，培养良好的医学职业精神，是时代的迫切需要，是新世纪医学教育、培养高素质医学人才的迫切需要。我们希望本书能为此尽绵薄之力。

本书尝试用新的视角和体裁写作，从生动的案例引入，提出问题，吸引读者带着问题进行理论学习。书中案例没有分析，留给教师和学生思考、分析和讨论的空间。章后附有关键概念和理论重点，便于学生自习、掌握主要概念和基本观点。考虑到学生们以后要参加执业医师资格考试的需要，本书兼顾了医学伦理学理论体系的完整性和《国家执业医师资格考试大纲》内容学习的实用性，书后附有与国家执业医师资格考试题型一致的练习题及答案，并且附有相关的参考文献，有利于学生们自学和复习。本书每一章首选摘一句相关的道德名言或警句，在页边附有概括性和经典性的提示以及与文中内容相应的警语格言和佳句。这些意味隽永、寓意深刻、流传千古、朗朗上口的锦言精品，使本书少了些许理论教材的枯涩味，多了不少诗意的轻松和感染力，在给人以启迪的同时，让人回味无穷、受益深远。

本书为“十一五”国家级规划教材，这一次是在第四版的基础上改版修订的。本次修订广泛地听取了学生和专家学者们的意见。出版社专门召开了研讨会，对本书的修订以及第一版、第二版、第三版书稿内容进行了认真研究，与会的专家和编者们提出了许多宝贵的意见。应该说，本书能够如愿完稿和顺利面世，并且在内容和质量上不断地补充与完善，源于编写组成员的认真努力和真诚合作，也源于出版社的高度重视和鼎力支持，出版社领导及编辑为本书付出了大量的心血和辛勤的劳动。在此，我谨向诸位致以深深的、真诚的敬意和谢意！

目前，“医学伦理学”研究已取得许多成果，国内外教材版本也很多。在编写过程中，本书编者虚心、认真地搜集、参考了各兄弟院校专家学者的相关著作和教材，得到很多收获和启发，书中吸取了不少同行的研究成果，在此，我们一并向各位专家学者表示真诚的感谢！

从主观愿望来说，我们力求完美，特别希望本书在生动性、实用性、学术性、前瞻性、可读性诸方面能够有所创新，期待它是一本受学生们喜爱并且确实使学生受益的教材。但由于我们水平有限，经验不足，本书缺点、错误在所难免，敬请同行和读者赐教。

希望我们的《医学伦理学》能够在教学与实践中不断提高和完善，也祈望在医学道德之光的熏陶与冶炼中，我们的灵魂随之净化与升华。

谢谢你，亲爱的读者！

2013 年 6 月 20 日

目　　录

医生不仅是职业，更是一种造福人类的信仰。

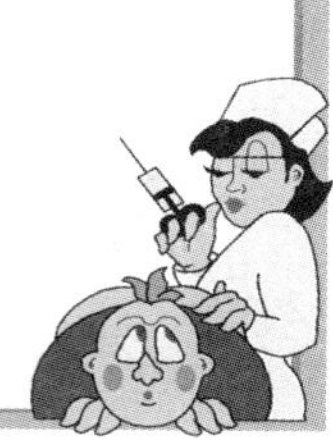

绪　　论

【案例】2017 年 2 月 8 日 20 时，“感动中国 2016 年度人物颁奖盛典”在中央电视台综合频道播出，一名普通的成都医生——医者仁心的“成都好人”梁益建当选“感动中国 2016 年度人物”之一。在央视网上，如是“点评”梁益建的“感动”事迹：医学博士，四川省成都市第三人民医院骨科主任。多年前从国外学成回国，参与“驼背”手术 3 000 多例，亲自主刀挽救上千个极重度脊柱畸形患者的生命，成为国内首屈一指的极重度脊柱畸形矫正专家。面对每一位患者，梁益建以对生命的敬畏，对医术的精益求精，对每一个医疗流程的精细把控，对患者永不缺乏的伟大的同情心，成为患者生命曲线、精神曲线的“矫正天使”。梁益建有一个有 300 余名成员的“梁益建脊柱侧弯咨询群”，在繁重的二作之余，他还与群里的患者常常交流到凌晨；为了锻炼患者的肺活量，他自己掏腰包请音乐老师来医院教患者唱歌；为了纾解常年卧床患者的孤独，他掏钱为他们办迎新春联欢会；甚至，他还帮患者筹措手术费。从自己捐钱、找朋友帮助筹款，到与智善公益基金会展开合作，他带动了超过 2 000 万元社会投入帮助脊柱畸形患者。目前，在成都市第三人民医院就诊的 90 名脊柱侧弯患者中，智善公益基金会的捐助比例达 95% 以上。就这样，他用自己的努力让许多患者站直了腰杆，有尊严地活着。他，用大爱的情怀，给予绝望之人前行的勇气；用精湛的医术，换来垂危之人战胜命运后的焕然新生；用责任和担当，点燃沉溺于安逸之人奉献的热情！感动中国人物组委会给他的颁奖词是：自谦小医生，却站上医学的巅

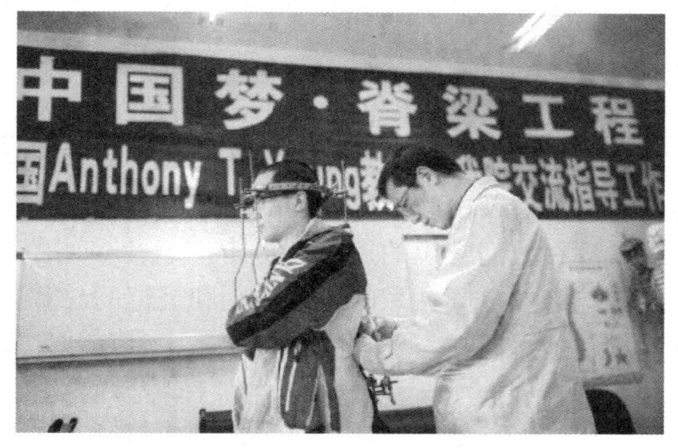

1. 什么是医学？

2. 什么是医生？

3. 怎样才能做一个医德高尚、医术精湛的医生？

他为什么感动中国？一位深入采访过梁益建的记者这样写道：他像一束光，用责任和担当照亮许多曾经伤心绝望的人前行之路；他像一捧清泉，用理解和宽慰滋润许多已失去生活信心的心灵；他更像一团火，用大爱点燃许多人冬眠的善意和奉献的热情。

峰，四处奔走募集善良，打开那些被折叠的人生；你用两根支架矫正患者的脊柱，一根是妙手，一根是仁心。

第一节　医学伦理学的研究对象和学科性质

医学历来被看作“医人之学问”。它是以人的生命为研究对象，研究人体疾病发生、发展及其防治的规律性、增进人类身体健康的科学。医学伦理学是研究医学道德的科学。它研究医德的起源、本质、职能、作用及其发展规律；研究医疗领域人际关系变化发展的趋势；研究医疗人员实践和提高医德境界的途径和方法。由于医学的研究对象和学科性质的特殊性，它与医学伦理学有着密不可分的关系。

一、医学伦理学的研究对象

医学伦理学是以医学道德为研究对象的科学。为了理解这一点，我们必须从道德、职业道德和医学道德几个概念说起。

（一）什么是道德、职业道德和医学道德

品行是一个人的守护神。
——赫拉克利特

道德的英文名词源于拉丁文的摩里斯（mores），意为风俗、风尚。在西方古代文化中，道德已有规则、规范、规律、行为品质和善恶评价的意思。在中国古代文化中，最早时道德二字是分开使用，且有不同含义的。老子的《道德经》就分《道经》和《德经》两部分。在古籍中，“道”，指道路也，一般表示事物运动变化的内在必然性和规律，也指事物的最高法则、原则。“德”，为“得”，从字形看，从“直”从“心”，即遵守一定礼法或化一定礼法为人之内在所“得”，把人与人之间的关系处理得当。也就是说，“德”表示对“道”的认识、践履而后有所得到、获得、拥有。道德二字连用为一个词，最早见于春秋时期的《荀子》《管子》《庄子》等书。荀子在《劝学》中说：“故学至乎礼而止矣，夫是之谓道德之极。”就是说，如果人们一切行为都合乎礼的规定，就可以说达到了道德的最高境界。在这里，它已给道德赋予了比较确切的含义，即道德是人们在社会生活中所形成的调整人与人之间关系的原则、规范以及由此所形成的品质和所达到的思想境界。

现在我们常说的道德，是指一定社会调整个人与个人之间、个人与社会、个人与自然之间关系的行为准则和规范的总和。我们知道，人是一种社会性的动物，他总是在与别人的相互联系中生存和发展的。因此，任何一个人，只要他生活在社会中，他就生活在各种各样的关系之中，他的行为就有可能对他人、他物和社会产生这样或者那样的影响。所以，为了社会的有序运行和稳定发展，就必须对人们相互间的关系进行必要的调整和约束，使之形成一种良好的社会环境和秩序，这种调整人们之间关系及其与社会关系的原则和规范就是

道德。道德以善恶为评价标准，通过社会舆论、内心信念和传统习惯来起作用。

道德一般分为社会公德、职业道德和家庭伦理道德等。所谓职业道德，是指从事一定职业的人们必须遵守的与其特定职业活动相应的行为规范的总和。职业道德的内容包括职业理想、职业态度、职业责任、职业技能、职业纪律、职业良心、职业荣誉和职业作风。职业道德也可称为行业道德，有多少种行业就有多少种职业道德。医学道德就是职业道德的一种，简称医德。它是指医务人员在医疗实践职业活动中应遵循的行为规范的总和，是社会一般道德在医学领域的具体体现。医学道德通过具体的道德原则和道德规范来影响和约束医务人员的言行，调整医患之间、医务人员之间以及医务人员与社会之间的相互关系。

（二）医学道德的特点

医学道德是一种特殊的意识形态，与其他意识形态相比较，它具有以下特点。

1. 全人类性和阶级性的统一

道德，作为社会意识形态的一种形式，是受经济基础决定的。那么，在阶级社会中，它是有阶级性的。但是医德，作为医疗卫生服务领域的职业道德，它却是一种超阶级的道德。因为医务人员的使命与职责是救死扶伤，维护和增进人类的健康，实行人道主义。生命对于每一个人来说，都是神圣而宝贵的，疾病对人类的危害是不分阶级的，因此，从某种意义上说，医学是人道的产物，医德具有全人类性。古今中外要求医务人员在行医过程中必须“普同一等”“一视同仁”，尊重患者的人格和权利，体现人道主义的内涵。

医德问题，是直接关系人的生命与健康的大事。这是医德区别于其他职业道德的根本点。

2. 继承性和时代性的统一

在漫长的历史进程中，医学自产生以来，始终以治病救人为自己的基本活动宗旨，“救死扶伤”、“为医者仁”、实行人道主义的医德原则始终是贯穿于医学史的一条红线，它一代又一代地传承下去，并且发扬光大。医德是随着社会进步和医学实践活动的发展而发展的，它是历史时代的产物。因而，医德在具有永恒的共性的同时，在各个不同时代也具有不同的时代特点。

3. 规范性和实践性的统一

医学道德现象是医学伦理学的研究对象，换句话说，医学伦理学就是关于医学道德的理论体系，因此它具有规范性的特点。医学伦理学的理论、规范来源于医学实践，是对医学实践中的道德关系、道德意识和行为的概括和说明，是在长期的医疗活动中形成发展的；同时，医学道德原则和规范对医学实践活动起着巨大的指导作用。与其他职业道德比较，医德具有更加具体、严格和完备的道德要求、道德标准和道德规范，它要求医务人员把一定的道德要求、标准和规范付之于实践。

照亮我的道路，并且不断地给我新的勇气去愉快地正视科学管理的理想，是善、美和真。

——爱因斯坦

（三）医学伦理学的研究对象

医学伦理学的研究对象是医学道德现象。医学道德现象包括两个方面：医德的意识现象和医德的活动现象。

医德的意识现象是指医学道德的观念、思想和理论，这是医德关系的主观方面。在医疗服务活动中，医务人员不可避免地要面对和处理各种各样的关系，如医患关系、医护关系、医学与社会的关系等。由于他们个体的差异，即思想境界、认识能力和技术水平的不同，形成不同的心理、态度和道德观念，并产生不同的医学道德观念、思想和理论。这就是所谓的“医德的意识现象”。

医德的活动现象是指医学道德的行为、评价、教育和修养，这是医德关系的客观方面。在医疗服务活动中，医务人员在医德意识支配下，按照一定的医德原则和规范做出各种医学道德行为，并对自己和他人的行为进行道德评价，进行自我锻炼和修养；卫生部门和社会有关教育机构会按一定的医德要求和目标，对医务人员进行有计划、有目的的教育等。这就是所谓的“医德的活动现象”。

医德的意识现象和医德的活动现象是相互依存、相互渗透、不可分割的。医德要求、规范是随着一定社会历史发展而发展的，它不是主观任意制定的产物。医德的评价是以人类整体的健康利益为尺度的。然而，一定的医德教育、医德规范都必须通过一定医德主体的内化，变为主体的主观内在的命令、良心才能起作用，才能见之于主体的行动。所以，医德的活动现象和意识现象从客观和主观两个方面去反映医德关系、医德行为的必然性和能动性，从而揭示医德发展的规律性。

医学伦理学研究的是医学道德，而道德是个关系范畴，可以说，研究的就是医疗服务领域的各种复杂的道德关系。因此，从关系来看，医学伦理学的研究对象有以下几方面。

关系是伦理学的核心词，道德其实就是处理好关系的艺术。

1. **医患关系**

医患关系有狭义和广义之分。狭义的医患关系是指医生与患者的关系；广义的医患关系是指医者与就医者群体的关系。这里的“医”包括医生、护士、医疗技术人员、医院管理与后勤服务人员等群体；“患”包括了患者以及与患者相关的亲属、监护人、单位组织等。这是医疗服务活动中最基本的关系，是医学伦理学最核心的问题和研究对象。医患关系是否协调、和谐，直接关系到医疗的质量和患者的利益，也影响医院的秩序和社会文明。

2. **医务人员相互之间的关系**

这是包括医生与医生、医生与护士、护士与护士、医护与医技、医技与医技、医护医技与医院管理人员和医院后勤人员之间的关系。一个医院的运作、一个医疗活动过程的完成，需要各个部门、各级人员的分工合作和协同作战才能产生好的结果。因此，如何正确处理这些关系，是医学伦理学研究和解决的重要问题。

凡为医之道，必先正己，然后正物。

——《医工论》

3. 医务人员和社会的关系

疾病的治疗和预防问题，不仅是关系到患者及其家属个体利益、局部利益的问题，也是关系到他人利益、社会整体利益和子孙后代利益的问题。如何处理这些问题才合乎道德，这也是医学伦理学要研究的内容。

4. 医务人员与医学科学发展的关系

随着高新生物科学技术的飞速发展和临床应用，人们面临着许多道德难题。如基因的诊断与治疗、人工生殖技术、器官移植、克隆技术、安乐死等亟须研究的问题，它们对于促进医学科学的发展和临床医疗活动都具有重大意义，这都是医学伦理学和生命伦理学研究的领域。

二、 医学伦理学的研究内容和学科性质

（一） 医学伦理学的研究内容

1. 医学伦理学的基本理论

主要阐述医德的理论基础及其演变；阐述医德的本质，发生、发展规律和社会作用；研究医德与医学科学、医学模式和其他相关学科的关系。

道德是真理之花。——雨果

2. 医学伦理学的基本原则、规范和范畴体系及其在医疗、卫生、保健、科研等不同领域应用的伦理要求

主要阐述医务人员与患者之间、医务人员之间以及与社会之间应遵循的道德基本原则、规范；指出医务人员在这些关系中应承担的道德责任；研究和揭示医德原则和规范在医疗、医学科研和预防医学等不同领域和医学中不同学科的特殊表现和要求。医学伦理学的范畴是医学道德原则和规范的必要补充，也是医学伦理学研究的重要内容。

3. 医学伦理学的教育、评价和修养

主要阐述医学道德评价的标准，研究医务人员在医疗卫生实践中进行医德教育和修养的经验，指出医德教育和医德品质形成的正确途径和方法。

（二） 医学伦理学的学科性质

医学伦理学是一般伦理学原理在医务领域中的具体运用，是关于医德现象及其发展规律的学说。它是伦理学的一个重要分支学科，属于应用伦理学的范畴。

什么是伦理学？在中国古代文字中，“伦理”最初也是两个概念。“伦”字本意为“辈”，引申义为人与人之间的不同辈分的关系；“理”是条理、道理的意思。把‘伦”“理”连用为一词，最早见于战国时期的《礼记·乐记》：“乐者，通伦理者也。”在这里，“伦理”已经表示着有关道德的理论的意思了。西汉贾谊提出“以礼义伦理教训人民”（见《新书·辅佐》），进一步明确伦理与人伦相通，“伦理”是人伦之理。

道德常常能填补智慧的缺陷，而智慧却永远填补不了道德的缺陷。

——但丁

通常伦理与道德同义而通用，传统意义上的医学伦理学与医学道德学也同义，但在实际使用上有人认为有细微的不同。“伦理”更侧重于社会，更强调客观方面，主要指社会的人际“应然”关系，这种关系主要概括为道德规范。

而“道德”则更侧重于个体，更强调内在操守方面，指主体对道德规范的内化和实践，即主体的德行。

伦理学是研究道德起源、本质、作用及其发展规律的科学，也称道德科学或道德哲学。它是一门古老的学科，有中国传统伦理思想、古埃及和古印度伦理思想，以及西方伦理思想几大不同的体系，经过长期的交汇融合、发展演变而成为当代伦理学。现代伦理学主要朝两个趋势发展：一是理论伦理学，它的主体是元伦理学。这是特别强调研究伦理学的基本概念、基本理论的一个分支学科。二是实践伦理学，它强调研究道德活动即道德实践的伦理学理论，主张以伦理学原理为依据，着重研究现实生活中的伦理道德问题。医学伦理学、生命伦理学、环境伦理学、科技伦理学、经济伦理学等都属于实践伦理学这一个分支学科。

（三）医学伦理学与其他学科的关系

医学伦理学与许多学科有着密切的关系，它们相互渗透、相互影响又相互作用。

医学伦理学与医学心理学既有区别又有联系，互相影响，互相配合。医学心理学是研究疾病中的心理问题及其对疾病病理过程的影响，并应用心理学的理论和实验手段，为心理疾病提供诊疗和预防的方法。现代医学模式告诉我们，疾病的发生除了生物因素以外，还有社会、心理的因素，患者的心理状况对疾病的发生、发展有重要的作用。因此，医务人员除了应有扎实的医学基础和熟练的诊疗技能以外，还必须掌握一定的心理知识，懂得患者的心理，认真研究疾病与患者心理状态的关系，这对于更好地为患者服务、提高诊疗效果，是非常重要和有利的，而这正是医学伦理学的最基本要求。另外，医务人员实施心理治疗时，主要是通过与患者的相互沟通和相互信任，以关怀的言语、表情、态度和行为影响或改变患者的感受和认识的。在这个过程中，医务人员良好的情绪、态度和行为对患者的情绪、疾病都有重要的影响，它常常会出乎意料地减轻或消除患者的痛苦和症状；反之，可能会加重患者的痛苦和症状，有时甚至会导致医源性疾病等严重后果。因此，良好的医德修养是成功的心理治疗的基础。

卫生法学是以卫生法律规范为研究对象的科学，是一般法学原理在医学卫生中的应用，主要研究卫生法的产生和发展规律等问题。卫生法学和医学伦理学是互相联系的，它们都属于社会上层建筑的组成部分，都以行为规范的形式调节医药卫生部门的人与人的关系。然而，它们又是互相区别的，除了属于不同意识形式的性质外，它们还具有各自的实施手段、调节范围和作用。卫生法学中的法律规范是由国家机关用强制手段保证其实施的，而医学伦理学的道德规范不是靠强制执行的，它是依靠社会舆论、传统习惯和人们内心的信念起作用的，它更多地需要自觉行动；卫生法律规范调节的范围是违法的行为，而医学道德规范调节的范围广泛些，它包括违法行为；卫生法律规范主要起警诫和惩罚作用，是一种约束人们行为的“外在的力量”，而医学道德规范起教育、激励的作用，是约束人们行为的一种"内化的力量"。两者产生的顺序常常是道德在前，法律条文在后。大量的医学道德问题往往是医学前沿的问题，只有经过大量的讨论之后才能成为法律条文。可见，两者互相补充、互相作用，医学道德为卫生法律的实施鸣锣开道，而卫生法律是医学道德的坚强后盾。

任何学科都不是独立存在的，它的成长与进步都与其他学科相关联。

医学社会学运用社会学的一般原理，研究医学的社会性问题。它把医务人员和患者作为不同的社会角色，研究其与医疗卫生保健以及其社会现象之间的关系，从总体上把握医药卫生人员与社会的关系；研究与疾病相关的社会环境的变迁、社会结构与功能、社会对策与措施、社会控制与评价等问题。医学伦理学则以伦理学的一般原理，着重研究医学活动中的人际关系和行为规范，揭示医学道德意识现象和活动现象的特点和规律性，协调各种医学道德关系。可见，它们虽然都是以医学人际关系问题作为研究对象，但是以不同的理论、方法去研究同一对象。不过，两者的共同使命是旨在通过对医学人际关系的研究，建立医学领域的正常秩序及其与社会之间的和谐。随着现代医学的发展，有许多比较复杂的社会性问题出现，是需要医学社会学和医学伦理学及其他相关学科协同研究的。

第二节　医学伦理学的历史发展

医学伦理学是研究医学道德的科学，随着人类医学实践的发展而不断发展。概括地说，医学伦理学可以分为古代医德思想、近现代医学伦理学以及当代生命伦理学三个阶段。

一、 古代医德思想的孕育和发展

医学从来就不是单纯的自然科学，其中蕴含着丰富的伦理道德思想。在古代，医学作为最早独立的职业之一，就涌现出内容丰富的医德思想，这些宝贵的思想对于今天的医学伦理学的发展具有重要的作用和意义。

（一）中国古代医德思想的孕育和发展

中国是文明古国，历史悠久，文化博大精深。早在茹毛饮血的远古时代，我国就已经出现了医事活动，已有古代医德思想的萌芽。伴随着中国医学和传统文化的发展，中国古代医德经历了萌芽、形成、发展和完善的演变过程。

1. 中国古代医德思想的萌芽时期

在原始社会时期，生产力水平低下，原始人经常面对自然灾害、猛兽袭击以及食物中毒等情况，对于疾病和疼痛他们虽无妥善的处理方式，却呈现出简单的"互助"思想。当时人们的医疗活动大多从自身尝试开始，对各种药物进行自我试验，"神农尝百草"就是典范。这种勇于探索、珍爱生命、相帮互助的精神一定程度上表明原始医德思想开始萌芽。

天地之中，唯人最灵，人之所重，莫过于命。
——梁文帝《劝医论》

殷商时期人们认为生病的原因在于上天“肇病”，有病就必须祭拜鬼神以求福佑，由此产生了专管祈祷和祭祖的“巫”。巫通过与鬼神相通，以占卜、祈祷等方式为患者治病，在当时巫、医是不分的。到了周代，社会分工进一步细化，已经出现了专司医业的医生。《周礼·天官·医师》中记载：“医师掌医之政令，聚毒药以共医事，凡邦之有疾病者……则使医分而治之，岁终，则稽其医事，以制其食，十全为上，十失一次之，十失二次之，十失三次之，十失四为下。”这段话体现了当时对于医师的考核不仅是技术，也包括对医师的医疗作风、思想品德等的考核，体现了古代医德思想的重要内容。先秦时期是中国传统医德思想的奠基阶段。

2. 中国古代医德思想的形成时期

春秋战国时期，医师队伍进一步扩大，医学分科进一步具体化，中医学理论有了进一步发展，产生了我国第一部医学著作《黄帝内经》。《黄帝内经》共18卷，162篇，阐述了关于诊断、医疗、治疗等诸多医学问题，同时在医德方面也做了系统的阐述。这一时期还出现了名医扁鹊，扁鹊不仅医术高超，而且医德高尚，他提出的“随俗为变”的行医原则和“六不治”的医德观念都具有非常重要的医德价值。

“余闻精光之道，大圣之业，而宣明大道，非斋戒择吉日，不敢受也。”

——《素问·灵兰秘典论篇》

春秋战国时期是中国历史上的大变动时期，出现了“诸子百家、百家争鸣”的盛况，促进了伦理思想文化的极大发展，中国古代医德思想的理论基础已经初步具备。从内容来看，中国古代医德思想的形成包括行医动机、医德观、医患观等较为完整的体系；从特点来看，这一时期的医德思想已开始被普遍接受并宣传，传统医德的核心观念被普遍认同。春秋战国时期是古代医德思想的形成时期。

3. 中国古代医德思想的发展和完善时期

古代医德思想随着医学实践不断丰富和发展：秦汉时期古代医德思想初步发展，隋唐时期医德思想进一步发展；宋元时期医德思想逐步完善；明清时期得到了深化和扩充。

秦汉时期，秦始皇和汉武帝都追求长生不死，鼓励研制长生不老药，客观上促进了医业的发展。自秦代开始，政府加强了对医学的管理，医学传播方式日渐多样化，传播更为广泛，出现了名医张仲景和华佗。张仲景在其代表作《伤寒杂病论》中反映了医者的“仁爱”情怀；名医华佗同样是一心为百姓治病，对患者关怀备至。秦汉时期医德思想初步发展，强调精进医术、济世救人，体现“仁者”情怀。

隋唐时期，中国进入政治稳定、经济发达、思想文化发展的时期，政府非常重视医学发展，朝廷设立了太医署和尚医局专门管理医药事务，医学取得了长足的发展。隋唐时期儒释道三教并尊，思想文化繁荣，对医德思想发展产生了深远影响。最具代表的是唐代名医孙思邈，其是我国医德传统中影响最大的人物。他积累多年的临床经验，编著了《备急千金要方》（又名《千金要方》），其中《大医习业》和《大医精诚》两篇文章专门论述医师道德、对待患者态度等医学伦理问题，形成了较为系统化的完整医德体系，一定程度上代表了隋唐时期医德发展的最高水平。

宋元时期，在朝廷的支持下医学教育有了很大进步，医师队伍显著扩大，医务人员素质有了进一步提高，更加彰显了专业化色彩。在这种背景下，医德活动的内容更加规范化，并且随着医学的发展出现了一些新的医德观念，比如确定了法医检验的道德规范。宋元时期医德发展的最大一个特点在于“儒医”称谓的出现，这标志着儒家伦理思想通过实践主体开始自觉地影响医业，这个时期的医德除了继承前人“济世救人”的人道传统外，更突出地表现为对人民疾苦不计名利的关心。

明代资本主义的萌芽，极大地开阔了医学家的眼界，医学进入了全面发展的时期，关于医德思想的论述更为广泛和深入。明清医德思想进一步完善，表现如下：明清反映医德思想的言论数量非常丰富、风格多样，形式上也呈现多元化，并且诞生了医德经典著作，如明代的《医家五戒十要》和清代的《医门法律》，皆十分全面地论述了医家规范。此外，“德术”兼具的名医典范辈出，主要代表有李时珍、陈实功、喻昌等，他们的道德水平堪称楷模，远远超过了一般要求。明清时期“医乃仁术”的思想观念已经在医学界形成共识，关于医德和医术的关系也有了较为全面的认识。从总体上看，明清时期是我国古代医德思想的总结、深化和完善时期。

（二）中国古代医德思想的主要内容

中国古代医德思想根植于以儒家思想为核心的中国数千年优秀传统文化之中，深受中国传统哲学思想的影响，形成了包含从医价值取向、医患关系伦理、医术和医德关系、医学态度、同道关系处理等多方面内容。

1. 医乃仁术：古代医德的核心

医学和其他职业不同，不仅是一门救人性命的技艺，而且同时主张仁爱为怀，济世救人，珍爱生命。在中国儒家文化仁爱思想的渲染下，我国古代医德的核心思想即为“医乃仁术”，要求医务人员尊重生命，把患者的生命放在至高无上的地位，要有爱人助人的仁爱精神。《黄帝内经》中说“天覆地载，万物悉备，莫贵于人”；唐代名医孙思邈力主对待患者一视同仁，行医时“不得问其贵贱贫富”；李时珍在《本草纲目》的序中说“夫医之为道，君子用之以卫生，而推之以济世，故称仁术”。在古代医德中，“医乃仁术”是建立在尊重生命、关爱生命的基础上，是儒家的仁爱思想与医学本质的完美结合，是医家行医宗旨的思想基础，是古代医德传统的精华。

2. 精进医术：严谨求精的医学态度

医术本归属于技术技能范畴，但因“医乃仁术”思想的影响以及医事活动的特殊性，“精进医术”成为古代医德的重要内容。清代医家吴鞠通在《医医病书》中指出：“天下万事，莫不成于才，莫不统于德”……“无才固不足以成德”，首先论述了医德与医术的关系。如果没有医术，医德就无法实现；德是术的前提，术是德的落实。明代徐春甫在《古今医统》中也指出：“医本治人，学之不精，反为夭折。”古代医家以仁爱为怀、济世救人为其道德追求，必然落实在精进医术的具体行动之中。

3. **忠恕平等待患：一视同仁的医德准则**

中国古代医德以“仁心”为人性论基础，强调以仁心对待患者。首先，表现为对待患者要遵循忠恕之道。对待患者要有关爱之心，抱有同情心，在治疗过程中能够做到“易地而观”，想患者之所想，急患者之所急。强调推己及人、将心比心，努力医治患者，满足患者需求。其次，表现为对待患者一视同仁。孙思邈在《大医精诚》中要求行医者要做到：“若有疾厄来求救者，不得问其贵贱贫富，长幼妍媸，怨亲善友，华夷愚智，普同一等，皆如至亲之想。”医家应当真诚以待患者，在诊治疾病时要自觉避免歧视或趋附，无论患者身份如何、亲疏怎样、贫贱与否，都应当一视同仁。此外，古代医家也强调尊重患者、保护患者隐私等道德要求。

“我之有疾，望医之相救者何如？我之父母妻子有疾，望医之相救者何如？”

——清代名医费伯雄

4. **舍利取义：医家的职业价值取向**

行医既可以解除他人疾苦，也是医家谋生的手段，古代医家推崇重义轻利，完全为利而行医是为庸医。明代寇平在《全幼心鉴》中说道：“千锺之禄不可费其志，万锺之贵不可损其心，不为其财而损其德，不为其利而损其仁。”宋代名医张杲提“绝驰利名之心，专博施救援之志”，反对“戚戚沽名，龌龌求利”，认为医家当有仁义之心，追求金钱为行医目的是可耻的。

5. **谦和谨慎：尊师重道的职业要求**

古代医家提倡同行之间要谦和和尊重，所谓“授受相传，原系一体，愿同志者毋分人我之心，共藏仁风之道”①。谦和谨慎是古代医家处理同道关系的道德准则，主张同道之间要互相帮助、相互学习、取长补短，切不可相互诋毁、诽谤他人。孙思邈在《大医精诚》中指出“道说是非，议论人物，炫耀声名，訾毁诸医，自矜己德”，极力反对嫉妒贤能的人。

（三）国外古代医德思想概况

他山之石，可以攻玉。考察国外古代医德思想，有助于汲取其他文明中的医德精华。

1. **古印度医学道德思想概况**

古印度是四大文明古国之一，它的医学起源很早，最早可追溯到公元前2000年的吠陀时代，其医学经典《阿输吠陀》中就包含不少医德思想。在古印度，医师最早是僧侣们从事的，处于神医时代，认为只有他们才可以帮助人们去除疾病。随着社会的发展才开始出现了专门从医之人。古印度名医代表有公元前5世纪的“印度外科鼻祖”妙闻和公元前1世纪的“印度内科鼻祖”阇罗迦。妙闻著有《妙闻集》，指出“医生要有一切必要的知识，要洁身自持，要使患者信仰，并尽一切力量为患者服务”。妙闻对医生还提出了“四德”的要求，即正确的知识、广博的经验、敏锐的知觉和对患者的同情。阇罗迦在《阇罗迦集》中强调医师不能为自己谋私利，要为人类谋幸福。这些论述都体现了医德中的人道主义精神。

① 陈士铎. 陈士铎医学全书［M］. 北京：中国中医药出版社，1999：88.

2. 西方古代医德思想概况

西方古代医德思想是指西方中世纪以前的医学伦理思想。

（1）西方古代医德思想发展。西方文明衍生于古希腊文明，西方医学的基础始于古希腊医学，古希腊医学形成于公元前6—前4世纪，最著名的代表人物是“西医之父”希波克拉底。他是古希腊医学的集大成者，不但摆脱宗教迷信的束缚，确立了自己的医学体系；而且提出了医生应当具备的道德品质，创建了自己的医学道德体系。著名的《希波克拉底誓言》成为西方古代医学道德的典范，提出了医学伦理的核心思想，直至今日西方许多国家的医学生仍要撰写或宣读誓言，可谓影响深远。

公元前1世纪，古罗马医学继承和发展了古希腊医学，在医德方面亦如此，最著名的代表是医学家盖仑。盖仑提出了丰富的伦理思想，他非常重视医患关系，认为在医疗过程中，患者的合作和信任是非常重要的，并且强调医生要尽力去促使患者产生理解和信任。盖仑的医德思想充满了宗教色彩，贯穿了唯心论思想。

此后的1 000多年，欧洲被宗教迷信所控制，处于中世纪黑暗时代，医学的发展处于停滞状态，医学道德发展同样深受阻滞。

（2）西方古代医德思想的基本内容。西方中世纪以前涌现出诸如希波克拉底、盖仑等大量的医学典范，提出了丰富可鉴的医学伦理思想，主要内容如下：其一强调医生要注重道德修养。希波克拉底认为医生要具备高尚的品德，不能以工作为借口进行任何不道德之举，指出“凡我进入任何人之房舍，皆为患者的利益，绝不存任何缪妄与害人之企图”。其二奉行人道主义思想，尽心尽力为患者服务。其三倡导相互信任的医患关系。盖仑指出医生应当通过谨慎的、患者能够接受的语言，使患者对其产生信任，而患者的信任和合作对于疾病的诊疗是非常重要的。其四提出了健康乃和谐的思想。古希腊人认为身体各部位和谐则是健康的，反之则会生病。其五提出精研医术治病救人的思想。希波克拉底指出“任何一种艺术（尤其是医学）如果经过屡次挫折、反复的实践、经常的讨论之后，仍毫无进展，那是一种耻辱”。盖仑也指出医生应该构建包括逻辑学、物理学以及伦理学知识的合理结构。此外，西方古代医德还提出了保守职业秘密、平等对待患者、尊重同道等宝贵思想。

在病人面前，该考虑的仅仅是他的病情，而不是病人的地位和钱财。应该掂量一下有钱人的一撮金钱和穷人感激的泪水，你要的是哪一个？

——胡佛兰德

3. 古阿拉伯医德思想概况

在6—13世纪，在欧洲医学处于中世纪停滞时期时，古阿拉伯医学和医德却在向前发展，古阿拉伯主要是继承了古希腊和古罗马的医德思想，成为世界医学史的一个重要阶段。古阿拉伯医德思想中最具代表的人物是名医迈蒙尼提斯，其著有《迈蒙尼提斯祷文》，提出了较高的医德标准。他在祷文中强调“愿吾视患者如受难之同胞”，提出医师不能有贪欲、虚荣、吝啬，不追逐名利，一切为患者着想，要为人类谋幸福。在国外医学史上，迈蒙尼提斯的祷文可以和希波克拉底誓言相媲美。

国内外古代医德思想内容丰富，都是医德文明的瑰宝，二者在具体的医德内容上具有相似性，比如都提出了精进医术、平等对待患者等思想。由于时代背景、社会存在的不同，二者也存在差异性，主要表现为医德思想的文化内核不同。

二、 近现代医学伦理学的诞生和发展

古代医德思想主要通过原则、规范、道德观念等表现出来，并未形成学科体系。随着历史的推进，古代医德思想经历了向理论形态转变的过程。

（一）西方近现代医学伦理学的诞生和发展

从医学伦理学发展史的角度来看，西方的医学伦理学的建立是从近代开始的。1803 年，英国著名医生、哲学家托马斯·帕茨瓦尔（Thomas Percival）编著出版了《医学伦理学》一书，标志着医学伦理学成为一门学科，标志着近代医学伦理学的诞生。

1. 西方近代医学伦理学的诞生

古罗马帝国灭亡后的 1 000 多年间，西方处于中世纪黑暗时代，医学伦理思想的发展遭遇了阻碍。直到 17—19 世纪，医学伦理学才取得了重要发展。西方近现代医学伦理学的诞生主要受到了三个方面因素的影响。其一为思想文化条件。14—16 世纪，欧洲文艺复兴运动冲破了封建宗教的统治，批判了以神为中心的传统观念，宣扬人文主义的口号，极大地促进了医学伦理学的向前发展。其二是经济社会结构条件。欧洲国家陆续爆发了资产阶级革命，建立了资本主义制度，引起了政治、经济、文化的重构，势必改变人们的思想道德观念。其三为科学技术条件。科学技术取得了迅猛发展，尤其是医学技术领域由经验医学向近代实验医学的转变、由松散的医学社团向作为社会建制的行业的转变，极大地推动了临床医学理论和技术手段的进步。这一切都为医学道德向医学伦理学理论形态的转化提供了条件和基础。

2. 西方近现代医学伦理学的发展

西方医学伦理学思想的成长和医学发展是紧密相连的。17 世纪，英国医学家威廉·哈维经过长期研究，用实验的方法发现了血液循环的奥秘，于 1628 年发表了《心血运动论》。从此医学作为一门应用科学取得了长足的发展，沉重地打击了神学统治，人道主义思想被引入医学并渗透到医学的各个领域。1791 年，托马斯·帕茨瓦尔专为曼彻斯特医院起草了《医院及医务人员行动守则》，后又于 1803 年发表著作《医学伦理学》，制定了医学道德准则，医学伦理学取得学科化发展。19 世纪细胞病理学的创立、麻醉法的发明等使欧洲医学走上了以现代科学为基础的道路。这个时期的医学实现了职业化，成立了行业协会，制定了行业规范，促使医学伦理学有了较大进步。随着资本主义经济的发展，德国著名卫生学家弗兰克（J. P. Frank）则提出，开展预防医学、公共卫生管理与治疗疾病同样重要，进而发展了医生的社会责任意识。20 世纪开始，现代科学突飞猛进，医学由近代的实验医学发展为现代的理论医学，从学科的大分化发展为学科的大综合，医疗事业与整个社会的关系也发展得更为紧密，现代医学伦理学在此基础上开始发展起来。世界医学会等医学组

哈维由于发现了血液循环而把生理学确立为一门科学。

——恩格斯

织制定了一系列国际性医学道德规范。1948 年世界医学会采纳《日内瓦宣言》，标志着现代医学伦理学的诞生。

（二）中国近现代医学伦理学的诞生和发展

中国的医德思想同样经历了由道德观念、原则、规范向医学伦理思想和理论的转化和发展过程，在曲折中不断向前发展。

1. 中国近代医学伦理学的发展

1840 年鸦片战争的爆发标志着中国近代史的开端，中国开始逐步沦为半殖民地半封建社会。帝国主义不断入侵中华民族，对中国的传统文化造成了强烈冲击，西方近代医学伦理学正是在这样的背景下引进中国的。教会医院的建立，对中国传统医学既有示范作用，也促进医德体系由个体模式向集体模式的转变。西方近代医学伦理学思想的引进推动了本土医学伦理学思想的发展，在国难当头的时代背景下，中国近代医学伦理表现出忧国忧民、救国救民的特点，典型代表有孙中山和鲁迅。

我唯一的希望是能够多做贡献。——白求恩

民国时期在中国大地上形成了中医学和西医学两种体系并驾齐驱的医学模式，二者的相互冲突及融合，在一定程度上促进了新的医学伦理学思想的传播和发展。

新民主主义时期，在中国共产党的领导下，我国继承和发扬了古代医德的优良传统，建立新型的医患关系，发扬革命的人道主义精神，跨入历史发展新阶段。1941 年毛泽东同志给延安医大的题词“救死扶伤，实行革命的人道主义”是这个时期医学伦理思想的集中体现。

中国近代医学伦理学发展是在中国特殊历史背景下的反映，因此并没有形成本土的学科化体系。

2. 中国现代医学伦理学的发展

医学伦理学的发展必须在历史和逻辑统一的基础上加以分析和认识，中华人民共和国成立后现代医学伦理学进入了发展时期，历经了曲折前进的三个阶段。

第一阶段即中华人民共和国成立至 1966 年：我国建立了人民民主专政的政权，提出了全心全意为人民服务的宗旨，该思想对医学伦理学的发展起到引领作用。我国将“发展医药事业”列为政府工作的重要内容，规定保护人民群众享有健康和医疗卫生保障的权利，公平、公正的思想体现于医学伦理学，全心全意为人民服务在医学伦理学之中贯彻。

第二阶段即“文化大革命”十年（1966—1976 年）：由于“四人帮”的破坏，传统文化遭到冲击，医学伦理思想被取缔，社会主义医学人道主义遭到了严重玷污，医学伦理学发展处于停滞甚至倒退的境地。

第三阶段即改革开放后至今：20 世纪 70 年代末，中国共产党开始拨乱反正，恢复实事求是的思想路线，中国的医学伦理学研究伴随着哲学、伦理学研究的重新起步而开始复兴，逐步形成学科化形态。80 年代后，伴随着改革开放的进一步深化，中国学术领域的思想禁区逐渐打破，西方的学术成就传播到中国，促进了中国医学伦理学的长足发展。

（三）中西方近现代医学伦理学的特点

近现代医学伦理学思想继承和发扬了古代医德思想，进一步强调医学美德的重要性，强化医生的社会责任，构建了系统化的职业道德，萌发了健康即权利的思想。近代医学伦理学首先在西方确立，之后传播进入中国，中西方近现代医学伦理学呈现出不同的特点。

1. 西方近现代医学伦理学的特点

西方近现代医学伦理学在发展过程中呈现出以下特点。

其一，医学伦理学理论化、系统化、学科化。医学伦理学摆脱了古代医学道德的朴素性，人道主义思想渗透其间，逐步表现为规范伦理和职业伦理。医学伦理学作为医学与伦理学的交叉学科初具形态，而且对医学领域的职业行为产生道德制约并开始显现其科学功能。

其二，医学伦理学研究领域不断扩大。医学伦理学规范的范围，从治疗疾病扩展到预防疾病、社会公共卫生领域、康复护理等各个方面；从面对患者的个体行医要求扩展到面向社会的集体行医要求；从治疗疾病的直接相关人员的道德规范扩展到间接相关人员。

其三，医学伦理学逐步科学化、法规化。由于生理学、病理学、解剖学等学科的建立，加之麻醉法、消毒法等技术的提高，医学家们冲破了封建迷信的束缚，走上了医学科学之路，医学伦理学也挣脱了“神”的统治，得到了健康发展。随着实践发展，人们开始认识到单纯地依靠伦理道德的教化作用不足以约束行为，必须确保医学伦理道德获得法律的保障，因此，二战后国际上开始通过了系列医学伦理的法律规范文献。

2. 中国近现代医学伦理学的特点

中国近现代医学伦理学的发展受制于当时特殊的历史国情，深受西方医学伦理学的影响，主要特点表现为以下三个方面。

其一，突出强化医生的社会责任意识。由于近代中国内忧外患、民不聊生，现代中国百废待兴、社会卫生状况恶劣，中国的医学家们展现出强烈的爱国主义精神，坚守全心全意服务大众、服务社会、服务国家的大爱精神。

人需要有一颗牺牲自己私利的心。
——屠格列夫

其二，表现为中西医德思想交融并存的局面。近代中国医学最大的特点是引进了西医，形成了本土中医和外来西医两大体系共存的局面。中国的医学伦理学的发展除了继承和弘扬中国古代医德传统，同时还吸收和借鉴了国外医学伦理思想发展精华。

其三，表现为医学职业团队的产生和职业道德的规范化。近代中国行医行为受西方影响，由无序的个体行为转化为职业团体行为，有力地推动了医学伦理学的发展。医学伦理逐步规范医生的从业行为，对职业道德提出了明确要求，并且将这种要求上升为群体行为要求、行业从业要求。

三、 当代生命伦理学的产生发展及其研究内容

当代生命伦理学是伴随着迅猛发展的生物医学科学技术的发展而产生的，在特定的文化背景下人们开始研究高新生命科学技术所带来的系列伦理问题，生命伦理学研究成为学术热点。

（一）当代生命伦理学的兴起与发展

生命伦理学（bioethics）一词最早是由美国威斯康星大学的生物学家和癌症研究者范·潘塞勒·波特（Van Rensselaer Potter）在1970年提出的，其出版了一本重要著作《生命伦理学——通向未来的桥梁》，在书中明确提出生命伦理学是“一门把生物学知识和人类价值体系知识结合起来的新学科”①，当代生命伦理学研究逐渐被人们所关注。

1．当代生命伦理学诞生的背景

生命伦理学诞生于20世纪60—70年代的美国，有其独特的历史背景。首先，得益于美国临床医学技术和生命科学技术的发展。60年代以来，美国的生物医学技术获得了迅猛的发展。如体外受精、器官移植、人工呼吸机等技术均已普遍应用，一方面极大地扩展了医学的能力；另一方面也带来了新的伦理困惑，直接与死亡标准、亲子关系、家庭婚姻等传统的价值观念发生冲突，引发了前所未有的伦理争论。其次，与美国独特的社会文化背景有关。当时的美国正处于重要的文化和历史变革时期，公民权利运动、女权运动风起云涌。在这样的背景下，哲学研究受到了重大影响，人们对应用伦理学的研究兴趣被激发出来，道德哲学家们重新回归到现实生活，开始对如安乐死、人工流产等现实伦理问题加以研究和分析，应用伦理学兴起，生命伦理学获得了发展的内在动力。

> 生命伦理学是一门把生物学知识和人类价值体系知识结合起来的科学，它在自然科学和人文科学中间建起一座桥梁，帮助人类生存，维持并促进世界文明，即用生命科学来改善生命质量，是“争取生存的科学”。
>
> ——范·潘塞勒·波特《生命伦理学：通向未来的桥梁》

2．当代生命伦理学的发展

当代生命伦理学是“以问题为取向，其目的是如何更好地解决生命科学或医疗保健中提出的伦理问题”的应用型学科②，是一门新兴学科，从20世纪60年代兴起，经过不断发展逐步走向成熟。它并不像传统的医学伦理学有自己的系统理论，其发展是和生物科学、临床医学的发展紧密相连的。1969年美国纽约建立了社会、伦理学和生命科学研究所，即通称的海斯汀中心；1971年美国华盛顿乔治城大学建立了肯尼迪伦理学研究所，该所1975年出版了《医学哲学杂志》，1978年该所组织编写的四卷本《生命伦理学百科全书》问世，使当代生命伦理学的发展渐成规模。③ 生命伦理学虽然诞生于美国，但这一概念和思想提出后，为许多国家的学者引用与研究；每一次生命科学技术领域的重大突破，势必给生命伦理学带来新的挑战。比如1978年世界上第一个试管婴儿乔法·布朗的诞生引发了血缘认定的伦理道德讨论；1997年克隆

① 杜治政，许志伟．医学伦理学辞典［M］．郑州：郑州大学出版社，2003：81－85.

② 任嫦勤，李玥．当代生命伦理学困惑疏解的儒学观照［J］．岭南学刊，2011（5）：110－114.

③ 徐庆文．当代生命伦理学的兴起及其人文关注［J］．山东社会科学，2001（1）：53－55.

羊“多莉”的出现引发了伦理危机讨论；等等。这些回应现实的讨论逐步推进了当代生命伦理学理论和体系的进一步成熟和完善。科学家断言：21 世纪是生命科学的世纪。生命科学的发展不仅推动人类向前发展，同时也会带来更多的伦理道德难题，给生命伦理学的研究提供更广阔的空间。

3. 当代生命伦理学在中国的发展

20 世纪 80 年代初，我国学者开始引入西方生命伦理学。我国生命伦理学的拓荒者邱仁宗教授于 1987 年撰写《生命伦理学》一书，开创了中国生命伦理学研究的先河。[①] 2003 年，郭照江教授主编的《医学伦理学新编》出版，与时俱进地探讨了诸多现实问题，对生命伦理学进行了更加细致的探讨，关于生命伦理学的论述陆续地进入中国人民的视野。目前，中国的生命伦理学尚处于初步发展阶段，从学科发展角度而言处于医学伦理学向生命伦理学过渡的阶段，需要进一步的学理性拓展和挖掘；从现实需要的角度而言，中国近些年来的生命科学技术发展和临床技术发展需要生命伦理学做出合乎国情的回应。

中国的生命伦理学发展始终面对着两个尖锐的问题：一是指并非存在伦理判断的困难，而是现实生活中普遍存在，但无法根本解决的问题；二是中国的现代道德哲学或伦理学理论资源的匮乏，特别是应用伦理学理论的苍白，给予作为应用伦理学的生命伦理学理论援助匮乏。[②] 构建中国话语体系的生命伦理学、回应中国现实伦理问题非常必要且意义重大。

（二）当代生命伦理学的基本理论原则

作为一门新兴学科，生命伦理学研究在发展过程中涌现了诸多理论原则，其中最具代表性的有比彻姆、丘卓斯的四原则说与恩格尔哈特的允许原则说。

1. 四原则说

比彻姆和丘卓斯是美国生命伦理学的重要代表人物，他们的代表性著作《生物医学伦理学的原则》被誉为该领域阐释原则的经典之作，是西方生命伦理学的标准教科书，在该书中比彻姆和丘卓斯详细阐述了四原则说。四原则包括：第一，尊重自主原则。即尊重患者的人格和权利。第二，不伤害原则。简单而言就是要最大限度地降低对患者的伤害，不恶意产生伤害或增加伤害的风险；在无法避免伤害时，要尽可能地减轻伤害。第三，有利原则。“有利”是一种义务，即医学上的行为要争取给患者带来最大的好处，尽可能地维护他们的合法利益。第四，正义原则。正义原则也可称为公正原则，是指根据个人的义务或应得给予公平、平等的对待，主要是针对卫生资源分配的伦理原则。

在卫生资源分配中应遵循以下原则：第一，完全平等原则；第二，合理差等原则；第三，社会价值原则，第四，综合其他因素原则。

2. 允许原则说

允许原则说是另一重要的生命伦理学理论原则，是由美国生命伦理学的另一代表人物恩格尔哈特提出的。他在代表作《生命伦理学的基础》中深入剖析了理性与道德、生命与死亡、健康与疾病以及个人与国家之间的关系、性质

① 邱仁宗．生命伦理学［M］．上海：上海人民出版社，1987.

② 何伦．中国生命伦理学与道德哲学的现代转向［J］．中国医学伦理学，2007，20（2）：35－39.

和基础，试图分析和追寻可以帮助人们解决在生命伦理学领域中所遇到的各类道德难题的标准。[①] 允许原则的中心思想是：人类理性很多时候并不能判明哪种标准是正确合理的，在多重标准并存的情况下必须相互尊重、和平协商，亦即允许原则。允许原则是和行善原则紧密相连的，允许原则不能超出具体的善恶，但恩格尔哈特认为允许原则处于首要地位。

（三）当代生命伦理学的研究内容

相较于传统的医学伦理学，生命伦理学的主要目标不是构建宏大的理论体系，而是在现实伦理的挑战下对问题深入研究并寻求解决之道。我国著名生命伦理学家邱仁宗先生将生命伦理学的研究内容归结为以下五个方面。[②]

第一，理论层面。研究生命伦理学的理论基础及原则意义在生命科学和医疗保健领域中的应用，比如后果论与义务论这两种基本的伦理学理论应用于生命伦理学领域的优缺点如何。

第二，临床层面。着重研究临床医学实践中的种种伦理困惑，如人体器官移植、辅助生殖、人工流产、产前诊断、遗传咨询、临终关怀以及安乐死等问题。

第三，研究层面。主要从事流行病学调查，临床药理实验，基因普查和分析、干预实验以及其他人体研究的科学家都会面临如何尊重和保护受试者及其相关群体权益的伦理问题，也包括保护实验动物的道德问题研究。

第四，政策层面。主要包括医疗领域的利益冲突管理、医疗卫生改革、高新技术的临床规范应用以及相关政策制定、行政管理及法律法规问题，其基础是关于伦理问题的探讨。

第五，文化层面。任何个人、群体或社会都生活在一定的文化背景下，文化影响哲学和伦理学，当然也会影响生命伦理学。比如在西方文化中提出的生命伦理学基本原则是否适用于中国文化，是否存在全球生命伦理学问题等。

第三节 医学模式转变的伦理价值与医德要求

模式（model）原指依照原物或计划中的事物的规律和法则建立的关于结构形式与规范的描述。医学模式（medical model）也称医学观，是指在特定历史时期内人们关于健康和疾病的基本观点，或特定历史时期人们在观察和处理人类健康和疾病问题时的思维和行为方式。医学模式来源于医学实践，是对医学实践的反映和概括，一定的医学模式与一定的社会发展和医学发展水平相适应。

---

① 方政. 关于生命伦理学原则的争论［J］. 学术界，2012（7）：107－114.

② 翟晓梅，邱仁宗. 生命伦理学导论［M］. 北京：清华大学出版社，2005：9－12.

一、 医学模式的转变

医学模式反映人们对医学的总体认识，它是医学临床实践活动和医学科学研究的指导思想和理论框架，它反映医学科学总的特征。在不同历史时期有不同的医学模式。

在漫长的古代，由于生产力水平非常低下，科学技术还没有分门别类的分化和发展，这时候的医学缺乏实验科学的基础。然而，在古代朴素的唯物论和自发的辩证法指导下，经验医学得到较大发展。早期的经验医学在实践中形成了宝贵的诊断、治疗手段、药物疗效等方面的原始资料，医生根据经验、直觉或思辨推理进行医疗活动，取得了一些了不起的成就，中医药学即是其中的佼佼者之一。这时期人们对健康和疾病的认识建立在朴素的经验医学基础上，形成了朴素的整体医学观，称为朴素的整体医学模式，也称为自然哲学医学模式。这种模式的特点是对医学的认识具有整体性、笼统性和模糊性，以思辨、猜测和推理的方法为主。它结束了人类社会在原始医学中长期“巫”“医”不分的状态，驱逐了神灵主义医学中的鬼神成分，人类开始将零散的医学知识综合和条理化。它的代表说有希波克拉底的理论、中医“阴阳五行说”等。

美国医学教育家布雷克威尔说：“一个医生怎样看待贫穷的患者，是区分一个人是医生还是医匠的关键点，真正的医生肯定人的价值，医匠的眼中，患者只是消费者。医生看的是生病的人，医匠看的是填病历的表。”

近代生物医学模式是建立在近代实验科学和生物学基础之上的医学模式，它强调生物科学对医学的决定作用。它认为疾病从发生、发展，到治疗、预后，都是生物学因素起作用的结果，疾病的机制是外界特定的生物或理化因素，作用于人体的细胞、组织或器官上，由此带来其形态学或化学上的变化和功能障碍，这种变化可以进行测量，因而治疗疾病就是消除和调整这些特定的生物或理化因素。这种模式的产生和发展极大地推动了医学的进步，它用实验观察的方法来认识生命现象及疾病产生的原因和过程，使医学彻底摆脱了宗教神学和唯心主义观念的束缚，对人体的形态结构、生理病理、发病原因机制进行深入的研究，形成了比较完整的科学体系，从而奠定了现代医学的基础。

1977 年，美国罗彻斯特大学医学院精神病学和内科学教授恩格尔（Engel G. L.）提出了生物—心理—社会医学模式，从生物学、心理学和社会学三个方面综合考察人类的健康和疾病问题。这一模式认为人的心理与生理、精神与躯体、机体内外环境是一个完整的统一体，心理、社会因素与疾病的发生、发展、转化有着密切的联系。这个模式强调生物、心理、社会三因素是相互联系、不可分割的，在考察人类的健康和疾病时，既要考虑生物学因素，又要重视心理、社会因素的影响。可以说，新医学模式是生物医学模式的发展和完善，它更加准确地肯定了生物因素的含义和生物医学的价值，全方位探求影响人类健康的因果关系，使医学从传统的纯自然科学回归到自然科学和社会科学相结合、相交叉的应用性学科，对医疗卫生事业的各个领域都产生重大而深远的影响。

二、生物—心理—社会医学模式的确立是医学道德进步的重要标志

从生物医学模式到生物—心理—社会医学模式的转变，不仅反映现代医学技术的进步，而且标志着医学道德的进步。

生物医学模式为近代以来的医学做出了贡献。在这个模式指导下，医学对机体的各个细节进行分门别类的研究，全面和深化了对人类生物学特性的结构与功能的认识，发现了许多疾病的病因和发病机制，建立了大量可靠的诊断、治疗的方法，明显降低了传染病和寄生虫病的发病率和死亡率。但是，它采用分析—还原法把生命过程还原为物理的和化学的过程，片面地使医学将注意力放在如何通过精密的技术测量细胞生物化学的变化，来解释患者的症状与体征，并干预这些变化来恢复健康。生物学模式认为，既然疾病是由已知和未知的理化或生物因素引起的，排除这些因素，将使患者得到治疗和缓解。运用这一概念去解释和治疗疾病，医者注重的便是疾病的生物或理化因素，临床医疗诊断需要看到的就是"病"，这个"病"就是生物学意义上的"躯体"的指征：指人躯体患病时的一系列生化指标和特征。既然治"病"就是恢复生物"躯体"正常的功能，那么，医者就如工匠，患者就如工程的材料，任由工匠摆弄。另外，人的生命只是生物体的话，只要这个"躯体"还有呼吸、有心跳，他就活着，生命就存在。

生物医学模式把"人"当"物"治。

恩格尔在《科学》杂志上发表的文章《需要新的医学模式，对生物医学的挑战》中说："这种模式认为疾病完全可以用偏离正常的可测量的生物学（躯体）变量来说明。在它的框架内没有给病患（illness）的社会、心理和行为方面留下余地。生物医学模式不仅要求把疾病视为独立于社会行为的实体，而且要求根据躯体（生化或神经生理）的紊乱来解释行为障碍。任何不能如此解释的障碍都必须从疾病范畴中排除出去。"所以，"生物医学模式逐渐演变为生物—社会—心理医学模式是医学发展的必然"。

现代医学模式认为人不仅仅是生物的人，而且是具有精神和社会属性的人。

现代医学模式在肯定了生物因素的含义和生物医学价值的同时，恢复了心理、社会因素在医学研究对象中的地位，把生物学的人置于社会关系之中，从人的本质属性出发，运用整体的方法，全方位地探求影响健康和疾病的因果关系。这个模式认为疾病是生理、心理和精神活动与社会环境之间失调导致整个人体内外生态失衡的异常失态，人类致病和治病的因素并不仅仅是单一的生物性因素，而是生物的、理化的、心理的乃至来自社会的综合性的因素，疾病的致病因素的因果关系也由单因单果向多因单果和多因多果（复合因果）关系转变了。人与动物的根本区别就在于他的社会性，只有具有社会价值的生命才是真正意义上的人的生命。因此，医者面对的不应是"患者"的"病"，而是"患者"的"人"。而这个"人"不仅是生物学上的人，而且是社会学、心理学上的复杂的"人"，并且是个活生生的、变化的、能动的"人"。一个这样完整的、复杂的、能动的人，他有许多纯生物机体所没有的要求和特性，如有

人的尊严、人格、权利，有人的喜怒哀乐；他会要求被尊重、被关心、被爱。只有认识和把握人的心理属性与社会属性和疾病密切相关，才能够真正认识和把握人及其“病”。生物—心理—社会医学模式不仅重视人的生物生存状态，而且重视人的社会生存状态，从人的本质属性理解人的生命，理解人的健康和疾病，寻找疾病现象的机理和诊断治疗方法，这是对人的尊重，是人性的复归，也是医学伦理精神的复归。

三、 生物—心理—社会医学模式对医德的要求

生物—心理—社会医学模式作为现代医学观，是现代医学临床实践活动和医学科学研究的指导思想和理念，它对医德提出更高的要求。

（一）不仅要关心人的躯体，而且要关心人的心理，要给患者更多的人文关怀

所谓人文关怀是指关心人之为人的精神问题，主张以人为本，强调人的价值与尊严，重视对人类自身与处境的无限关怀。生物—心理—社会医学模式强调心理和社会因素对人类健康的影响，肯定人文关怀对健康的意义，它要求医务人员以更多精神上的呵护、心理上的宽慰和行为方式上的指导对待患者，要理解和重视患者的心理要求，给患者以足够的尊重和同情，寻求与他们情感上的共鸣，尽可能人道地满足他们的需要——身体的、心理的、社会的需要，让他们真正从精神上感受到医学充满人性的暖意和温情，体会到现代医学不仅给他们病残的躯体带来康复和希望，而且还给了他们生命的尊严和价值。只有这样，才能成为真正意义上的现代医学模式下的治疗，并且是真正有效的治疗。

（二）不仅要关心患者的个体，而且要关心患者的家属，关心患者的后代，关心社会

我们所面对的不应只是冷冰冰的一堆技术指标，而应是活生生的人。

生物—心理—社会医学模式的视野是整体的，即它看到的不仅仅局限于患者个体，还要求看到整个社会、整个人类的利益。它要求医务人员不仅要承担对患者个体的责任，而且要承担对人类整体的责任。人是具有社会性的动物，他不可能孤立地生存，任何人的存在和发展都是与他人和社会相联系的，任何患者亦然。所以，患者的致病因素和治病成效也和他周围的人乃至社会环境密切相关。生物—心理—社会医学模式下的整体观就使现代医学从以往的医生和患者的线性关系发展为一种庞大的社会性事业，医务人员的道德观念也就必须从患者扩大到整个社会。医务人员不仅要重视疾病的治疗，而且要重视疾病的预防；服务的对象不仅是患者，而且包括患者的家属乃至其他正常人，特别是妇女、儿童和老年人；不仅要关心这一代人，而且要关心那些尚未出世的人类后代。由此可见，在现代医学模式下，医生的责任大大扩展了，现代医生的责任是对患者的责任同对他人、社会和后代相统一。

（三）不仅要治病，而且要沟通

生物—心理—社会医学模式重视对人的尊重，因而强调医患双方在诊疗过

程中地位的平等和共同参与、协商的重要性，强调患者在诊疗过程中要主动与医生合作，主动参与医疗方案的决策与实施，主动积极提供各种情况，帮助医生做出正确的诊断；同时它要求医者在诊疗过程中要认真听取患者的意见，并积极采用合理的成分，发挥患者的积极作用，强调关注患者的心理要求，尊重患者的知情选择和自主权利。所以，在这种模式指导下的医患关系模式是参与—协商型模式，它提倡医患沟通，主张在积极的、良性的医患互动中促进共同参与、协商医疗活动，从而提高医疗服务质量。有沟通，因为“人”只有通过言语等形式的沟通，才能了解这个特定的“人”患病的社会和心理原因及其感觉和要求；通过沟通，才能取得相互的了解、信任、支持和配合，才能真正达到治疗的目的。

第四节　新时代学习医学伦理学的意义

中国正跨进一个伟大的新时代。自党的十八大以来，我党带领全国人民取得了改革开放和社会主义现代化建设的历史性巨大成就，解决了许多长期想解决而没有解决的难题，办成了许多过去想办而没有办成的大事，使中国特色社会主义取得了伟大的新成就。然而，我们仍然面临不少困难和挑战。教育、医疗、居住、养老等民生方面还是存在不少难题，社会主义市场经济体制还有待于进一步的深化改革和不断完善，中国经济和科学技术将更加突飞猛进，社会各领域发生着翻天覆地的变化，学习医学伦理学仍将具有极其重要的意义。

一、　市场经济对医德的影响

随着市场经济的不断完善，医疗体制改革不断深入，医学研究、临床实践及医院的经营服务项目不断扩大，各种矛盾不断增多，各种观念相互撞击，人们的思维方式、价值取向、道德观念等发生深刻的变化。市场经济的物质等价交换、强调个人价值的实现，以及唯利是图、拜金主义、个人主义等负面因素，不可避免地影响部分医务人员，使之将医疗权利、医疗技术、医疗资源当作牟取个人不正当利益的手段，强调和追求个人利益，而忘记社会整体利益，败坏了医务人员的形象。

医药界最可怕而且冥冥杀人害世的，莫过于贪，贪名贪利都要不得。

——弗莱明

我国还处于社会主义初级阶段，人口多，卫生资源总量不足，结构不合理，分布不均衡，因此，对普通国民来说，看病难、住院难、看专家门诊更难的问题，还未能得到较好的解决；此外，那些有经济实力的人群，对医疗服务提出了更高的要求。在社会医疗保障体制尚未健全完善的现阶段，充分利用有限的医疗卫生资源，为不同的人群提供不同层次的服务，必然会遇到利益与道德的矛盾。救死扶伤是医务人员崇高的职责和义务，面对各种各样利益的诱惑，如何正确引导医务人员处理利益与道德的关系，是医德教育一个艰巨的任务。

如果把金钱当成上帝，它便会像魔鬼一样地折磨你。

——费尔丁

二、 医德对市场经济的趋利性具有制约作用

(一) 利益与医德的关系

从上面我们看到，市场经济对于医学活动和医德有重大的影响，这种影响根源于社会从计划经济向市场经济的转变中，人们的利益进行了重新分配。从这个意义上可以说，任何道德观念的重大冲击都源于社会各阶层利益的重大调整。所以，改革是一场革命，这个革命是全方位的。那么，利益和医德到底是什么关系呢?

1. **利益是道德的基础**

"利益是道德的基础。"这句话是苏联的普列汉诺夫说的，这是马克思主义的观点。唯物史观告诉我们，从道德的一般本质来说，它是在一定的社会关系特别是经济关系上产生并受其制约的一种社会意识形态。社会关系指两类：一类是物质关系，即经济关系，它是决定其他一切社会关系的基础；另一类是思想关系，通常包括政治关系、法律关系、道德关系等，它们是由物质关系决定、通过人们的意识形成的。恩格斯说："每一个社会的经济关系首先是作为利益表现出来。"[①] 社会经济关系所表现出来的利益，直接决定着各种道德体系的基本原则和主要规范，因为，利益作为道德的直接根源，决定着人们对各种利益关系的理解和调整。在阶级社会中，人们在同一经济结构中的不同地位和与之相联系的不同利益，也决定着各种道德体系的阶级属性、阶级地位和彼此间的矛盾斗争。"人们自觉或不自觉地，归根结底总是从他们的阶级地位所依据的实际关系中——从他们进行生产和交换的经济关系中，吸取自己的道德观念。"[②] 经济关系的变化必然引起道德的变化。所以，利益关系始终是人们从事一切社会活动的客观动因，在社会中，人们都在一定的愿望支配下进行各种活动，而这愿望背后（即动机的动因），就是人们的利益在起作用。可见，医德作为一种职业道德，作为社会意识形态道德体系中的一种形式，它是受经济关系制约的。

金钱这种东西，只要能够解决个人的生活就行，若是过多了，它会成为遏制人类才能的祸害。
——诺贝尔

2. **医德是利益特殊的调节器**

医德是医务人员的行为准则，它通过医德原则和规范调节医务人员与服务对象之间、医务人员之间和医务人员与社会之间的关系，使之在医疗服务中更好地为患者服务，促进人类健康。

每一个社会中的人，都不可避免地需要面对两种利益：一种是个人维持自己生存和发展的需要，即个人利益；但同时又有维持社会共同体存在和发展的需要，即社会共同利益。两种利益都是客观存在的，但怎样对待两种利益，如何兼顾两种利益，调整两种利益之间的矛盾，这就有一个道德问题。在医疗卫生领域，两种利益之间的矛盾关系常常具体表现为患者利益与医务人员个人利

---

① 中共中央马克思恩格斯列宁斯大林著作编译局. 马克思恩格斯选集：第2卷［M］. 北京：人民出版社，1972.

② 中共中央马克思恩格斯列宁斯大林著作编译局. 马克思恩格斯选集：第3卷［M］. 北京：人民出版社，1972.

益以及医院利益之间的矛盾，患者利益与他人、社会整体利益之间的矛盾，医务人员个人利益与医院利益、社会利益之间的矛盾。调整这些矛盾和冲突就是医德的基本职能。

医德是利益特殊的调节器，它的特殊就在于古往今来的医德都有一个共同点：就是以人类的健康利益为基础，要求医务人员的个人利益要服从患者的健康利益和人类整体的、共同的健康利益。也就是说，无论何时何地，当患者利益与医务人员利益相冲突的时候，患者的利益是第一位的；而无论是谁，患者和医务人员都一样，当他的个人利益与人类整体的、共同的健康利益发生冲突的时候，人类整体的、共同的健康利益高于一切。因此，人类整体的、共同的健康利益是医德的基础和出发点。因此，个人利益服从患者利益和社会利益，无私奉献是医德对我们医务工作者的基本要求。

慈善的行为比金钱更能解除别人的痛苦，你爱别人，别人就会爱你；你帮助别人，别人就会帮助你；你待他情同手足，他对你就会亲如父子。

——卢梭

（二）“医乃仁术”，医德拒绝医学谋利

“医乃仁术”，“仁”，善也。这就是说高尚的道德是医学的本质内涵和基本要求。

医学的目的是救死扶伤，“济世救人”。因而，医家是仁人志士，必须“仁爱救人”，这是古今中外医学道德的基本原则。“人命至重，有贵千金，一方济之，德逾于此。”① 人的生命是神圣的，而医术是为人神圣无比的生命而存在的。人们把最神圣的生命和最宝贵的健康托付给了医者，而医者承担着维护人们健康、医治疾病的神圣任务，健康所系，生命相托，“医者，生人之术也。”② 医者的责任是多么重大！那么，岂能儿戏？为医者都必须出于对生命的高度尊重，对患者的爱心和高度责任感，千方百计、全力以赴、义无反顾地救死扶伤，而把个人利益置之度外，这是这个职业基本的道德要求。历史上高尚的名医总是冒着极大风险甚至生命危险去抢救患者的生命，以一颗火热的爱心去面对人间的苦痛，以对生命极端的热爱和负责的态度去医治世间的患者，以春风般的和煦去温暖无望枯死的心灵。医学职业道德的本质所在，是仁术的题中之义，这就是大医精神，是医者的楷模。

士有百行，以德为首。

——《三国志》

医术是如此圣洁和具有至高无上的荣誉，因而它与谋利是矛盾的。在《希波克拉底誓言》中，明确阐明了医学的宗旨，“我之唯一目的，为患者谋利益。”由于医学的宗旨，它决定了医学的行为不可能是经济行为，医患关系不能是经济关系，决不能依据经济交换规律来对待人的生命与健康。被钱财所惑，贪图名利，必然不能很好地承受健康和生命之重托，违背医学济世救人的目的宗旨。古罗马著名医生盖仑说：“作为医生，不可能一方面赚钱，一方面从事伟大的艺术——医学。”清代名医费伯雄说：“欲救人学医则可，欲谋利而学医则不可。”③这就是说，医术与谋利是对立的，它拒绝谋利。可见，古代的名医就已经看到医德如果出了问题，医术必然走上邪路，把医术当作赚钱谋利的商术，医学就变质了。

①③　丘祥兴．医学伦理学［M］．北京：人民卫生出版社，2003：24．

②　丘祥兴．医学伦理学［M］．北京：人民卫生出版社，2003：23．

三、 学习医学伦理学的意义

有人认为，医疗活动得靠技术，医德是虚无的，技术不好，再好的道德也救不了人。所以，做一个医生，最重要的就是学好医术，技高艺熟，自然会得到患者的欢迎。真的是这样吗？答案当然是否定的。

（一）学好医学伦理学，是提高自身素质、把自己培养成为合格的医学人才的需要

品行是一种很复杂的成果，不仅是意识的成果，而且是知识、力量、习惯、技能、适应、胆量、健康以及最重要的社会经验的成果。
——马卡连柯

医学服务的目的是治病救人、维护人的健康。而要达到这个目的，就必须医术精湛，那何来精湛的医术呢？人体是一个复杂的机体，个体性、差异性、可变性很大，只有具有高度负责的精神、充满爱心——爱患者、爱岗敬业的人，才能真正地具有精湛的医术，才能真正治病救人，维护人类健康。孙思邈的《大医精诚》就是包括医术和医德两个方面的。如果说，医学是人类健康的守护神的话，那么，医德是这个守护神的灵魂。所以，医德对于一个医生来说，并不是可有可无的事情，它是医生的必备素质，是医生的职业精神和职业灵魂。没有医德，不可从医。

因此，学好医学伦理学，培养良好的医德修养，实际上是关系到我们能否成为一个合格的医学人才的问题。

（二）学好医学伦理学，是适应新时代的要求、构建良好医患关系、提高医疗质量的需要

如上所述，市场经济对医学活动和医德会有负面影响，实际上这些影响是社会在转型时期经济发展过程的产物。而随着市场经济的发展和完善，它的竞争性和规范性要求市场经济必须是道德经济、信用经济，那么道德建设就是市场经济建设的题中之义。随着市场经济体制改革的深入发展，医疗服务市场的竞争也愈来愈激烈，患者对医疗服务的选择越来越多，对医疗质量和要求也越来越高。因此，诚信服务、人文关怀、充满爱心和良好的服务质量将是医疗机构在竞争中取胜的基本武器。

真、善、美是些十分相近的品质。
——狄德罗

许多事例证明，良好的医疗质量与良好的医患关系相关，而良好的医患关系源于医务人员良好的道德风范。当然，患者也必须讲就医道德，但是在医患关系这对矛盾中，医生始终是矛盾的主要方面。如果患者遇到的是一个道德败坏的医生，那么，构建良好医患关系必是一句空话。据有关数字显示，目前医患纠纷中70%以上是与服务态度、医患沟通等医德方面有关的。

（三）学好医学伦理学，是认识和研究现代医学科学技术中的医德难题、促进医学科学发展的需要

随着现代科学技术的发展，生物医学高新技术取得很多成果，但是这些领域的研究和应用都引发了一系列的道德难题。这些问题不解决，就会影响医学的进一步发展。而这些问题的研究和解决，需要医学伦理学作为基础。目前，

专门研究高新生物科学技术的道德难题的生命伦理学已成为国际热点学科，它是医学伦理学在现代的发展和分支。因此，学好医学伦理学，将会使你具备研究生命伦理学理论的入门基础，为研究和解决高新生物技术的道德难题提供方向和思路，从而促进医学科学的发展和高新医学技术在临床医疗中的应用，这也同时使你具有当代高层次医学人才必备的人文素质和思维能力。

【关键概念】

1. 医学道德：职业道德的一种，简称医德。它是指医务人员在医疗实践职业活动中应遵循的行为规范的总和，是社会一般道德在医学领域的具体体现。

2. 医学伦理学：以医学道德为研究对象的科学，是一般伦理学原理在医学领域中的具体运用，是关于医德现象及其发展规律的学说。它是伦理学的一个重要分支学科，属于应用伦理学的学科。

3. 生命伦理学：是根据道德价值和原则对生物科学和临床科学发展带来的伦理挑战进行系统研究的学科，是“以问题为取向，其目的是如何更好地解决生命科学或医疗保健中提出的伦理问题”的应用型学科。

4. 医学模式：也称医学观，是指在特定历史时期内人们关于健康和疾病的基本观点，或特定历史时期人们在观察和处理人类健康和疾病问题时的思维和行为方式。历史上不同时期有不同的医学模式。

5. 《大医精诚》：我国唐代伟大医学家孙思邈的名著《备急千金要方》中的一个篇章。主张医家必须具备“精”和“诚”的精神。所谓“精”就是要具有精湛的医术；所谓“诚”就是指医生应具备高尚的医德。

6. 《纪念白求恩》：毛泽东为纪念加拿大医生诺尔曼·白求恩而写的文章。1937 年，中国抗日战争爆发，白求恩率领一支由加拿大人和美国人组成的医疗队来到中国解放区，1938 年 4 月经延安转赴晋、察、冀边区，1939 年 11 月 12 日，因抢救伤员受感染中毒而逝世于河北完县（今河北顺平县）。不久，毛泽东发表了《纪念白求恩》，号召人们特别是共产党员要学习白求恩医生毫不利己、专门利人的精神，对工作极端的负责、对同志对人民极端的热忱的高尚品质。

【理论重点】

1. 医学伦理学的研究对象与学科性质。
2. 中国古代医德传统的主要内容。
3. 国外古代医德思想的主要内容。
4. 中西方近现代医学伦理学的理论特点。
5. 当代生命伦理学的基本理论原则和研究内容。
6. 生物—心理—社会医学模式对医德的要求。
7. 新时代学习医学伦理学的重要意义。

【延伸阅读材料】

1. 孙思邈《大医精诚》。
2. 龚廷贤《医家五戒十要》。
3.《希波克拉底誓言》。
4. 胡佛兰德《医德十二箴》。
5.《日内瓦宣言》。
6. 关于印发《关于建立医务人员医德考评制度的指导意见（试行）》的通知（卫办发〔2007〕296号）。

【自测练习题】（请扫二维码）

（编者：第一、三、四节 吴素香 中山大学新华学院
刘新芝 北京大学
第二节 付晶 中山大学新华学院）

世界上最使人惊奇和敬畏的两样东西，一个是头上的星空，一个是心中的道德。

——康德

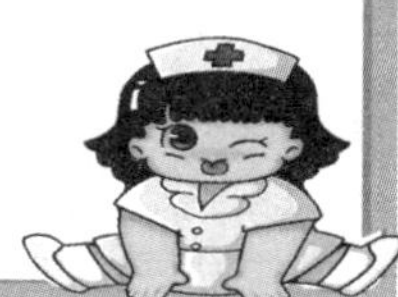

第一章　医学伦理学的理论基础

【案例】说到麻风病，许多人都会望而生畏，但江西省赣州市于都县皮防所的支部书记肖卿福医生却和麻风病打了40多年的交道。1974年肖卿福医生从卫校毕业，第一次走进于都县安背村——江西唯一的麻风病康复村时，他一夜没睡，连床都不敢碰，蹲在地上一直到天亮。但医生的职责让他留了下来。在村里，肖卿福既要当医生又要当护理员，不管是看病还是对患者的日常料理都是他一个人在做。他为患者打针、敷药、清洗溃烂的伤口，护理眼、手脚畸残的患者，给他们喂饭、喂水、抹身子，将救治麻风病患者的责任时时记在心上，从没有过任何埋怨。肖卿福说："当好麻风病医生，比当好其他科的医生更难。麻风病患者也都是人，既然我选择了当医生，不管怎么样就是要为患者服务。"退休后，肖卿福依然闲不下来。他坚持每周到镇上出诊一次。"只要患者需要，我就要帮他们。"正是因为有一批像肖卿福这样的医务工作者的艰苦努力，中国麻风病患病率从1966年的23.5/10万下降到2009年的0.5/10万。在中国1464个县中，92%实现了基本消除麻风病。2010年肖卿福荣获麻风病防治领域的最高奖——马海德奖，2015年2月被评为感动中国2014年度人物。①

1. 生命的价值是什么？我们应该如何看待生命？

2. 一个医者应具有怎样的美德？应该承担什么道义与责任？

感动中国组委会给予肖卿福的颁奖词：

偏见如同夜幕，和大山一起把村庄围困。他来的时候，心里装着使命，衣襟上活满晨光。像一名战士，在自己的阵地上顽强抵抗；像一位天使，用温暖驱赶绝望。医者之大，不仅治人，更在医心，他让阳光重新照进村庄。

作为伦理学的分支学科，医学伦理学以伦理学的基本理论为依据，分析和解决医学实践中的道德问题，探讨和研究医疗行为的是非善恶。医学伦理学的理论基础建立在伦理学的基本理论之上，具体包括生命观、美德论、道义论及功利论。

① 央视网."2014年度感动中国人物"肖卿福：不惧麻风［EB/OL］.［2018－05－18］.http://tv.cntv.cn/video/VSET100222763347/6ce41a42b2d0484f999080d8ebadf5d3

第一节 生命观

天地之性，人为贵。
——孔子

医学是人学，为人及其生命服务，对生命的维护和救治始终是医疗和医学科研与发展的核心和目的。医学的性质决定了生命观作为医学伦理学理论基础的重要地位。生命观就是在人类历史发展中，围绕如何认识和对待生命的观点与看法形成的理论，主要包括生命神圣观、生命质量观和生命价值观。

一、生命神圣观

（一）生命神圣观的内涵

生命神圣观是强调人的生命神圣不可侵犯、至高无上的价值观点，主张在任何情况下，都应尊重和维护人的生命，反对以任何形式侵害或终止生命。

传统生命神圣思想在东西方源远流长。据长沙马王堆汉墓出土的医书《十问》记载，尧曾经问舜，天下万物孰最贵？舜明确答曰：“生。”《易传》认为：“天地之大德曰生。”即人的生命是天地赋予的，应格外珍惜。战国时期的《黄帝内经》提出“天覆地载，万物悉备，莫贵于人”的说法。古希腊《希波克拉底誓言》中也有“启我爱医术，复爱世间人”等经典章句。随着近代自然科学的迅速发展，生命的奥妙逐渐得到揭示，为生命神圣观维护和尊重生命的主张奠定了科学基础。同时，中世纪欧洲文艺复兴运动兴起，肯定人的价值和尊严，倡导以“人”为中心的人性论、人权论，为生命神圣观的发展提供了理论依据，使生命神圣观最终成为医学伦理学的重要观点。

（二）对生命神圣观的评价

生命神圣观认为人的生命神圣而宝贵，具有最高的道德价值，不容践踏。因而，人们应该珍重、善待和救治人的生命。生命神圣观的产生，对医学的发展产生了积极的作用，强化了医学的道德本质，体现了医学职业的神圣与崇高，正如唐代医家孙思邈在《备急千金要方》中所说：“人命至重，有贵千金，一方济之，德逾于此。”从古至今，无数医者在生命神圣观的影响下，救死扶伤，恪尽职守，义不容辞地以挽救生命、延缓死亡为己任，孜孜不倦地探索医学奥秘，钻研诊治疾病的新技术、新方法，推动医学职业与医学科学的发展进步，促进民族的生存与种族的繁衍。生命神圣观还为医学道义理论的形成及发展奠定基础，将普同一等、一视同仁、悬壶济世、大医精诚的医学道德发扬光大。

但是生命神圣观也有其局限性：其一，生命神圣观片面强调人的生物属性、生命数量与长度，缺乏对生命质量和价值多维度、多层面的认识与评价。生产力的发展和社会的进步改善了人类的生存环境，提高了生存质量，激发个体对自我价值认识的觉醒，开始讨论生命存在的差异性，强调生命的主观感受与意义，生命神圣观赋予医者救治生命的义务与责任，却忽视了对患者人格尊严和自主选择权利的充分尊重与保障。其二，生命神圣观缺乏辩证基础，主张不惜任何代价地治疗疾病、抢救生命，只重视个体生命意义而忽视了人类的整体利益，不利于科学控制人口数量、合理分配卫生资源，随之而来的是医学实践中，对高龄危重患者的救治、先天缺陷胎儿的降生、植物人的生命维持等问题的争论，以及世界人口恶性膨胀、资源过度开采、自然气候恶化、生态环境污染等全球问题的困扰，反映出生命神圣观作为审视生命的唯一标准存在的诸多欠缺与不足，于是出现了生命质量观与生命价值观。

哭着活是一天，笑着活也是一天，为什么不让我们笑着活好每一天呢。

二、 生命质量观

（一）生命质量观的内涵

生命质量观是从人的生物学生命角度，以人的自然素质（体能和智能）的高低、优劣为依据，衡量生命对自身、他人和社会存在的价值的一种伦理观。即强调人的存在质量与价值的道德观念。在临床伦理学中，生命质量是干预生命、进行医疗决策时的重要参考依据。生命质量观的产生是在 20 世纪 50 年代，随着社会现代化的快速发展、医学科技的进步，迅速增长的人口数量成为制约人类发展最突出的不利因素，传统生命神圣观的局限性暴露无遗，控制人口数量、提高人口质量已成为强烈的社会需求。生命质量观应运而生，主张人类不应盲目追求生命的数量与维持生命的长度，更需关注生命存在的质量，标志着人类生命观愈加成熟与理性。

（二）衡量生命质量的方式与标准

有学者将生命质量分为主要质量、根本质量、操作质量三个层次：①主要质量，即个体身体和智力发育的状态，这种生命状态能满足个体自身生理及生存的最基本需要，是一种低级的生命状态，有时甚至低到应考虑是否继续维持生存的程度，如严重先天性畸形儿。②根本质量，指生命的目的与意义，即体现与他人或社会互动中生命活动的质量。③操作质量，用客观方法测定的生命质量。如利用智商、诊断学的标准来测定智能、生理方面的质量。另外，生命质量也可用患者躯体痛苦或意识丧失的程度来衡量，如晚期癌症患者、不可逆性的昏迷患者、植物人等，不言而喻，这类患者的生命质量是非常低的。

生命应该有绚烂、精彩、快乐、丰富的内容，而不是以时间的长短来衡量。

（三）对生命质量观的评价

生命质量观的产生，使传统生命观发生巨大转变。由注重生存与繁衍的生命神圣观转向强调生命存在质量的生命质量观，是人对自身认识的一次飞跃，对于提高人口质量、人类生活质量具有重要作用，关系到人类社会的整体发展与命运，为人口、环境、生态政策的提出与改进、高新技术的利用与推广提供了理论支持。同时，生命质量观的提出为解决放弃治疗、节育绝育等医学难题提供理论依据，并促使医务人员在医学科研领域刻苦钻研、精益求精，努力提高患者的生命质量。

生命质量观的局限性体现在两点：其一，生命质量观主张以人的自然素质的高低、优劣衡量生命存在的价值，如果一个人生命无质量或质量很低，就没有必要耗费资源加以保护或维持，但孤立、片面地强调生命质量只会使生命观陷入偏激与极端。因为生命质量并不完全与生命价值相一致，有的人生命质量很低，但存在的价值却超过正常人；反之，有的人生命质量很高，但其存在的价值却很小，甚至是负价值，所以单凭生命质量决定对某一个体生命延长或维持、结束或缩短是缺乏道德依据的。其二，人是有意识的、复杂独特的高等动物，影响个体存在与选择的因素很多，生命质量的状况仅仅是判断生命发展趋势的因素之一，并不能作为单一的评价标准决定个体生命是否延续。尤其在医学实践中，结合患者的生命质量，综合考虑心理、家庭、社会因素，充分尊重患者的人格尊严与自主权利，才能科学、全面地认识生命、爱护生命，并做出以患者为本的伦理决策。

人生贵在创造，贵在奉献。人在创造社会价值之中实现自我的价值。

三、 生命价值观

（一）生命价值观的内涵

生命价值观形成于20世纪70年代，是对生命质量观的进一步发展，以人所具有的内在价值和外在价值衡量其生命意义的一种伦理观点。生命价值包括两个方面：其一，生命的内在价值，即生命所具有的能力或劳动力能够满足自身的生理、安全、自尊、人际交往等方面的需要，其价值的高低由生命质量所决定，是判断生命价值的前提和基础；其二，生命的外在价值或社会价值，即把人的内在价值发挥出来，创造物质财富和精神财富满足他人、家庭、社会的需要，其价值的大小由个体生命对他人、社会的贡献决定，是生命价值的目的和归宿。由于生命内在价值的实现程度主观性较强，难以客观地评价和比较，因而主要依据生命的外在价值即对人类事业做出的贡献衡量人的生命价值。医学伦理学中生命价值观主要是指生命的社会价值，从人的社会学生命角度，判定某一个个体生命对他人及社会的作用与意义，并以作用与意义的大小为标准，控制人口数量及质量，保证人类和谐生存与发展。

（二）对生命价值观的评价

生命质量影响和决定生命的内在价值，并未考虑个体对社会与他人的贡献，即生命的社会价值；生命价值观则将人的内在价值与社会价值统一起来，把对生命的关注从生命存在的时间、数量和状态进一步扩展到社会关系和社会意义的层面，从人的生物学生命与社会学生命全面衡量生命的意义，建构更加科学和完善的生命观。同时，生命价值观的提出有利于医学道德的进步，对医德的要求从关注人的生理价值、医学价值扩展到社会价值，从维护生命的层次上升到提高生命质量和价值的高度。但是，对于生命价值的评价本身也是极其困难和复杂的，人们对此持有不同的观点和看法，由此产生不同的标准；而且生命的价值并非一成不变，它会随着时间和条件的变化而变化，这种变化必然会影响到人们的认识和判断。另外，在实际的医疗活动中，单纯以对社会贡献的大小来决定和选择施救对象必然会引发漠视生命、歧视生命的问题与争论。

综上所述，现代的生命观就是生命神圣观、生命质量观和生命价值观的辩证统一，并以生命神圣观为核心，生命的存在是生命质量与价值存在的基础。正确理解生命神圣与生命质量、生命价值的逻辑关系是十分必要的，如果认为生命质量和生命价值与生命神圣是因果关系，生命的神圣与否取决于生命质量和价值的有无，则不利于正确对待植物人、精神病患者、残疾人等弱势群体。

只有坚持生命神圣观、生命质量观及生命价值观的统一，才能把个体生命利益与群体及人类的生命利益联系起来，把动机与后果联系起来，把珍惜生命与尊重生命的质量和价值联系起来，使医学伦理学的研究方法和理论基础更进步、更科学。

坚持三者的有机统一，其一有利于在真正意义上保证生命的神圣和尊严，生命质量与价值的提出是对传统生命神圣观的超越和补充。在注重生命质量和价值的前提下维护、保障人的生命权利，是在更高的层次上肯定人的生命神圣，对医务人员的职责与道德也提出了更高的标准和要求。其二有利于医学伦理学体系更加科学与完善。传统的医学伦理学理论主要建立在生命神圣观及道义论基础上，理论上偏重于医者的道德品质与职责，实践中则易导致拘泥于道德律令而不管行为的后果，只对个体负责而忽略群体及社会的整体需求。

第二节 美德论

晋代名医杨泉认为“医以德为本，无德不为医”，以医学为职业、为生命服务的医务人员应具备怎样的品德才能胜任救死扶伤的神圣职责呢？美德论作为传统医德学的理论基础，长久而深远地影响着古今中外医务人员的价值导向与追求。

各种美德都与愉快的生活共存，愉快的生活是不能与各种美德分开的。

——伊壁鸠鲁

一、 美德论的内容

美德论又称德性论或品德论，主要研究作为人所应具有的道德品质与品格，并探讨如何成为具有这些美德的人，实现道德上的完满。美德论是美德伦理学的体系，是伦理学的古老理论之一，历史上东西方的学者都有对美德或德性的相关阐释。儒家提倡的三种德行见于《论语·子罕》中：“子曰：知者不惑，仁者不忧，勇者不惧。”（知，同“智”）。《史记·平津侯主父列传》：“智、仁、勇，此三者天下之通德。”具体美德有“温、良、恭、俭、让”或“恭、宽、信、敏、惠”。古希腊哲学家柏拉图所记载的苏格拉底的对话中提出“知识即德性”或“美德即知识”的观点，并在《理想国》一书中讨论了古希腊时期的“四主德”：“智慧，公正，节制，勇敢”。天主教神学家把“四主德”视为“自然美德”，又加上“信仰、希望、博爱”三个“神学美德”，成为所谓的“七德”。亚里士多德的《尼各马可伦理学》是德性论伦理学的最具代表性著作，他将德性看作是“我们追寻善的目的或幸福的活动或实践不可须臾分离的东西：它使我们的理智得以保全，使理智在追寻善理念或爱智慧的生活中健全发展并得到完善”，表达了亚里士多德认为德性所具有的对人的重要意义。

二、 医学美德论的内容与作用

（一） 医学美德论的内容

善良不是一门科学，而是一种行为。
——罗曼·罗兰

医学伦理学中的美德论是关于医务人员道德品质的学说，主要研究医务人员应该具备的优秀品德，在医疗实践中对其进行倡导、宣传的同时，不断探索如何养成这样的品德，它是医学伦理学的主要内容。

传统医学伦理学也叫医德学，很大程度上讲就是美德医学。孙思邈的《大医精诚》提出：“若有疾厄来求救者，不得问其贵贱贫富，长幼妍媸，怨亲善友，华夷愚智，普同一等，皆如至亲之想。亦不得瞻前顾后，自虑吉凶，护惜身命。”名医龚廷贤在《万病回春》中的《医学十要》篇中强调，从医者必须“一存仁心”“二通儒道”“十勿重利，当存仁义，贫富虽殊，药施无二”。这些都体现了古代医者普同一等、无私忘我、淡泊名利、仁心仁义的医学美德。18 世纪后期，英国爱丁堡大学医学教授约翰·哥瑞高瑞在 1772 年出版的《关于医生的职责和资格的演讲》中指出，医生对患者的态度、行为应基于无私、仁慈的情感，如仁爱、同情。他把同情作为医生的首要的美德。现代生物医学条件下的医学道德虽然发生了很大变化，医学不断面临着各种各样的利益冲突，但其治病救人的宗旨没有改变，而且在长期的医疗实践中逐渐形成的许多高尚美德还在继续传承，具体包括仁慈、诚实、审慎、公正与廉洁：①仁慈。要求医务人员有仁爱救人的慈善之心，即对病患仁爱同情、关心体贴、理解尊重。明代陈实功《外科正宗》中的《医家五戒十要》篇中，提出第一“要”为“先知儒理，然后方知医业”，表明医乃仁术，仁慈是以医学为事业、职业的医务人员必须具备的品德。②诚实。要求医务人员在医学科研中求真务实，实事求是；在医患关系中光明磊落，坦诚相待，不为一己私利蒙骗、欺瞒患者，面对事故差错敢于承认并总结经验与教训。③审慎。要求医务人员对待工作认真细致、谨慎小心，行为、语言慎重严谨，严格遵守规章制度、操作规范，不泄露患者的隐私。④公正。要求对待患者一视同仁，不因年龄、性别、地位、贫富、美丑区别对待、厚此薄彼，公平公正地协调医患关系、医际关系，科学合理地处置医疗卫生资源。⑤廉洁。要求医务人员清廉正派、洁身自爱，正确处理个人利益与患者利益、医学道德与金钱名利的关系，以患者为本，坚持遵循医学道德规范与原则。古希腊医学大师盖仑提出，作为医生，不可能一方面赚钱，一方面从事伟大的艺术——医学。

（二） 医学美德论的作用

医学美德论研究的重点不是“医务人员应该做什么”，而是“应该成为什么样的医务人员”。因此，医学美德论的作用不在于制定具体的行为规范，而是总结和概括医学道德发展进程中具有关键性、代表性，符合美德论要求的优良品质，将其确立为医学实践中医德修养的目标，并一直指导着医德教育，帮助一代又一代医务人员养成这些良好的医学品德，塑造医务人员热爱医学、德才兼备、尽心尽力为患者服务的完美人格，实现医学伦理的归宿和目的。

三、 医学美德的养成

美德论是医学伦理学的重要组成部分，古今中外的医德思想都十分强调医务人员的美德。医学美德只有深深地根植于医务人员的意识里，并能动地转化为自觉的行为，才能稳定、连贯、始终如一地表现在医学实践中，成就合格的、优秀的医务人员。因此，要充分重视医务人员美德的培养。从道德实践的角度说，人的道德品格的形成是一个循序渐进的、不断的培养、形成、发展的过程。同理，医务人员的美德培养应制定整体、系统、长期的规划，既要充分利用客观环境的影响，又要发挥主观方面的因素。一方面，要通过医德教育与评价，创造良好的道德环境，提高医务人员对医学道德体系的理解和认识，养成主体的医德情感，培养医务人员道德决策的能力，把医学道德要求变为主体的自觉意识；另一方面，要加强自身的锻炼和修养，通过自我教育和医德实践，把外在的道德要求转化为主体内在的、稳定的状态与需要，医学美德的养成才能真正得以实现并发扬光大。

美德固可贵，赏识美德亦难能。
——萨克雷

第三节　道义论

道义论，又称义务论，主张以道义、义务和责任作为行动的依据，以行为本身或者行为所依据的原则的正当性、应当性作为善恶评价的标准。秉持道义论的伦理学家坚持行为的对错与是非或者说道德与否取决于行动的内在性质，而不是行为的结果，行为的结果从本质上来说与行为的对错、是非无关。

一个优秀的医生肯定是一个人道主义者，对生命充满同情。
——周国平

一、 道义论的主要代表人物及其观点

道义论最主要的代表人物是德国的康德，正是从他开始形成了以正当概念为核心范畴的道义论伦理学。康德的道义论建立于人是理性生物的基础之上，认为义务来源于人先验的善良意志，善良意志来自于人的理性。善良意志之所以善良，不是因为它引起或产生好的结果，或者因为它能实现所追求的目标，只是因为意志自身就是善良的，或者因为意志的活动是努力于善的。康德提出，只有为义务而义务、不考虑私人利益的动机才决定行为的道德价值，即只有出于义务、责任的行为才是道德的。

道义论认为体现在伦理原则或规则中的我们对他人的义务来自一些特殊的关系，如亲子关系、医患关系，基于这些关系而产生必然的责任。在这种关系

中任何一方与对方互有义务，这些义务并非来自效果或功利。道义论认为功利论没有考虑过去的行动会造成今天的义务。如果一个人签了约，他就有义务践约，不管后果如何。在偏僻山区做基因与疾病关系调查时，有的遗传学家主张不必做什么知情同意，农民也不懂什么 DNA，向他们说明情况是白费唇舌，告诉农民查肝炎就行，这样工作效率高，研究项目很快完成，其结果对全人类有利，对这些山区农民也有利。但另一些遗传学家认为不能这样做，即使工作做得慢一些，甚至不能完成，也应花费充分时间向农民交代清楚，因为知情同意原则是绝对的，是丝毫不能马虎的。这就是道义论的观点，坚持行为动机的重要性。作为一种内心意向，动机本身不能根据行为后果来判断，而是依据行为本身或行为所依据的正当性原则。

二、 道义论的分类

道义论可以分为行为道义论与规则道义论两种类型。

行为道义论认为，个人不需要有什么伦理规则，从良心、直觉、信念出发就能直接做出合乎道德的行为。行为道义论者认为没有任何普遍的道德规则或理论，只有我们不能加以普遍化的特殊的行为、情况和人，人们在某一特殊情况下所做出的决定完全取决于自己当时的感觉和认识。行为道义论不以理性为基础，而主要依据个人的直觉。但什么是一个人的良心、直觉和信念呢？如何保证良心、直觉和信念能达到做出的伦理判断？行为道义论难以解决这个问题。

在医学实践中，道义论久居主导地位，一直是鼓励医务人员救死扶伤的精神动力。

规则道义论认为行动的对错要视它是否符合伦理原则或规则，规则是道德的唯一基础，遵循这些规则就符合道德，而与行为的结果无关。这些原则和规则具有普遍性，其指引作用远比过去的经验重要。规则道义论存在的困难是当两条规则或两条规则规定的义务相互矛盾时应该如何处理？当规则本身并不完美、存在缺陷或漏洞时如何进行行为的伦理判断？规则道义论可分为一元规则道义论和多元规则道义论。一元规则道义论认为只有一条基本的伦理原则，即你要善待别人，正如你希望别人这样对待你一样，其他原则都是从这条基本原则衍生出来的。多元规则道义论认为，行为道义论虽有许多优点，但规则道义论更有利于决策。人们可以根据明确表明的伦理原则做出决策，但根据模糊的、多义的良心、直觉和信念，就很难有效地做出决策。规则道义论便于不同学科之间的合作和信任。因为它们虽然专业不同，但对为数不多的伦理原则容易有共同语言。

三、 道义论在医学实践中的应用

在医学伦理学中，道义论是研究医务人员的医德责任是什么，即医者对患者的责任与义务，以此作为确定医务人员行为准则和规范的依据，把医务人员的行为限定于合理范围内的医德理论。医务人员行为的目的不是为了获得某种权利或报偿，而是在自觉、自愿的基础上形成的内心信念，在道德责任感驱使下自觉履行对患者与社会应尽的职责。它的具体表达形式是医务人员应该做什么和不应该做什么，以及如何做才是道德的。

从古巴比伦的《汉谟拉比法典》到古印度的《妙闻集》，从古希腊的《希波克拉底誓言》到古阿拉伯的《迈蒙尼提斯祷文》，以至中国传统的医学经典《黄帝内经》《千金要方》等都包含了对医者的道德义务和行医动机的特别强调。人类各民族古老的医药实践一直是以顺应"上天"或"神灵"的"好生之德"为医者的行为依据，医者的美德是出于正当的动机而不是为了名利。

中世纪的欧洲处于宗教神学的统治之下，医院的生存和发展是托庇于教会的，绝大多数医务人员都是教会的神职人员，《圣经》中宣扬的爱心、信心、虔诚、忍耐和节制，在当时的医疗活动中有最充分的体现。在公元初的几个世纪，欧洲流行病肆虐，基督教徒在《圣经》精神的指引下不顾自己的生死悉心照顾患者。宗教的精神传统在人类的医学史上写下了光辉不朽的篇章。

14—16 世纪，欧洲兴起了文艺复兴运动，新兴资产阶级思想家以人道主义口号，抨击和批判传统的宗教神学，提出应以人为中心，尊重人的权利和尊严。医学人道主义冲破了神学的束缚，强调医生应积极履行治病救人的职责，因为患者有生存和健康的权利。18 世纪德国柏林大学教授胡佛兰德提出了著名的"医德十二箴"，在西方医学界广为流传。1864 年订立的《万国红十字会公约》中更是围绕着医生的道德义务和职责制定了详细的规范和约言。到 1948 年的《日内瓦宣言》以及后来的《国际医德守则》等国际条约以至各个国家自己制定的医学道德规范，都在强调医生救死扶伤的义务。《日内瓦宣言》中明确提出："我要为人道服务，神圣地贡献我的一生。我要凭自己的良心和庄严来行医，我首先考虑的是患者的健康，我绝不允许宗教、国籍、政治派别或地位来干扰我的职责和与患者之间的关系。我决不将我的医学知识用于违反人道主义规范的事情。"

长期以来，道义论强调人必须履行"义务"和"责任"，强调善的动机，强调人与人的平等。这些主张对于人类社会的稳定与发展，起着重要的作用。

在现代医学的发展中，医务人员的义务与职责问题依然备受关注。正像 2002 年美国内科学会、美国医师协会和欧洲内科学联盟共同在《柳叶刀》和《内科医学年鉴》两本权威杂志上发表的《新世纪的医师职业精神——医师宣言》（以下简称《宣言》）所写："医学界面临着科技爆炸、市场力量介入医疗体系、医疗卫生实施中存在的问题、生物恐怖主义以及全球化所带来的压力。结果，医师发现越来越难以承担他们对患者和社会所肩负的责任。"该《宣言》提出了医师应遵循的三项基本原则和十条职业责任。三项基本原则分别是患者利益首位原则、患者自主原则、社会公平原则；十条职业责任分别是提高业务能力、对患者诚实、为患者保密、和患者保持适当关系、提高医疗质量、促进享有医疗、对有限资源进行公平分配、对科学知识负有责任、解决利益冲突而维护信任、对职责负有责任。只有医务人员个人以及医学行业整体坚持原则、遵从职责，才能获得公众的信任，构建和谐的医患关系。

随着经济理性逐步向经济领域外的其他社会生活领域渗透，道义论的观点在医学领域中开始受到了功利论的严峻挑战。道义论与功利论的冲突在医学领域中所引发困惑的程度远远超过了其他领域。尽管近些年来，功利论的观点在医学中有很大的影响，但是道义论本身的理论观点和对人的终极关怀始终有着令人无法舍弃的魅力，因而在医学领域中至今依旧占据着统治地位。

四、对道义论的评价

道义论在医学领域体现为：强调人的存在本身的目的性，保障了患者平等就医的权利和对患者的尊重；强调医务人员“救死扶伤”道德义务的神圣性，强调行为的动机性，要求医院和医务人员排除利益的诱惑等。

作为医学伦理学的基础理论，道义论强调医务人员对患者个体的医德责任心，对医学道德的建设具有积极意义。其一，有利于医务人员理解与践行医学职业的道德责任，约束自己的思想和行为，将医学职业与社会公众的外在要求转化为自我的内在需要，自觉、自愿履行对患者、对社会所承担的责任与义务。其二，有利于提高医务人员的思想境界与道德修养。广大医务人员在医德责任感的驱使下，将救死扶伤的神圣使命谨记于心，始终以患者利益为本，努力工作，刻苦钻研，为维护、保障人类健康，推动医学科学发展做出巨大贡献。其三，有利于调节医务人员与患者之间的关系。道义论使医务人员认识到治病救人、为患者服务是自己的职责与应尽的义务，从而正确对待、处理和患者之间的关系，避免产生权威心理、施恩心理，尊重患者的人格与权利，促进医患关系的正常发展。其四，有利于调节市场经济条件下医学团体与社会之间的关系。医学行业整体对职业责任的遵从彰显了医学的道德本质，降低了市场经济对医德医风的负面影响，防止医疗机构堕落于物质利益、失守于道德底线，对医疗机构、医护人员获得公众的信任与尊重，捍卫医学团体高尚、神圣的社会形象具有重要作用。

在医学与社会迅速发展的今天，道义论也暴露出一定的局限性。一般而言，正当的动机常常对应着好的结果，不正当的动机导致不道德的、具有恶的结果的行为。但是由于医疗实践的复杂性，动机与效果的对应并不总是一致的。道义论关注医务人员为患者服务的行为动机，却忽视了行为动机与效果的一致性。例如，医务人员为了维持垂危患者的生命，不顾及患者生命质量的高低及抢救治疗的效果，一味使用高、精、尖的技术手段或长期依赖于医疗设备维持患者的心跳和呼吸，这不仅没有给患者带来幸福，还给家庭、社会增加了沉重的负担。显然，医务人员仅有良好的愿望并不一定能真正实现患者的利益，反而可能加重患者的痛苦，侵犯患者的人格权利。道义论强调医务人员医德义务的绝对性、对患者承担责任的无条件性，而并没有明确患者的义务，忽视了医患双方义务的双向性，这种倾向于重义轻利的医德价值取向在商品经济的时代面临着功利论的挑战。同时，道义论只强调医务人员应以患者为本，为患者谋利益，对患者负责，往往忽视了对他人与社会的责任、义务。例如，患者需求与卫生资源分配的矛盾、医学科研中维护患者利益与发展医学的矛盾等，道义论对这些医德难题的解决也束手无策。

第四节　功利论

功利论是指把功利或效用作为行为原则和评价标准的伦理学说，其核心内涵是以人们行为的功利效果作为道德判断的基础与标准，作为对人们的行为进行善恶评价的依据，离开行为的效果就不可能有道德上的善恶。

一、 功利论的主要代表人物及其主要观点

功利论主张把与行为相关的感性快乐与痛苦作为伦理学思考的出发点。判断行为的善恶主要依据行为所能带来的快乐与痛苦的数量关系，如果一个行为能够带来的快乐比产生的痛苦多，那么这个行为就是善的，反之就是恶的。正如当代美国道德哲学家弗兰克纳说："功利原则十分严格地指出，我们做一件事情所寻求的，总的说来，就是善（或利）超过恶（或害）的可能最大余额（或者恶超过善的最小差额）。"

功利主义的理论渊源在西方可追溯到古希腊时期。古希腊哲学家德谟克利特最早提出幸福论，将幸福作为人的生活的目的，追求幸福是人的本性。以伊壁鸠鲁为代表的快乐主义伦理学则主张人生的目的、人的行为的动机在于追求快乐，把"生活所产生的快乐情感作为至善本身"。在古希腊思想家那里，快乐不仅仅停留在肉体层面上，而且强调精神的快乐。在伊壁鸠鲁看来，快乐是指"身体无痛苦、心灵无纷扰"。17 世纪英国经验论哲学家霍布斯和洛克，18 世纪英国哲学家休谟等学者的研究进一步推动了功利论的形成和发展。19 世纪英国哲学家边沁和密尔通过系统、严格的论证确立了功利论伦理学理论，并被公认是功利论的创始人。

真正的快乐是内在的，它只有在人类的心灵里才能发现。

——布雷默

边沁认为趋乐避苦是人的自然本性，也是伦理道德建立的根据。他在《道德与立法原理》一书中写道："自然把人类置于两个至上的主人'苦'与'乐'的统治之下，只有它们两个才能指出我们应该做些什么，以及决定我们将怎样做。在他们的宝座上紧紧系着的，一边是是非的标准，一边是因果的链条。"他认为快乐和痛苦是决定人们行为应该如何的标准，趋乐避苦是人行为的指南，也是判断人的行为善恶的道德标准。能够最大限度地促进最大多数人的快乐和减少痛苦的行为或事物就是最善的，即"最大多数人的最大幸福"原则是功利论伦理学的基本原则。密尔对边沁的功利论进行了修正和批判，强调快乐不仅有量上的区别，也有质的不同；不仅有肉体感官上的低级快乐，还有精神上的高级快乐。

人类一切努力的目的在于获得幸福。

——欧文

当代功利主义伦理学最主要和最具影响力的两大派别是行为功利主义和规则功利主义。行为功利主义者主张，判断行为的善恶的依据是该行为最后的实际效果，道德判断应该是以具体情况下的个人行为的经验效果为标准，每个人都必须估量自己的处境，判断自己的行为是否能给相关的人带来最大的好处，而不是以是否符合某种道德准则为标准。规则功利主义者认为，人类行为具有某种共同特性和共同规定性，其道德价值应以与之相关的共同准则是否一致来判断。因而道德判断不应以某一特殊行为的功利结果为标准，而应以其所依据的相关准则的功利效果为标准，每个人都应当遵循会给一切有关者带来最大好处的规则。

二、 功利论在医学实践中的体现

在医学领域中，自医学活动诞生以来，一直以道义论的观点为基本伦理理念。尽管一直存在着追求功利的医务人员，但是在医学发展过程中，道义论的观点始终处于主导地位，医疗行为着重强调关注患者的利益。各国、各民族的历史中都记载了许多不为钱财而以救死扶伤、治病救人为自己行医目的的医生。随着功利主义在社会生活中影响的逐步扩大，追求功利的观念渐渐地渗透到了医学领域，尤其是随着现代生物医学技术的迅速发展，许多新问题的出现致使传统的道义论受到了严峻的挑战，功利主义的观念因其对后果的关注和较强的可操作性与科学理性有了更多的契合，可以说生物医学模式有力地推动了功利主义在医学领域的应用。

如果所依据的准则能够带来的快乐和幸福是最大的，那么依据这一准则而做出的行为就是至善的。

20 世纪是生物医学取得辉煌成就的时代，社会公众对医疗技术广泛而迫切的需求推动医学研究的理论成果以惊人的速度转化为医疗技术，并被广泛地应用于临床。影像学研究的深入与推进、生命维持技术、器官移植技术、辅助生殖技术、克隆技术、基因治疗等现代医学技术的出现与发展对治愈疾病、维护健康的重要作用使社会公众受益匪浅。这些现代医学领域中的高新技术为疾病的诊断提供了日益精确的数据资料，延续了患者生存的时间，为疾病的治疗提供了更多的可供选择的方法，也满足了许多人因为先天或后天缺陷而难以实现的某些需求，提高了他们的生命质量与生命价值。在社会公众中似乎形成了一种对现代医学的崇拜，认为在现在或不远的将来，没有现代医学解决不了的人类疾病和健康的问题。

医学在不断满足公众的各种需求时也逐渐地走向了市场化，在这个过程中，市场这一“看不见的手”在医学的发展中起着客观的推动作用；而功利主义的经济理性则在主观上发挥着主导作用。从宏观上看，20 世纪以来生物医学技术发展的速度和方向，各国对医疗卫生经费的分配方向，医药企业的研发，各国政府、企业在基因研究、干细胞研究问题上的态度、政策和行为等方面的表现，在客观层面上是为了满足社会公众日益增多的主观需求，同时在主观层面上也没有离开对现实客观利益的追求。同样地，从微观上看，由于新技术的出现和应用产生了稀有卫生资源分配、安乐死、人工流产等问题，人们对这些问题的态度和具体做法背后的功利因素所起的作用也日益突出。

三、 对功利论的评价

（一） 功利论的积极意义

作为完整明晰的理论体系，功利论对医疗实践产生了积极正向的作用。首先，以功利论为指导的医疗行为避免了道义论只强调动机而忽视效果的道德评价方式所带来的一些现实问题。功利论从人的生物本能和感觉经验出发推演出不同于道义论的伦理学说，认为行为的动机是主观不可见的，主张以行为的客观结果作为道德判断的依据，具有较强的现实性和可操作性，使得价值判断有了量化的指标，弥补了道义论的不足与缺陷。其次，功利论以医务人员的工作满足患者治愈疾病、维护健康的实际效果为医德评价标准，推动了医学的快速发展，以及医疗新技术、新方法的发明创新与广泛应用，提高医疗服务水平，进而提升患者的生命质量和生命价值，同时实现医疗活动的经济效益。最后，功利论以“最大多数人的最大幸福”为伦理原则，注重结果的利益最大化，有利于优化配置卫生资源。尤其在公共卫生问题日益引起人们关注的当代社会，优先考虑社会公众的利益成为制定卫生政策的一个重要指导原则。“公益论”的提出正是功利论在现实中的一个具体体现和应用，指导着卫生制度的改革和卫生政策的制定。

医学伦理学领域中的公益论是从社会和人类的利益出发，强调以社会公众的健康为原则，公正合理地解决医疗活动中出现的各种利益矛盾，使社会公益与个人利益相统一的道德观念。其主要内容有：①兼容观。我国医疗卫生工作的发展目标有两个：一是满足广大人民群众日益增长的健康和保健的需要；二是提高全社会，即中华民族的整体健康水平。以此发展目标为基础，使有限的卫生资源在分配上做到合理、公益与公正，促进社会、集体与个人在健康利益上的一致性、同一性。②兼顾观。当社会利益、集体利益与个人利益发生冲突与矛盾时，例如患者的医疗需求与相对匮乏的医疗资源之间的矛盾，患者有限的支付能力与高昂的医疗费用之间的矛盾，医学科研维护受试者利益与发展医学科学之间的矛盾等，必须体现利益兼顾的原则，即社会、集体无权做出否定个人正当利益的抉择，但个人利益的实现不能牺牲或影响社会利益及集体利益，三者要以社会利益为主，使个人利益统一集体利益，集体利益统一社会利益。③社会效益观。医疗卫生服务效果的评价是通过医疗服务的经济效益和社会效益体现出来的。公益论强调在医疗服务中，坚持经济效益与社会效益并重、社会效益优先的原则。④全局观。随着医学发展成为一项庞大的社会性事业，以公益观为基础的现代医学伦理学，把医学伦理关系扩展到整个人类社会。与此同时，医学科学技术的发展也使许多医疗行为产生了长远的后果。这些因素提示人们不仅要考虑人类的现在，还要前瞻于人类的未来，承担长远的社会道德责任。

公益论引入医学领域是当代卫生保健事业的需要，一方面可以克服道义论的某些不足和局限，降低功利论在医疗工作中产生的不利影响，加强了医务人员的社会责任感；另一方面，有利于提升医疗卫生部门抉择方针、政策和有关原则所具备的道德水平，从而构建更加符合人类整体与长远利益、科学合理、公平有效的医疗卫生保健制度。

（二）功利论的局限性

功利论作为医学伦理学的理论基础，对医学实践的消极影响也是显而易见的。现代医学的发展与医学高技术的研究及应用，在部分地解决人们许多疾病的同时，也带来诸多的道德疑难和道德争端。正如美国研究医学史的学者罗伊·波特在《剑桥医学史》开篇导言中写道：“人们从来没有像今天这样如此健康、长寿，医学的成就也从来没有像今天这样如此巨大。然而，具有讽刺意味的是人们也从来没有像今天这样如此强烈地对医学产生疑惑和提出批评。”

其一，功利论强调医疗行为的效果，使医务人员过度关注医疗技术的研发，过度依赖于医疗技术的使用，只重视解除患者由疾病引起的疼痛和疾苦，忽视了对患者人格的尊重、情感需要的满足，忽略了从社会、心理和生物方面对患者的全面认识。

毋庸置疑，功利论在现代社会对医学领域且有重要的影响作用。

其二，功利论的价值导向易导致整个医疗领域越来越偏重于追求经济效益而忽视社会效益的局面。一些医院为吸引患者就医以实现经济利益，纷纷购置高新技术设备，不但造成医疗资源的浪费与重复，而且加重患者的医疗负担，形成恶性循环。个别医生将谋利、赚钱作为从事医学职业的目的，偏离了医学道德的本质，失守于救死扶伤的崇高使命与神圣职责。

其三，快乐和幸福作为一种主观感受，不同的人会有不同的幸福与快乐标准，不存在一个绝对统一的标准，难以预测、定量和计算。功利论以医疗行为带来的幸福和快乐的多少为道德价值判断的依据，容易导致医务人员的医疗决策过于主观、以偏概全，侵犯患者自主选择、知情同意的权利。例如，某医生为一位急性肠梗阻患者手术时，发现患者阑尾红肿，为避免患者承受第二次手术的痛苦，在未征得患者或家属同意的情况下，将其阑尾切除。虽然患者术后痊愈出院，但因此引发医患纠纷，最后患者上诉至法院。

其四，功利论伦理学以最大多数人的最大幸福为标准，这在医学科研与人体实验中容易导致以维护多数人利益为名侵犯少数人权益的行为。历史上以维护绝大多数人的利益为名，对残障人士、精神病患者以及其他被认为对社会发展不利的群体进行人体实验的事件，就是功利论在医疗实践中被极端化的典型例证。

美德论与道义论是医学伦理学不可缺少的基础理论，20 世纪以来受到了功利主义的强烈冲击。传统的生命神圣论观点受到了生命质量论、生命价值论的质疑；救死扶伤、治病救人的传统责任受到了考虑社会公众利益的公益论的挑战；在生育、死亡等基本问题上，社会上多数人的利益优先于个别人权益的观点影响日益增加。医学涉及人类基本的生命健康权益，是任何人都无法回避的领域。同时，因为生命现象和过程的复杂性，致使功利论和道义论在医学领域里的冲突程度超过了二者在其他领域内的冲突。人类在最基本的生命健康问题上必须妥善处理传统的道义论和功利论的关系，继承和发扬各自的优点，改正各自的缺点和不足，以期更好地处理人类基本的生命健康问题。

【关键概念】

1. 道义论：也称为义务论，主张以道义、义务和责任作为行动的依据，是以行为本身或者行为所依据的原则的正当性、应当性作为善恶评价标准的伦理学理论。

2. 功利论：指把功利或效用作为行为原则和评价标准的伦理学说。

【理论重点】

1. 医学伦理学中对待生命的观点主要有三种。

传统的生命神圣观坚持人的生命是至高无上的，医生要顺应上天的“好生之德”，积极救治患者，延长患者的生命。这种观点既是人类自身基本情感的反映，也是医学的必然要求，是整个医学发展过程中最大最持久的推动力。

生命质量观认为生命的存在是有质量的差异的，这种质量既包括生命存在的量（即时间的长短），更强调生命存在的质（生存的状态）。在医“疗”活动中应该考虑生命的质量，认为患者生命质量的高低决定了对患者进行救治的意义的大小。生命质量高，就有救治的意义；生命质量低，就没有更多的救治意义。

生命价值观主张医学活动应该最大限度地帮助人实现其生命的价值，并以生命价值为标准，来评判和决定具体的医疗行为。其认为有价值的生命才有治疗的意义，没有价值或者价值极低的生命没有继续治疗的必要。

现代的生命观就是生命神圣观、生命质量观和生命价值观的辩证统一，并以生命神圣观为核心，生命的存在是生命质量与价值存在的基础。

2. 美德论是美德伦理学的体系，是伦理学的古老理论之一。

医学伦理学中的美德论是关于医务人员道德品质的学说，主要研究医务人员应该具备的优秀品德，并在医疗实践中对其进行倡导、宣传的同时，不断探索如何养成这样的品德。它是医学伦理学的主要内容。

3. 道义论和功利论是医学伦理学中的两大基本理论。

道义论也称为义务论，主张以道义、义务和责任作为行动的依据，以行为本身或者行为所依据的原则的正当性、应当性作为善恶评价标准的伦理学理论。行为道义论认为，不需要有什么规则，从人的良心、直觉、信念出发就可以做出合乎道德的行为。规则道义论则认为，判断行为的善恶要看行为遵循的规则是否合乎道德。

功利论是指把功利或效用作为行为原则和评价标准的伦理学说。判断行为的善恶主要依据行为所能带来的快乐与痛苦的数量关系，如果一个行为能够带来的快乐比产生的痛苦多，那么这个行为就是善的，反之就是恶的。当代功利主义伦理学可以分为行为功利主义和规则功利主义两大派。

【延伸阅读材料】

1.《大医精诚》。
2.《医家五戒十要》。
3.《迈蒙尼提斯祷文》。
4. 胡佛兰德《医德十二箴》。

【自测练习题】（请扫二维码）

（编者：王天秀　海南医学院）

> 凡大医治病，必当安神定志，无欲无求，先发大慈恻隐之心，誓愿普救含灵之苦。若有疾厄求救者，不得问其贵贱贫富，长幼妍媸，怨亲善友，华夷愚智，普同一等，皆如至亲之想。
>
> ——孙思邈《千金要方》

第二章　医学道德的规范体系与伦理委员会

1. 医学工作者应遵循的道德原则和规范有哪些？

2. 为什么使用来曲唑促排卵要经过伦理委员会批准？

3. 为什么第二次申请能获得伦理委员会批准？

【案例】某辅助生殖机构根据其他机构治疗情况和境外研究报道，向伦理委员会提出申请，拟常规用来曲唑给相关女性促排卵治疗不孕。来曲唑为芳香化酶抑制剂，通过抑制香化酶的合成，从而减少雄激素向雌激素的转化，降低人体内雌激素的水平，所以对激素依赖性乳腺癌有一定的治疗作用。不良反应有骨骼肌疼痛、恶心、头痛、关节疼痛、疲劳、呼吸困难、咳嗽、便秘、呕吐、腹泻、胸痛、面部潮红、腹痛等。适应证为绝经后晚期乳腺癌，多用于抗雌激素治疗失败后的二线治疗。注意事项告知：本品用于抗雌激素治疗无效的晚期乳腺癌绝经后患者；如孕妇需使用本品，应注意本品对胎儿的潜在危险（动物实验证明本品具有胚胎毒性）等。

征求伦理委员会相关成员意见后，该伦理委员会采取了初审未受理的办法不同意来曲唑的使用。理由是：根据国外研究成果，自行扩大药品适应证，不符合我国《药品注册管理办法》对增加新适应证的药品注册按照新药申请程序申报的规定，为非法用药，是临床医师“治疗与研究”相混淆的常见问题。未开始相关研究自行扩大药品适应证可能加大患者与子代风险。医师及其机构将会承担法律责任。如果希望验证其临床效果及安全性，就应按国家规定，根据其目的及统计要求与药厂共同申请一定例数的药品扩大适应证的临床试验，跟踪随访评估其有效性及安全性，上市说明书应根据试验研究结果修订后才可常规应用。

事隔两年多，全国其他使用辅助生殖机构陆续有用该药效果的报道，该机构负责人再次提出申请，并附来曲唑促排卵安全理由。因此，第二次申请获得该机构伦理委员会批准。①

---

① 李振良，李红英. 临床医学实践案例伦理解析［M］. 北京：人民卫生出版社，2016：81－82.

医学道德规范体系由基本原则、规范与范畴三个部分组成。医学道德的基本原则与规范是主体，是医务人员正确认识和处理医学道德问题的最基本行为准则。医学道德的基本范畴是医学道德规范体系的重要组成部分，既以医学道德的基本原则与规范为基础，体现和从属于原则和规范的内容，同时又是医学道德的基本原则和规范的必要补充。伦理委员会（Ethics Committee）是由医学专业人员、法律专家及非医务人员组成的独立组织，其职责为核查临床研究试验方案及附件是否合乎道德，并为之提供公众保证，确保受试者的安全、健康和权益受到保护。

基本原则是一个学科理论的核心内容。

第一节　医学道德的基本原则

原则是指人们观察问题和处理问题的准则或标准。医学伦理学的基本原则是指反映某一医学发展阶段及特定社会背景之中的医学道德的基本精神，调节各种医学道德关系所应遵循的指导准则和最高要求。医学伦理学的基本原则是医学道德规范体系的核心内容，是衡量医务人员职业道德水平的尺度和标准。目前被生命伦理学界以及国内医学伦理学界普遍认可的原则主要有四个，即不伤害原则、有利原则、尊重原则、公正与公益原则。

一、不伤害原则

不伤害原则是指在医学实践中不使患者以及第三方的身心受到损害。该原则的特点包括：①强调在医学实践的整个过程、各个环节不造成伤害。②强调不伤害的对象不能只局限于患者。医务人员应该尽可能地不伤害患者本人、包括其家人以及相关的社会群体、受试者、目标人群的应有权益。③强调对身体与精神上的不伤害。在现代生物—心理—社会医学模式下，医务人员应该把患者或受试者当作一个现实生活中具体的人进行全面地认识，而不能仅仅把他们当作一个生物有机体，要充分考虑到他们的社会关系和社会交往，考虑到他们的复杂心理状态，全面地关心他们，避免任何形式的不应有的伤害。

不伤害原则是核心原则和底线原则。

（一）不伤害原则的相对性

不伤害原则并非是绝对的，它具有相对性。在临床医学中，有许多疾病的诊断和治疗不可避免地要给患者造成一定程度的伤害。许多必须要做的侵入性检查，如胃部造影、动脉血管摄影等会引起患者的不适甚至疼痛；一些必要的医疗措施，如放射线或化学治疗、外科手术等都会给患者的身体以及心理造成不少的损伤。采用这些检查和治疗措施的目的是为了更好地诊断或者治疗疾病，其意义和价值是远远超过所造成的损伤的。因此，医学伦理学中的不伤害原则只能是相对的不伤害，或者说是不造成应该避免和可以避免的伤害。强调不伤害原则的目的不是消除任何医疗伤害，而是加强医务人员的医德责任心，

在医疗活动中，客观上不伤害是相对的。而本质是要求医务人员在主观上尽最大的努力，最大限度地减少医疗措施对患者的伤害。

规范医务人员的行为，培养医务人员保护患者健康的理念与作风，从而更好地保障患者的权益。

（二）不伤害原则的具体要求

在医疗实践活动中，不伤害原则对医务人员的要求是，不断提高自身道德修养，真正理解生命的意义，敬畏生命、尊重生命，才能具有慈善仁爱之心、认真负责的态度、以患者为中心的动机和意识，不滥施辅助检查、不滥用药物、不滥施手术，自律自觉地杜绝有意和责任伤害，防范无意但却可知的伤害；不断提高医学专业知识与技能，刻苦钻研，勤于思考与实践，选择最佳诊治方案，对该方案可能对患者带来的伤害进行风险评估，并进一步修订完善。在行动过程中还要随机应变、有条不紊，把不可避免但可控的伤害控制在最低限度之内。

二、有利原则

有利原则是指医务人员在医疗实践过程中把有利于患者安康放在第一位并切实为患者谋利益的伦理原则。有利就是行为能够带来客观利益、好处，就行为主体医务人员而言，就是为患者做善事。因此，有利原则在西方也被称为行善原则。

> 我愿尽余生之能力与判断力所及，遵守为患者求利益之信条……
>
> ——希波克拉底

怎样才能对患者确有帮助，保障患者的最大利益，这是每一个医者在实践医疗方案之前都应该考虑的。

（一）有利原则与不伤害原则的关系

有利原则与不伤害原则有着密切关系，有利包含不伤害。有利原则由两个层次构成，即低层次原则是不伤害患者，高层次原则是为患者谋利益。有利原则在具体内容上是不伤害原则的延伸和进一步提高，也是最能体现医学的功能和道德目的的原则，不仅要求行为的实际结果对患者和社会人群的健康有利，而且要求医务人员有慈善的利他的动机，是动机和结果的统一。

由于医务人员掌握专业的医学知识和技能，这些知识技能的应用就是以维护和增进人类的个体和群体健康为最终目的的，对健康的维护和增进程度也在检验着医学功能的实现程度。医学实践不能仅仅停留在不伤害的层面，不伤害原则是为了限制医学知识技能的消极作用，而有利原则是为了彰显医学知识技能的积极作用，在限制和消除负面影响的同时，只有充分发挥积极的作用，才能真正实现医学的目的。在现实的医学实践中，一项医疗技术或医学手段所带来的后果往往有利有弊，在实际操作中医务人员需要把有利原则和不伤害原则结合起来，权衡利弊，要使行为能带来患者利益的最大化和危害的最小化。

（二）有利原则的实践问题

有利原则要求医务人员从维护患者利益出发，把患者利益放在首位，但在具体的医疗实践中，有利原则的实现有时却要面临道德判断和抉择方面的两难问题。

一种情况是，当医务人员根据患者病情制定的最佳治疗方案与患者的价值选择、主观意愿发生矛盾、利益标准存在分歧时，有利原则难以实现。例如，1994 年美国康涅狄格州的一位患者奈莉·维加，作为耶和华见证会的信徒，在产后大出血面临死亡威胁的时候，仍然为坚持自己的宗教信仰而拒绝输血，在医生强制输血并拯救其生命之后，还将医院告上了法庭。在此医疗事件中，医务人员认为输血能够拯救患者的生命，对患者有利；患者则认为，即使失去生命也要坚持信仰，而输血对她的宗教信仰造成伤害，因此于己不利。

在具体医疗实践中，医者与患者的利益标准有时会发生矛盾。

另一种情况是，当患者利益与社会利益相冲突时。患者利益要服从群众的社会利益。

在复杂的医疗实践中，医学决策也是伦理决策，医务人员不但要解决医学问题，也要进行道德判断、伦理选择，在为患者谋利益的同时，也要充分尊重患者的选择与意见，尽可能实现医患之间意见的协调、利益的统一。

（三）有利原则的具体要求

在医学实践中，有利原则对医务人员的具体要求包括：①树立全面的利益观，真诚关心患者以生命和健康为核心的利益，如止痛、康复、治愈、救死扶伤、节省医疗费用、减轻经济负担等，同时也要关注患者正当的心理学需求和社会学需求的满足，使患者在生理上和精神上受益。②提供最优化服务，努力使患者受益，即解除由疾病引起的疼痛和不幸，为不能治愈的患者提供生理、心理、社会等方面的全面照护，避免早死，追求安详死亡。③帮助健康人群预防疾病和损伤，促进和维持健康，努力预防或减少难以避免的伤害。④对利害得失全面权衡，选择受益最大、伤害最小的医学决策。⑤坚持公益原则，考虑医药卫生资源的合理消耗，将有利于患者同有利于社会公益有机统一起来，并注重近期效果和长远效果的结合。

在医患关系中，由于专业知识与医疗信息的不对称特点，医疗家长主义常常影响有利原则的贯彻。

三、尊重原则

尊重原则是指对患者人格尊严及自主性的尊重。

尊重是“人人平等”的社会伦理规范所规定的人际交往原则，它肯定了医患交往中彼此的平等地位，是构建和谐医患关系的重要原则。

（一）尊重原则的主要内容

医务人员要尊重患者的人格尊严。普遍的观点认为人是世界上唯一有理性、有情感、有建立和维持人际关系能力、有目的、有价值和有信念的实体。尊重人就要尊重人的理性、情感、尊严、价值、信仰等。人作为医学服务的对象，要求医务人员尊重患者，患者的人格并不因为身患疾病而被降低，相反，因其身心正在承受病痛折磨，更应得到医方的尊重和保护，不能“只见病不见人”，这是尊重原则的理论前提和内在根据。医务人员只有尊重患者，患者才会信任医生，才能建立真诚和谐的医患关系，维护正常的医疗活动。

著名心理学家马斯洛曾把人的需要划分为几个层次，他认为尊重是人较高层次的精神需要。

医务人员要尊重患者的自主性。患者的自主性是指具有行为能力的患者对有关自己的疾病和健康问题，经过深思熟虑所做出的合乎理性的决定并据以采取的行动。患者的自主性不是绝对的，而是有条件的。首先，患者必须具有一定的行为能力、自主能力。患者的行为能力主要从是否达到一定的年龄、智力发育是否达到相应的程度、精神状态是否清醒三个方面进行衡量。对于丧失行为能力（如精神病患者的发作期，处于昏迷状态和植物人状态的患者等），或缺乏行为能力（如婴幼儿、少年、先天性严重智力低下）的患者，因为不具有足够的自主能力，其自主权应该由其家属、监护人或代理人代其实现。其次，患者情绪稳定，能够理性思考。有些患者因为情绪处于过度紧张、恐惧或冲动的状态，可能会做出一些不理智的行为和选择，此时应该充分考虑其选择和决定是否以理性为基础，由此判断该决定是否自主决定。最后，患者的自主性决定不会与他人、社会的利益发生严重冲突。也就是说，当患者的自主性会对他人、社会利益构成严重危害时，也要受到必要的限制。

（二）尊重原则的应用与要求

医学上对尊重原则最直接的体现是“知情同意”。在医疗实践中实行知情同意体现了对患者人格、自主权的尊重和对生命的尊重。尤其是在当今价值观念多元化的时代，实行知情同意有助于患者行使自主权，减少医患纠纷，化解医患危机，有利于医疗活动正常有序地开展。

知情同意是尊重患者自主权的集中体现，也是患者自主权的主要内容。知情同意规则包含了知情和同意两部分的内容。知情是同意的前提，同意是知情的结果。没有知情的同意，不能理解医生所提供信息的同意不是真正的同意。这就要求医务人员应向患者就其疾病、治疗和预后等有关医疗情况做客观、充分、通俗易懂的说明和解释，使患者在知情的基础上自主判断和选择。

> 知情同意充分体现了尊重原则，它保障了医疗中的患者权利。随着社会的发展和人类文明的进步，自主意识和民主意识不断地增强，越来越多的患者希望自己能直接参与医疗决策，希望在医疗中的自主权得到尊重。

如果患者的选择与医务人员的期望不同，此时应劝导患者，不要采取听之任之、出问题自负的态度，不能视知情同意为免责的手段，劝导无效仍应尊重患者或家属的自主权。但是，出于各种各样的原因，患者的选择与他人、社会的利益发生了矛盾，这时医务人员要协助患者进行调整，以履行对他人、对社会的责任，同时使患者的损失降低到最低限度。如果患者的选择会对他人的健康和生命构成威胁或对社会造成严重危害，如法定传染病患者拒绝治疗、吸毒者不接受强制戒毒治疗等，医务人员对患者选择的限制是符合道德的。对于缺乏或丧失行为能力的患者，应该尊重其亲属或监护人知情同意和选择的权利。然而，在生命的危急时刻，亲属或监护人不在场而又来不及赶到医院时，医务人员出于维护患者利益的职责，可以行使家长权。《中华人民共和国侵权责任法》第五十六条规定：因抢救生命垂危的患者等紧急情况，不能取得患者或者其近亲属意见的，经医疗机构负责人或者授权的负责人批准，可以立即实施相应的医疗措施。

四、 公正与公益原则

（一）公正原则

1. **主要内容**

公正原则就是基于公平和正义，以公平合理的处事态度来对待患者与有关的第三者。医学伦理学的公正原则主要是指医疗卫生资源分配上的公正。医疗卫生资源是指满足人们健康需要的，可用的人力、物力、财力的总和。资源分配公正要求以公平优先、兼顾效率为基本原则，优化配置和利用医疗卫生资源。其分配既包括宏观卫生资源的分配，也包括微观卫生资源的分配。

要公正，因为公正维系着人类。
——霍尔巴赫

所谓“宏观卫生资源的分配”是指如何将社会资源分配于各种不同的公益事业上。例如在国家的总预算中，卫生资源所占的比例，其中用于临床医疗、基础研究、预防保健等各自所占的比例，以及在不同的地区分配的具体数额、比例等。微观卫生资源的分配是由医院和医生针对特定患者在临床诊治中进行的分配，在中国目前主要是指住院床位、手术机会以及贵重稀缺医疗资源的分配。临床上，公正原则针对微观医药卫生资源分配，要求医方依次按医学标准、社会价值标准、家庭角色标准、科研价值标准和余年寿命标准综合权衡，在比较中进行优化筛选，以确定稀缺医药卫生资源优先享用者资格。在这些标准中，医学标准是必须优先保证的首要标准。

公正原则作为医学伦理学的原则，是现代医学服务高度社会化的集中反映和体现，其价值主要在于合理协调日趋复杂的医患关系，合理解决日趋尖锐的健康利益分配的基本矛盾。在现代社会中，医疗公正的伦理学依据主要有：患者与医师在社会地位、人格尊严上是平等的；患者虽有千差万别，但人人享有平等的生命健康权和医疗保健权；患者处于医患交往双方中的弱势地位，理应得到医学所给予的公平、正义的关怀。这些因素决定了医疗公正的必然性与合理性。

在医疗资源非常有限的条件下，如何贯彻公正原则，是一个亟须研究的难题。

2. **应用与实现**

无论是宏观卫生资源的分配还是微观卫生资源的分配，都特别要求体现公正原则。但是在公正原则的实现上却存在着不同的具体原则，有人主张无差别的公正原则（或称为“完全平等”的公正原则），有人主张有差别的公正原则（或称为“合理差等”的公正原则）。前者认为人与人是平等的，面对同样利害关系的人应该得到同样的对待，在医疗活动中应该力求做到人人享有基本的医疗保健，以同样的服务态度、医疗水平一视同仁地对待有同样需要的患者，要排除种族、民族、性别、职业、地位、信仰、政治派别、国籍等因素的影响。后者认为人与人之间是存在个体差异的，面对不同的需要应该给予不同的对待。在有差别的公正原则的标准上，有人提出了要综合考虑具体患者的需求程度、社会贡献、生命价值、生命质量等不同的衡量指标。某种程度上，有差别的公正原则和无差别的公正原则体现的是医学伦理学中道义论和功利论两种理论的差异，因而在具体应用中应该有个正确的态度，既要承认人与人之间存在着基本的一致性，尤其是生命健康权利的平等性，又不能因此否定人与人之间的实际差异。

（二）公益原则

公益思想在古代已经产生了，功利思想对其形成起了重要作用，马克思主义使功利思想有了新的发展。把公益思想引入医学伦理学是在1973年美国召开的“保护健康和变化中的价值”讨论会上，美国学者约翰逊和赫尼格斯首先应用的。其内容为：①要求医务人员将对患者的责任同对社会、对他人和后代的责任统一起来。②要求在制定卫生政策、卫生发展战略方面符合公正、合理的原则。③在稀有卫生资源分配上必须符合大多数人的利益。

公益原则包括社会公益、人类公益、后代公益、医患群体的公益。公益思想引入伦理学领域，克服了义务论的不足与局限，使医务人员的责任视野扩大到社会与未来领域，加重了社会责任，大大丰富了义务论的内容。

公益原则来自公正，公正是传统的医学美德。公益论主张从社会和人类利益出发，公正合理地配置卫生资源和公正合理地解决医疗实践中出现的各种利益矛盾。它要求医务人员将对患者的责任与对社会、人类、后代的责任统一起来，并且要求在制定卫生发展战略、卫生政策时符合公正、合理的原则。

总之，医学伦理学公正与公益原则要求：既要满足个体患者的医疗需求，也要考虑到社会人群的保健需要；既要保障当代人的健康，又要考虑后代人的健康状态。不论是在临床医学还是在卫生防疫的实践中，不论是在卫生保健还是人体实验中，都不能只考虑一方利益而不顾另一方的合法权益。

上述四项医学伦理学的基本原则，在医疗实践的具体运用中相互间可能发生冲突与矛盾，应该注意原则性与灵活性的统一，注意各项原则的联系与统一。在稀有卫生资源的分配与处置过程中，尤其要注意所运用原则的主次重要程度。例如一个病房有四个肾衰患者同时需要肾移植，但因肾源有限，不可能使每个需要的人都得到，只能按公正原则进行患者选择，未得到肾的患者在身心上将受到伤害，这是不伤害原则和有利原则同时与公正原则相冲突的情况。要坚持以公正原则为核心，同时将对其他患者的损伤降低到最低限度。

第二节 医学道德的基本规范

一、医学道德规范的含义

规范就是一种标准或准则，这种标准或准则既可以是人们约定俗成的，也可以是人们有意识制定的。医学道德规范是指依据一定的医学道德理论和原则而制定的，用以调整医疗工作中各种人际关系、评价医学行为善恶的准则。医学道德规范作为医德意识和行为标准，是医务人员在医学道德行为和道德关系普遍规律上的反映，是社会对医务人员的基本道德要求。医学道德规范以

“哪些应该做，哪些不应该做”的表述，将医学伦理学的理论、原则转换成医学工作者在医学活动中应该遵循的具体标准。

法律是显露的道德，道德是隐藏的法律。
——林肯

二、医学道德规范的主要内容

（一）以美德与义务为基础的传统医学道德规范

传统医学道德规范是以医师所应具有的道德品质为主要内容，以医患关系为重点调整对象的医疗职业准则。由于古代医学发展缓慢、医学技术落后，医生诊疗患者疾病的能力有限，更多的是需要给予患者心理安慰和精神支持；从事医学职业，需要医者具有极高的精神境界与道德情操。因此，传统医学道德规范包括范围广泛的职业戒条，反映了对医生美德与义务的要求。

患者把生命交给你了，你应该尽心尽职地抢救他。
——裘法祖

传统医学道德规范的思想与理论可以散见于古代的书籍著作中，也常以戒律、誓言、祷文的形式流传。

在中国，公元前372—前289年，战国时期的思想家孟子提出“医乃仁术”（《孟子·梁惠王上》）。这是中国古代医学道德最著名的概括。我国第一部医学典籍《黄帝内经》，专门论述医生的责任和良心及医生必须具备的医学道德要求。东汉名医张仲景的《伤寒杂病论》、唐代孙思邈的《千金要方》以及明代名医陈实功在《外科正宗》提出的《医家五戒十要》都记载了丰富的传统道德规范，其核心思想与精神流传后世并被发扬光大，如古代医家济世救人和仁爱为怀的精神、廉洁正直和重义轻利的道德品质、普同一等和尊重同道的待人态度、认真求实和精勤不倦的作风等。

基本规范是基本原则的具体体现。

在外国，古希腊的希波克拉底不仅使希腊医学摆脱了宗教迷信的束缚，走上了科学道路，而且提出了医生应具备的美德，《希波克拉底誓言》成为西方医学道德的规范，尤其是其中提出的不伤害原则、为患者利益原则和保密原则，至今都有其现实意义。印度医学道德规范最早主要表现在公元前5世纪外科鼻祖妙闻的《妙闻集》和公元前1世纪内科鼻祖阇罗迦的《阇罗迦集》。阿拉伯医学和医学道德上有建树的突出代表人物是犹太人迈蒙尼提斯（1135—1204年），他以《迈蒙尼提斯祷文》的形式，在行医动机、态度和作风方面表现出了高尚的医学道德思想，该祷文在医学道德史上是堪与《希波克拉底誓言》相媲美的重要文献之一。

（二）以医学理论与实践为基础的专业医学道德规范

随着医学与医学社会化的快速发展，强调医务人员道德境界与医学道德精神的传统医学道德规范，在医疗实践中逐渐暴露出口号化、说教性过强、缺乏实用性与操作性的问题，以关注、约束医务人员医学行为，突出患者地位与权益的专业医学道德规范应势而生。医务人员在不同医学活动中的医学行为所应遵守的道德准则即专业医学道德规范，以医患关系、医际关系以及医学团体与社会的关系为调整对象，对患者负责，尊重患者的人格尊严和生命权利。专业医学道德规范不仅包括医疗、护理、药剂、检验等临床方面的规范，而且包括

传统医德规范曾对促进医学发展、人类繁衍昌盛起到十分积极的作用，迄今对发展医疗卫生事业、协调医患关系、构建与完善现代医学道德规范仍有重要意义。

科研、预防等领域的规范，具有专业性、操作性、国际性强的特点。20 世纪以来，医学科学的社会化使医学对社会担负起越来越多的道德责任。以前，各国虽然制定了许多医学道德规范，但已不适应医学和医学道德发展及国际交流的需要，于是制定世界医务人员共同遵守的国际性医学道德规范就显得十分迫切。

专业医学道德规范多采用法典、宣言、条例的形式，更加详细、系统地针对医务人员的具体医学行为进行科学管理，使医学道德规范向规范化、理论化方向发展，充分保障患者的利益、促进患者的健康。其中影响较大的有，1946 年纽伦堡国际军事法庭通过的著名的《纽伦堡法典》，制定了关于人体实验的基本原则。世界医学联合会通过的 2 个伦理学法典，即 1948 年的《日内瓦宣言》和 1949 年的《医学伦理学法典》，进一步明确了医生的一般守则、医生对患者的职责和医生对医生的职责 3 个方面的内容。1964 年，在芬兰赫尔辛基召开的第十八届世界医学大会上通过了《赫尔辛基宣言》，制定了关于指导人体实验研究的重要原则。1968 年 6 月，世界医学大会第 22 次会议在澳大利亚的悉尼召开，通过了《悉尼宣言》，确定了死亡道德责任和器官移植道德原则。1977 年，在夏威夷召开的第六届世界精神病学大会，通过了关于精神病医生道德原则的《夏威夷宣言》。

（三）立足于医学技术的发展与未来的现代医学道德规范

20 世纪生命科学和医疗技术突飞猛进，如基因研究、克隆技术、试管婴儿、人工授精等，使人类能更有效地诊断、治疗和预防疾病，而且有可能操纵基因、胚胎甚至人脑和人体。生命医学高科技为人类带来福音的同时，也引发道德困境与诸多伦理难题，促使人们思考如何才能对技术的应用与研发进行有效规范，从而推动了生命伦理学的诞生和发展、现代医学道德规范体系的构建。现代医学道德规范主要是指医务人员应用医学科学技术成果以及开展医学研究行动所应遵守的道德准则，以防止技术的滥用威胁、侵犯人类以及子孙后代的利益为核心，保障为人类谋幸福的医学目的得以实现。

以基因技术为例，人从受精卵开始到出生以后，就按照基因决定的程序在一定的自然和社会文化环境的影响下发育和成长。对人类基因组的研究及其应用为改善个人和全人类的健康状况开辟了广阔的前景，同时也引起一系列的伦理、法律和社会问题。例如人类基因的研究成果会否在使一部分人获益的同时而损害另一部分人的利益？个人是否应该知道自己的遗传信息？有遗传病风险的人获知自己的遗传信息会不会受到伤害，如果被他人获知会不会受到歧视？父母是否有权代表未来的孩子、新生儿和未成年的儿童做出进行遗传检测的决定？最重要的是，医学与科学发展的目的是为人类谋幸福，人类基因的研究是否会偏离其最初的目的？为此，1994 年联合国教科文组织通过了《世界人类基因组和人权普遍宣言》，提出研究要充分尊重人的尊严、自由和权利，并禁止基于遗传特点的一切形式的歧视等相关规范。国际的基因研究合作机构国际人类基因组组织（HUGO）伦理委员会根据研究进展接连发表若干声明：1996

年《关于遗传研究正当行为的声明》、1997 年《关于 DNA 取样：控制和获得的声明》、2000 年《关于利益分享的声明》、2001 年《关于基因治疗的声明》以及 2002 年《关于人类基因组数据库的声明》，对研究中的若干伦理问题进行规范与承诺，并始终坚持以下原则：认识到人类基因组是人类共同遗产的一部分；坚持国际人权规范；尊重参与者的价值、传统、文化和人格；承认和坚持人类的尊严和自由。

生命科学、生物技术和医学直接关系每一个人的生老病死，关系千家万户的悲欢离合，关系子孙后代的健康幸福。为了保障人的尊严和价值，应对因医学高科技所引起的诸多伦理问题，化解道德困境，医务人员应认真遵守立足于人类的发展与未来的现代医学道德规范。

无分爱与憎，不问富与贫。凡诸疾病者，一视如同仁。

——《迈蒙尼提斯祷文》

随着时代的变迁、社会经济的发展、医学科研水平的提高，医学道德规范也相应地不断发展变化，既坚持道德理想又从实际出发，既有一般的要求又有各个不同领域的具体规范补充，体现出医学道德规范的实践性与理论性统一的特点。

第三节　医学道德的基本范畴

范畴是指各个知识领域与学科的基本概念，即人们对客观事物本质属性的概括和反映。医学道德的范畴是反映医患之间、医务人员之间以及医务人员和社会之间道德关系的最基本、最普遍、最重要的概念，主要包括权利与义务、情感与良心、审慎与保密。在医学实践中，医学道德的基本原则与规范是社会对医务人员提出的外在的、客观的道德要求，基本范畴则是医务人员将外在约束转化为自觉行为、体现内在的自我道德要求。

一、权利与义务

（一）权利与义务的内涵

权利是指公民依法行使的权利和享受的利益。在医学领域里，医学道德基本范畴中的权利是指医患双方在医学道德允许的范围内可以行使的权利和应享受的利益。患者在医疗过程中享受的权利是医务人员应有权利的前提，医务人员的权利必须服从患者的权利。正确理解两者的关系有助于医务人员积极遵守医学道德规范，履行医学道德责任。

重视医患双方的权利和义务是时代的呼唤和现实的需要。

义务是承担特定社会角色的人应尽的责任。伦理学上的义务是指人们在现实的道德关系中，依据一定的道德原则和规范，在一定的内心信念和道德责任感的支配下，认识到并自觉履行的自己对他人、对社会负有的使命和职责。它一方面是指个人对社会和他人所承担的责任，另一方面也是指社会和他人对个人行为的要求。医学伦理学中的义务包括医务人员的义务和患者的义务两个方面。

伴随着社会文明程度的提高与发展，患者的权利内容不断扩大，并且越来越受到人们的广泛关注。

医者应该用患者和家属（包括代理人）能够听懂的语言，耐心细致地告诉患者有关诊断、治疗和预后信息，帮助患者更好地履行疾病认知权、自主选择权和知情同意权。

道德义务不以享有某种权利为前提，是自觉自愿的行为。

患者应尽的义务与尊重和保护医者的权利是相对应的。

品格的力量含有两件东西，就是决断和自制力。

（二）患者的权利与义务

1. 患者的权利

患者的权利是指患者在患病就医期间应该享受、必须保障的利益。参照国际上的有关规定，结合我国国情，我国有关法律规定患者的权利主要包括基本医疗权、疾病认知权、自主选择权、知情同意权、维护隐私权、免除一定社会责任权、监督医疗权、诉讼索偿权等。在某些情况下，个人利益一般不能予以满足，而应以社会群体利益为重。

2. 患者的义务

患者的义务是指患者享有权利的同时，要履行一定的道德义务，以对自身健康负责，对他人和社会负责。具体义务包括保持和恢复健康的义务；配合诊治、如实提供病情和有关信息的义务；遵守医院各项规章制度的义务；支持医学科学研究和发展的义务；遵守法律上有关规定的义务；等等。

一般来说，患者也是公民，在履行上述义务的同时，也应该履行法律上规定的公民义务，遵守法律规范，包括烈性传染病的自觉隔离、对公共卫生事业应尽的义务等。

（三）医务人员的权利与义务

1. 医务人员的权利

医务人员的权利是指在医疗卫生服务过程中，法律和道德上赋予医生行医的权利。医务人员的权利是维护患者权利得以实现的保证。《中华人民共和国执业医师法》规定了医务人员的下列权利：在注册的执业范围内，进行医学诊查、疾病调查、医学处置、出具相应的医学证明文件，选择合理的医疗、预防、保健方案；按照国务院卫生行政部门规定的标准，获得与本人执业活动相当的医疗设备基本条件；从事医学研究、学术交流，参加专业学术团体；专业培训，接受继续医学教育；在执业活动中，人格尊严、人身安全不受侵犯；获取工资报酬和津贴，享受国家规定的福利待遇；对所在机构的医疗、预防、保健工作和卫生行政部门的工作提出意见和建议，依法参与所在机构的民主管理。

在医疗实践中，医务人员还具有特殊干涉权等权利。特殊干涉权是指医生在特定情况下，限制患者的自主权利，实现自己的意志，以达到对患者应尽责任的目的而享有的权利，一般也称为医生的特殊权。医务人员这种特殊干涉权是有一定适应范围的，不可以任意行使。只有当患者的自主选择与其自身利益、生命价值、他人利益或社会公益发生矛盾时，医生才能使用这种权利。在医患关系之中，尊重患者、维护患者的根本利益，做到对患者有利不伤害，是医生干涉权存在的伦理基础。

具体来说，特殊干涉权只能适用以下范围：①对精神病患者、意志丧失和自杀未遂等患者拒绝治疗时，医生可行使特殊干涉权，强迫治疗或采取措施控制其行为。②在人体实验性治疗时，虽然患者已经知情同意，但实验有一定的危险性，医生必须以特殊干涉权保护患者利益。③患者要求了解自己疾病的真实情况，但了解后会不利于诊治或产生不良影响，医生有权隐瞒其真相。④患者有不正当的就医目的，如要求医生提供不符合事实的病情介绍和证明等。⑤在患者行为必须控制时，如对传染病患者、发作期精神病患者和有自杀意念的患者，因这些患者有时丧失自我控制能力，对自我、他人和社会都有可能造成伤害，医生有权为保护人群、社会及患者的利益而采取必要、合理的措施控制患者的行为。

医疗质量的高低在一定程度上取决于医生的全面素质，而医生的素质高低与其对自身权利与义务的自觉意识相关。

2. 医务人员的义务

医务人员的义务主要包括诊断治疗的义务、解释说明的义务、医疗保密的义务、宣传卫生知识的义务、提高医疗水平的义务等。医务人员义务与患者权利在总体上讲应该是一致的，患者的基本权利也就是医务人员的义务。如患者享有医疗的权利，医务人员有治疗的义务；患者有知情同意的权利，医务人员有解释与说明的义务；患者有要求为其保守秘密的权利，医务人员有不把患者隐私泄露给他人的义务等。权利与义务是医学道德范畴中最基本的一对范畴，也是内涵十分广泛的范畴。医务人员和患者作为社会角色，都是权利与义务的统一体，他们都具有一定的权利，也相应承担一定的社会义务。

明确医患双方的权利与义务对建立正常和谐的医患关系具有极其重要的意义。

二、 情感与良心

医学道德情感与良心是医务人员在履行自己的权利和义务的过程中，产生的内心体验、道德意识和道德责任感，反映了客观的道德原则和规范与主观的道德要求和行为之间的关系。

（一）情感

1. 医学道德情感的含义与内容

情感是人们内心世界的自然流露，是人们对客观事物和周围人群喜怒哀乐的体验和态度。道德情感是根据社会道德行为准则和规范评价他人或自己的言行所产生的情感。医学道德情感是在医疗实践中医务人员对医学道德关系和行为的感觉体验及其爱憎或好恶的情绪态度、心理反应，是医务人员在医学人道主义思想的指导和理性的支配下，基于对生命、对人类的热爱和尊重，遵照一定的医疗原则和规则，对医患关系和医疗实践行为的道德方面做出评价时产生的一种具有自觉性的特殊情感体验和态度，主要包括同情感、责任感和事业感。

同情是一种爱，此种爱使人对他人的幸福感到快乐，对他人的不幸感到痛苦。
——斯宾诺莎

2. 医学道德情感的作用与意义

医学道德情感中的同情感作为最基本的道德情感，其生理成分较大，表现为对患者深切的同情，是促使医务人员为患者服务的原始动力；理性成分较大的责任感可弥补同情感随时间推移可能慢慢淡化的不足，使医务人员的行为具有稳定性，并能真正履行对患者的道德责任；强烈的事业感能激励医务人员为医学事业的发展发愤图强，不计较个人得失，并能为患者的利益承担风险，真正实现全心全意为人民健康服务的道德原则。

人与人之间的友爱就是患者的灵丹妙药。
——穆尼卡·纳素夫

医务人员的道德情感是医学人文精神的重要支撑，只有让医务人员的道德有美德才有情感。
——西塞罗

情感发挥其应有的作用，才能真正唤回逐渐失落的医学人文精神，弱化医学高新技术的发展与应用导致医患关系物化与异化的负效应，促进医务人员自觉端正医疗行为，履行救死扶伤职责，关怀体贴患者，尽心尽力为患者服务，为医学创造良好的人文环境。医务人员道德情感的充分发挥，也是对生物—心理—社会医学模式的践履，可以使患者产生良好的心理效应，改善患者的不良心境与焦虑情绪，有利于患者的早日康复、医患之间的情感交流和医德医风的建设。

（二）良心

1. 医学道德良心的含义

良心是人们在履行对他人、对社会的义务过程中，对自己行为应负的道德责任的一种主观认识和评价能力。医务人员的良心是医务人员在履行医学道德义务过程中，发自内心深处的对患者和社会的强烈的道德责任感和自我评价能力。

2. 医学道德良心的作用

良心是医务人员内心的道德活动机制，是在学医、从医的过程中通过外界环境的持续影响和不断的自我反省形成的，是一种相对稳定的内心信念，是自我选择、自我监督、自我调节、自我评价的自律过程，对医学人员在医务实践活动中的行为选择起制约作用、行为过程起监督保证作用、行为后果和影响具有评价和矫正作用。

良心是医务人员思想和情操的重要精神支柱之一，没有职业良心的约束，医务人员就可能在具体实践过程中发生行为偏差，造成恶劣影响和严重不良后果。

3. 医学道德良心的意义

医务实践的特殊性决定了医学道德良心比一般其他职业良心更重要：因为医务人员的服务对象是身心遭受疾病折磨和痛苦的患者和患者家属，其工作性质直接关系人们的生命健康和千家万户的悲欢离合，而且医务人员的行为常常是在无人监督、患者意识障碍或亲属不了解实情的特殊情况下完成的。医务人员时刻以职业良心来约束自己，才能形成强烈的道德责任感和义务感，以高度负责的精神进行自我判断和评价，对自己提出“这样做会产生什么后果”，并正确选择自己的行为。

三、审慎与保密

我虽然从医六十多年，但至今仍不敢忘记“戒慎恐惧”四个字。患者把生命都交给了我们，我们怎么能不用戒骄戒躁、谦虚谨慎的态度对待呢？
——张孝骞

审慎与保密是反映医学职业特殊道德关系行为的基本范畴，对于保护患者的生命和维护患者的尊严具有十分重要的意义。

（一）审慎

1. 医学道德审慎的含义

审慎就是周密谨慎，即人们在行动之前的周密思考与行动过程中的小心谨慎。医务人员的审慎，指医务人员在为患者诊断、治疗疾病的过程中的周密思考与谨慎服务，其作用在于保证患者身心健康和生命安全。唐代名医孙思邈在《千金要方》中指出：“虽救命如救火，但‘须临事不惑’，审慎分析思考，不可草率施治。”审慎既是医务人员对患者、社会履行医学道德义务的高度责任感和同情心的体现，更是医务人员内心信念和良心的具体体现。

2. **医学道德审慎的要求**

审慎的具体要求可以概括为四个字，即慎行、慎言。慎行即医务人员诊断与治疗的医学行为要审慎，充分、全面地考虑各种潜在问题，自觉地按照操作规程进行，做到认真负责、小心谨慎、兢兢业业、一丝不苟，还应不断提高自己的业务和技术水平，做到精益求精。慎言即医务人员的言语要审慎，并注意发挥语言的治疗功能。医学之父希波克拉底曾说过，医生有三件法宝——语言、药物、手术刀。由于患者正在承受病痛的折磨，其身心状态与生活习惯等都会发生改变，还可能担负来自工作、家庭或经济的多种压力，往往会存在焦虑与敏感的情绪。因此，医务人员在与患者交谈时忌用可能会刺激患者的简单粗暴的语言，要用鼓励、安慰、保护性的语言，使患者感到温暖与温馨，有助于患者配合医疗活动而早日康复。

不张言灾祸以伤心之心；不虚高气岸以难人之请；不多言夸严以勿人之贿；不厚求拜谢以殖己之私。
——《外科正宗》

3. **医学道德审慎的作用**

医务人员的审慎在医疗工作中有重要作用，有利于医德责任感与医疗质量的提高，防止因医务人员的疏忽大意、擅离职守而造成医疗差错和事故的发生；有利于医务人员知识的更新和技术水平的提高，知识贫乏、业务能力差的医务人员不可能做到真正的审慎；有利于良好职业道德的培养，加强患者对医务人员的尊重与信任。

（二）保密

1. **医学道德保密的含义**

医疗活动中的保密是指医务人员在为患者诊治疾病的过程中保守医疗秘密。保密通常与隐私有关，但隐私一般只涉及个体的生理、心理和行为等，保密则可能与多人的行为或关系等有关。

保密是医学伦理学中最古老、最有生命力的医德范畴。早在2 000多年前的古希腊时代，《希波克拉底誓言》中就提出："凡我所见所闻，无论有无业务关系，我认为应守秘密者，我愿保守秘密。"1948年世界医学联合会通过的《日内瓦宣言》中规定："凡是信托于我的秘密，我均予以尊重。"随着社会的进步与发展，很多国家将保密上升到法律的高度。例如，1973年由美国医院联合会通过的《病人权利典章》规定，患者有对与其有关的谈话和记录要求保密的权利。

2. **医学道德保密的内容**

保守医疗秘密一般包括两方面的内容：一是为患者保密。医务人员无权泄露在诊断治疗中获知的有关患者疾病、隐私及家庭生活的情况，同时也要求医务人员询问病史、体检从疾病的诊治需要出发，不故意探听患者的隐私。这体现了对患者人格的尊重、权利的维护。二是对患者保密。根据患者的身心状况，医务人员为保护患者、避免过度刺激患者，不向患者透露可能带来沉重打击的危重疾病的真实病情。另外，其他医务人员的隐私和秘密也不应该向患者透露。

3. 医学道德保密的伦理意义

医学道德保密具有重要的伦理意义：其一，医学道德保密体现了对患者权利、对患者人格和尊严的尊重。医务人员泄露医疗秘密，可能会导致患者在社会中受到歧视或不公正待遇，对患者造成痛苦与困扰。其二，医学道德保密是良好医患关系维系的重要保证，是取得患者信任和主动合作的重要条件。其三，医学道德保密也是一项必要的保护性防治措施，对一些特定的患者（如性格抑郁内向、心理承受能力差、性格变态及一些特别病种）尤为重要，可以防止意外和不良后果的发生。

在临床保密的具体实践中，面对患者、他人和社会的利益冲突及利益大小的权衡往往是很难的。需要医务人员仔细分析和用心判断，更需要医务人员的职业责任感。

医务人员为患者保密也是尊重患者隐私权的需要，我国的很多现行法律中对保护公民的隐私权做出了明确规定。相关的法律条文包括：《中华人民共和国宪法》第三十八条中规定："中华人民共和国公民的人格尊严不受侵犯。"《最高人民法院关于审理名誉权案件若干问题的解答》规定：对未经他人同意，擅自公布他人的隐私材料或以书面、口头形式宣扬他人隐私，致他人名誉受到损害的，按照侵害他人名誉权处理。《最高人民法院关于确定民事侵权精神损害赔偿责任若干问题的解释》第一条规定：违反社会公共利益、社会公德，侵害他人隐私或者其他人格利益，受害人以侵权为由向人民法院起诉请求赔偿精神损害的，人民法院应当依法予以受理。

4. 医学道德保密的伦理问题

（1）为患者保守医疗秘密的伦理条件。医学道德保密不是绝对的、无原则的。在医疗实践中，医患关系的交往与互动不仅仅围绕医务人员与患者，有时还涉及他人与社会的利益。因此，保密的实际应用是有前提和有条件的。在下列情况中，患者保密的权利应受到限制：①为患者保密会损害无辜第三者利益时。②为患者保密会损害公众和社会的利益时。③保密会损害患者自身健康利益时。社会利益、他人利益和患者生命与健康的利益往往重要于患者的保密意愿。当保密的后果不会对他人和社会利益造成损害时，医务人员应坚持为患者保密；当为患者保密的后果将必然危害他人和社会利益时，应以他人和社会利益为重。

（2）对患者保守医疗秘密的伦理争议。为减轻患者的精神负担，提高患者治疗疾病的信心，医务人员将患者的不良诊断和预后向患者保密，是临床工作中经常碰到的一种保护性治疗措施，目的是使患者保持轻松的心态配合医生的治疗，防止发生一些不利于治疗的后果。尤其对恶性肿瘤等不治之症，我国大多数医院都采取对患者保密的保护性医疗措施。在中国传统文化的影响下，医务人员往往将患者的病情如实详细地告知患者家属，由家属决定是否告知患者本人。但也有部分医生认为保护性治疗对癌症患者利少弊多，主张公开性治疗的原则，即在了解患者性格、生死观、心理承受力的基础上，医务人员或家属有计划地告诉患者病情和相应的各种真实信息，让患者知道疾病的诊断，并做好患者思想工作，提供必要的心理治疗，调动患者的主观能动性，争取使患者积极主动地参与治疗，建立起战胜恶疾的信心和乐观向上的情绪。

值得注意的是，欧美一些国家并不认可保护性医疗原则。如日本民法和英美判例法，均承认具有完全民事行为能力的患者对其疾病享有完全的知情同意权。在我国，随着患者权利意识、民主意识、参与意识的觉醒，保护性医疗也引发了一些医患纠纷。例如，由于医患双方对于保护性医疗行为的理解不同，而引发患者申诉知情同意权被侵犯的案例。虽然保护性医疗和知情同意的伦理一致性在于其宗旨都是为了维护患者的根本利益，但两者的冲突与矛盾在医疗活动中却屡见不鲜。

究竟应该向患者保密还是解密，须从实际情况出发，具体问题具体分析。作为合格的医务人员，应根据患者身心状况和疾病的实际情况，冷静全面地分析对患者保密可能产生的利弊，坚持对患者有利的原则，做出正确的决策与选择。

第四节　伦理委员会类型及其职能

伦理委员会是教育性、咨询性、义务性的独立性组织。它不是行政决策部门，但可以影响决策的部门；它不是权力机构，但却是权威机构。它是依据一定的伦理学原则来决策、指导和解决在医学发展和实践中的伦理难题而设立的特殊机构，以维护人类的生存和健康利益，体现医学科学的根本宗旨为目的。

伦理委员会主要有三类，分别是建立在政府或国际、国内医学组织中的医学伦理委员会（Medical Ethics Committee，MEC）；建立在高等院校、学术期刊、医疗卫生和科研机构中的机构审查委员会（Institutional Review Board，IRB）；建立在医院等医疗保健机构的医院伦理委员会（Hospital Ethics Committee，HEC）。

> 任何恶，只要是在花蕾初绽时是很容易掐死的，但是任其成长就会强大得无法处置。
> ——西塞罗

一、　医学伦理委员会

科学技术是一把“双刃剑”，如何防止和制约科学技术对人类的祸害，使之更好地造福于人类，这是伴随20世纪高速发展的科学技术而来的亟须解决的难题，由此医学伦理委员会应运而生。

（一）医学伦理委员会的定义

医学伦理委员会是在国家政府或医学组织中设立的医学伦理委员会，一般定义为：“是某一国家的政府或国际、国内医学组织建立的，对某些重大医学科研、卫生政策、医学法律法规，从伦理上加以决策、论证、辩护的组织。”

医学伦理委员会的设立是对现代科技双刃剑作用的避害选择。随着基因工程、克隆技术、器官移植、干细胞研究等一系列现代科学在医学领域的广泛应用，其所带来的众多伦理问题更加突出，HEC 与 IRB 已经不能处理协调这样关系整个人类命运、关乎整个医学目的实现的宏观伦理难题。因而，国家级别的或某一专业范围的医学伦理委员会（MEC）应运而生。如国际人类基因组织设有专门的伦理、法律和社会委员会，后改名为伦理委员会，发布了“关于遗传研究正当行为”等一系列声明。1983 年 2 月 23 日，法国建立“国家生命和健康科学伦理学顾问委员会”。1998 年 11 月，我国卫生部宣告成立了“卫生部涉及人体的生物医学研究伦理审查委员会”（简称为“卫生部医学研究伦理委员会”）。2000 年 8 月我国卫生部成立了“医学伦理专家委员会”，就重要医学伦理问题向卫生部提出咨询建议并作为其决策的基础。

（二）设立医学伦理委员会的目的

医学伦理委员会的目的如下。

（1）就医疗、生物学、生物医学和生物技术进步带来的问题向政府、议会和其他政府机构提供建议。

（2）公布就生命伦理学问题提出的各种建议，从而对决策施加影响，并增加公众对这些问题的参与。这些建议最终会影响到新法律的制定，也有助于提高公共意识和促进辩论。

（3）提供一个国家级的论坛，讨论经过媒体（如新闻发布会、出版物、电视和网络）广泛报道而引起公众注意的各种生命伦理学问题和具体案例。

（三）医学伦理委员会的职能

医学伦理委员会的成员是一些在国家内部或国际上有声望的人，少数人是各个领域的专家，更少数的是生命伦理学领域的学者。委员们居住得比较分散，甚至来自世界各地，所以，政府级别或国际组织所属的医学伦理委员会一般一年召开一次正式的协商会议。其职能体现在以下几个方面。

1. 正式或非正式的自我教育

这种教育大多是非正式的——医学伦理委员会的成员相互学习，与医学伦理委员会之外的行家交流，研究现有的文献。也有一些自我教育是正式的，如举办研讨会、分发资料或请外部专家演讲。

善良的人不是行善的人，而是不作恶的人。
——克柳切夫斯基

2. 针对全球热点生命伦理问题进行广泛合作的学术研究

医学伦理委员会的一个重要职能是就生物学、行为学和生物技术发展对人类的重要性及其道德意义进行基本研究；让各个医疗专业人员和科学界的人士、媒体专业人员和公众更好地了解生命伦理学方面的疑难问题；研究更广泛的生命伦理学问题以及不一定与某些特定技术相关的问题。医学伦理委员会应探索在国家之间就某些特定的生命伦理学问题、难题和案例进行富有成效的合作的可能性。

3. 协助制定国家级别的或国际的生命伦理政策

医学伦理委员会应提供一个商讨恰当使用生物和生物医学技术的平台；协助反思创新的生物技术在道德伦理和文化上的含义，以确定是否需要在国家的级别制订和颁布新的规则条例；应探讨与创新的生物技术有关的具体生命伦理学政策问题。

二、机构审查委员会

随着我国经济和生物医学科学技术的发展，涉及人类受试者的生物医学研究和临床试验已经以越来越大的规模在我国进行，其中一部分是国际合作研究。在进行这些研究的过程中，如何确保人类受试者的权利和福利，成为越来越突出的问题。

（一）机构审查委员会的定义

目前，在国际合作研究领域，根据国际惯例，任何涉及人的生物医学研究（包括疾病病理生理研究、制药、生物制品、医疗设备、医学影像、外科技术的临床研究、医疗记录和可识别的生物医学标本和信息的使用、心理学研究等）必须接受专门的伦理审查。这一点在《赫尔辛基宣言》《涉及人的生物医学研究国际伦理准则》等许多国际准则和文件中已做了详尽规定。而进行伦理审查的专门机构主要是“机构审查委员会”。

历史已一再证明，完全依赖良知是天真的，所以，除了研究者被提醒遵循研究伦理的规则外，对研究者、研究机构的监督也就显得更为重要了。

我国卫生和计划生育委员会 2016 年 10 月颁布的《涉及人的生物医学研究伦理审查办法》规定，机构审查委员会的委员应当从生物医学领域和伦理学、法学、社会学等领域的专家和非本机构的社会人士中遴选产生，人数不得少于 7 人，并且应当有不同性别的委员，少数民族地区应当考虑少数民族委员。机构审查委员会除了对科研立项进行审查外，还有责任对研究程序、结果和论文内容进行复查。

（二）机构审查委员会的性质

机构审查委员会是遵循国际一般准则与本国的法律规定对涉及人的生物医学研究项目立项、研究程序、研究内容和研究结果进行伦理审查的机构。《纽伦堡法典》、《赫尔辛基宣言》以及医学国际组织理事会和世界卫生组织的有关文件常常被认为是十分重要的原则。机构审查委员会的审查完全是独立自主的，它必须不受到政治的、机构的、专业的及市场的影响，而对研究者、受试者、社群的全部利益负责。它的工作是为了保证涉及人体的生物医学研究在正确的道路上进行，而不是阻碍其进行。

（三）设立机构审查委员会的目的

2000 年 1 月世界卫生组织（WHO）发布的《审查生物医学研究的伦理委员会工作指南》中指出：“设立审查生物医学研究的伦理委员会的目的是为维护实际的或可能的研究参与者的尊严、权利、安全与安康做出贡献。涉及人类参与者的研究的基本原则是‘尊重人的尊严’。研究的目的虽然重要，但绝不允许超越研究参与者的健康、福利与对他们的医疗关护。伦理委员会还应考虑公正的原则。”

（四）机构审查委员会的职能

要注意区分医院伦理委员会和机构审查委员会不兼容的目的。

机构审查委员会的职能是保护受试者合法权益，维护受试者尊严，促进生物医学研究规范开展；对本机构开展涉及人的生物医学研究项目进行伦理审查，包括初始审查、跟踪审查和复审等；在本机构组织开展相关伦理审查教育培训，发展政策和咨询。

善恶间的斗争无止境，它们支配着一切。善恶并无彼岸，唯有多寡。
——希尔泰

教育培训的内容主要是开展保护人类受试者法规及研究伦理学的教育，提高研究伦理意识。教育对象包括IRB成员、研究人员、负责研究的管理者；发展政策职能主要是制定和改进IRB的规章制度、操作规程等，促进审查功能的实现；咨询职能则是为机构内外研究人员、受试者、社会大众就相关研究伦理问题进行指导，排忧解惑。

三、医院伦理委员会

充分发挥医院伦理委员会的职能是一个实践中有待重视的问题。

现代医学高科技革命引发了诸多生命伦理学难题，医院管理逐步从科学管理向人本管理转换，人们对治愈疾病和健康的需求不断提高，依法维权的意识迅速觉醒。为了依法行医、规范医疗行为，处理好临床与科研的关系，促进医患和谐，医院伦理委员会成为现代医院管理伦理的重要内容。

（一）医院伦理委员会的定义

医院伦理委员会（HEC）是在医院等卫生保健机构中设立的医学伦理委员会，又称医院伦理委员会，一般定义为："是建立在医院等基层卫生单位中，由多学科人员组成，为发生在医疗实践和医学科研中的医德问题和伦理难题提供教育、咨询等的组织。"

（二）医院伦理委员会的性质

联合国教科文组织科学与技术伦理司指出，医院伦理委员会的创立目标是：提高以患者为中心的服务意识。

在多数情况下，医院伦理委员会是属于医院党委或院长领导下的咨询机构，不具有权力机构的性质，只对政策制定、医患关系的伦理矛盾、处理临床疑难病例方案的伦理选择等内容承担伦理咨询任务，对咨询者提供伦理方面的建议，而不是强制执行的决定。

（三）设立医院伦理委员会的目的

设立医院伦理委员会是为了帮助医疗人员和患者在现代科技医学造成的迷宫中找到一条出路。设立医院伦理委员会的目的是确保有一个良好的医疗决策过程，向患者提供帮助但不干预患者与医生的关系，最重要的是解决患者的个案。

（四）医院伦理委员会的职能

医院伦理委员会的职能应该与机构审查委员会的职能相区分，而不能一个机构实施两种职能，过去的实践证据表明将二者结合的模式并不很成功。在实践中，医院伦理委员会有如下四方面职能。

1. **教育培训**

（1）主要针对三类对象：向医院伦理委员会成员进行生命伦理学理论和知识的教育；向所在医院的医务人员及行政人员进行医学伦理学系统培训；适时地对患者与公众进行医学伦理学基本知识的宣传。

（2）教育内容包括：伦理理论和伦理原则；伦理理论和原则在制定发展

政策和案例咨询过程中的运用；关于特殊的生命伦理学难题的政策；医疗法律问题；伦理委员会的运作等。

2. **案例咨询、回顾**

（1）进行生命伦理学案例审查和分析：包括进展中的案例（患者），追溯性案例（出院或去世的患者），假设性案例（通常是生命伦理学文献中描述的人物）。

（2）进行生命伦理学案例咨询：负责回答患者、家属或医务工作者的咨询，咨询的内容可以包括所有生命伦理学的问题。医院伦理委员会有责任提供一个符合伦理学原则和知识背景的说明，必要时应提供一个行动指南，这些说明与指南必须是有价值和意义的，并且是符合实际的。

（3）分辨冲突的利益、权利和义务：解决医务人员之间、医务人员与患者之间及与患者家属之间的纠纷，如有关治疗或不治疗决定的纠纷，手术方式选择上的纠纷，由于沟通障碍导致的纠纷。

3. **局部地区的学术研究及交流**

（1）在研究机构内部开展与生命伦理学有关的研究，为生命伦理学的讨论充当一个论坛。如关于医疗体制改革、建立农村合作医疗网、调整医疗融资和付费程序等问题。

（2）开设社区计划，在同一城市或地区建立医院伦理委员会网络，例如在当地社区建立生命伦理学论坛或进行急救服务方面的咨询。

4. **参与政策制定，贯彻政策执行**

（1）制定本机构的准则、方针和政策，分析医疗机构在患者权益政策方面的生命伦理问题，如新药的应用、新技术的准入、各科室床位的分配、确立不做急救或不做喉部插管的标准、购置昂贵医疗设备、重大卫生经济开支等。

（2）参与地方、地区或国家关于公共健康问题的立法听证会，帮助拟订统一的政策。

（3）贯彻执行国家制定的有关政策和准则，尤其是高新医学技术应用中的问题，如生殖技术与基因技术应用、性传播疾病的治疗、器官移植、遗传及优生等问题。

【关键概念】

1. 不伤害原则：是指在医学实践中不使患者以及第三方的身心受到损害。

2. 有利原则：是指医务人员在医疗实践过程中把有利于患者健康放在第一位并切实为患者谋利益的伦理原则。有利原则不仅要求行为的实际结果对患者和社会人群的健康有利，而且要求医务人员有慈善的利他的动机，是动机和结果的统一。

3. 尊重原则：尊重原则也可以称为尊重自主原则，或者简称自主原则，是指对患者人格尊严及自主性的尊重。医学上对尊重原则最直接的体现是"知情同意"。

4. 公正原则：基于公平和正义，以公平合理的处事态度来对待患者与有关的第三者。医学伦理学的公正原则主要是指卫生资源分配上的公正，既包括宏观卫生资源的分配，也包括微观卫生资源的分配。

5. 知情同意：是指某人被告知，而知道事实真相后，自愿同意或应允某事。

6. 医学道德的范畴：是反映医患之间、医务人员之间以及医务人员和社会之间道德关系的最基本、最普遍、最重要的概念，主要包括权利与义务、情感与良心、审慎与保密。

7. 伦理委员会：是教育性、咨询性、义务性的独立性组织。它不是权力机构，但却是权威机构。

8. 医学伦理委员会（MEC）：是某一国家的政府或国际、国内医学组织建立的，对某些重大医学科研、卫生政策、医学法律法规，从伦理上加以决策、论证、辩护的组织。

9. 机构审查委员会（IRB）：是建立在高等院校、学术期刊和医学科研机构中，由多学科人员组成，对医学科研选题、开展、结题、成果发表等是否符合人类伦理和法律规定进行审查的组织。

10. 医院伦理委员会（HEC）：是建立在医院等基层卫生单位中，由多学科人员组成，为发生在医疗实践和医学科研中的医德问题和伦理难题提供教育、咨询等的组织。

【理论重点】

1. 掌握医学伦理学中的基本原则。
2. 掌握医学道德规范的主要内容。
3. 医学道德各范畴的含义、内容、特点和要求。
4. 用医学伦理学的基本范畴分析具体的医疗实践活动。
5. 掌握三种不同类型的伦理委员会各自的定义与职能。

【延伸阅读材料】

1.《希波克拉底誓言》。
2.《夏威夷宣言》。
3.《中华人民共和国医学生誓词》。
4.《中华人民共和国医务人员医德规范及实施办法》。
5.《新世纪的医师职业精神——医师宣言》。

【自测练习题】（请扫二维码）

（编者：黄娉婷　海南医学院）

病人理应指望把医生培养成为一个专心的倾听者、仔细的观察者、敏锐的交谈者和有效的临床医生，而不是仅仅满足于治疗某些疾病。

——《爱丁堡宣言》

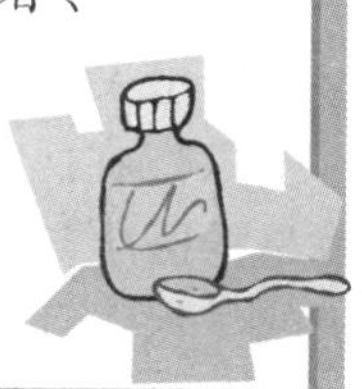

第三章　医疗活动中的人际关系伦理

【案例】2017 年 12 月，有一张照片在网络上被广泛转发：在武汉市中心医院后湖院区儿科门诊，一名 3 岁男孩向挽救了自己生命的医生杨惠琴鞠躬致谢，杨惠琴也鞠躬回礼。这是一张同时令很多医生和患者感到温暖和感动的照片。有心人发现，百年前无独有偶地也有这样一张照片：时任杭州广济医院（现浙医二院）院长的英国医师梅藤更查房时，一位小患者彬彬有礼地向他鞠躬，梅藤更弯下腰回礼。黑白影像定格了那一刻的温馨，也展现了当时的医患关系。

1. 医生与患者是一种什么关系？
2. 医患关系具有什么性质？
3. 如何构建和谐医患关系？

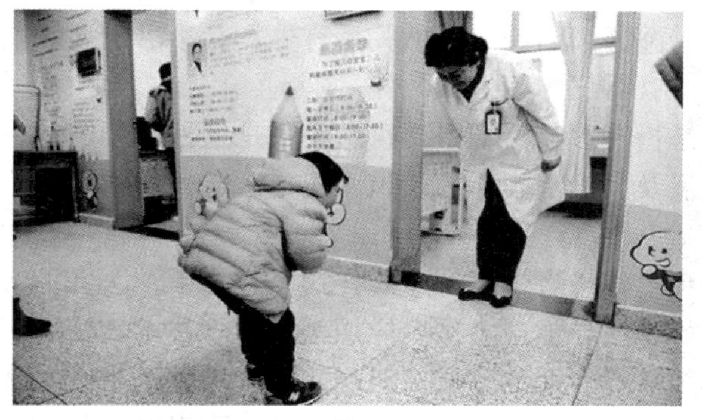
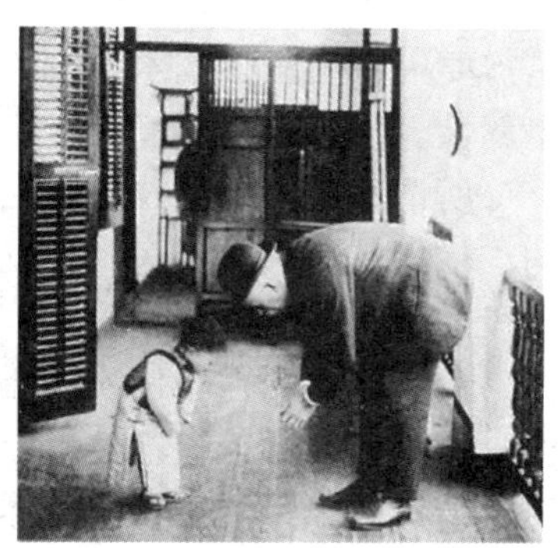

时代在变迁，历史在延续，不变的是医患之间彼此的尊重和爱的故事以及面对疾病同仇敌忾的决心和努力。

第一节　医患关系伦理

医疗活动是一种社会活动，在这种社会活动中呈现了纷繁复杂的人际关系。医患关系是医疗活动中最基本、最重要、最核心的关系。

一、医患关系的含义

医患关系是指一个个体（患者）与另一个个体或群体（治疗者或医疗卫生组织）在医疗活动中的各种联系。它有狭义和广义之分。狭义的医患关系就是指医生与患者的关系；广义的医患关系是指医者与就医者群体的关系。这里的“医”不仅指医生，还包括护理人员、医疗技术人员、医院管理与后勤服务人员等群体；“患”不仅是患者本人，还包括与患者有关联的亲属、监护人、单位组织等。特别是当患者失去或不具备行为判断力时（如昏迷休克的患者、精神病患者、婴幼儿等），这时患者有关联的人往往直接代表了患者的利益。因此，广义的医患关系是指以医生为主的医疗者群体与以患者为中心的就医者群体在治疗疾病过程中所建立的相互关系。

医生与患者的关系将自始至终是一种对立统一的矛盾关系，体现为医患双方对疾病认识的角度不同、处置的方式不同、意义的理解不同，以及实施的过程不同，但最终的目标绝对是一致的。

——普拉特·戈登

二、医患关系的性质

事物的性质是事物的内在规定性，即其成为该事物而非他事物的特有属性。医患关系的性质就是指医患关系特有的内在属性，它是医患关系不同于其他一般人际关系的特质。把握医患关系的特质，对于理解医患关系理论、构建良好医患关系具有极其重要的意义。

（一）医患关系的技术属性

患者到医院看病，是因为诊治疾病的需要；医者与患者打交道，也是因为患者诊治疾病的需要。可见医患关系的发生，乃因为疾病的诊治。而诊治疾病是需要一系列医学技术手段和措施的。因此，医患关系首先具有诊治疾病的技术属性。

所谓医患关系的技术属性是指在医疗活动中，医患关系是一种基于医学目的，依据其对人体疾病发生发展及其诊治规律的认识而实施医学科学技术治疗手段的行为关系。

治病的目的在于使疾病痊愈，使患者恢复健康。在这个过程中，医者拥有医学科学技术知识，在技术上处于主导地位。医者应用医学科学技术知识，对患者自诉的不适和痛苦及其体征进行专业的分析，对疾病实施种种医学专业技术操作和采用各种治疗措施，为患者提供各种专业技术服务；而患者必须配合医者进行各种医学专业检查和技术操作，服从医学技术上的指导，接受医学技术的各种专业性的治疗。这些在技术上的规范和行为是医患关系不可缺少的技术关系。

科学来不得虚伪，医术容不得马虎，生命只有一次，没有后悔重来的机会。由此，医患交往中，必须尊重科学、尊重医术，忽视或者藐视技术基础，感情用事，必将导致严重后果。

诚然，迄今为止，人体及其疾病对于人类来说仍然是一个“灰箱”，依然有许多的“未知”领域，医疗服务行为的因果关系还有许多不确定因素。但是，医学科学技术发展到今天，对生命活动的部分秘密和一些疾病的机制有了揭示和阐述，对许多疾病的发生发展规律有了认识和掌握，对许多疾病的预防、治疗和控制已经能够提供有效的方案和措施。当代医学科学技术高速发展，使得越来越多的医学研究手段和治疗技术应用于临床，使人类对疾病控制和治疗的能力越来越强，也使有些疾病的发病率有所下降，死亡率有所降低，人类平均寿命和健康水平得到相当大程度的提高。因此，技术关系是医患关系的基础，医者精湛的医术和患者积极主动的技术配合是医务人员提高医疗质量、取得良好治疗效果的保障。

（二）医患关系的伦理属性

伦理通常与道德同义而通用，传统意义上的医学伦理学与医学道德学也同义。但在实际使用上有人认为有微小不同。“伦理”更侧重于社会，更强调客观方面，主要指社会的人际“应然”关系，这种关系主要概括为道德规范。而“道德”则更侧重于个体，更强调内在操守方面，指主体对道德规范的内化和实践，即主体的德行。

道德应当成为科学的指路明灯。
——布夫勒

在医疗活动中，医患关系的伦理性质表现为双向的道德关系，即为了协调和处理好医疗活动中的医患之间的关系，医患双方都必须遵守一定的道德原则和规范。对于医者来说，必须具有良好的道德修养，具有高度责任心，尊重和爱护患者的利益，尽职尽责为患者服务，才能保证有良好的医疗质量，真正履行救死扶伤的历史使命。对于患者来说，应该遵守就医道德，履行道德义务，尊重医生权利，自觉维护医疗的正常秩序。

伦理属性是医患关系的本质属性。在古代，医患关系并没有法律约束，而主要是依靠医学伦理道德规范调节。“我之唯一目的，为患者谋利益”，这是西医之父希波克拉底在《希波克拉底誓言》中阐明的医学宗旨。“仁爱济世”“一心赴救”“清廉正直”“普同一等”，历来是古今中外优秀的医家处理医患关系的基本原则。

有的学者把医患这种本质关系概括为信托关系，认为这是一种“建立在信赖基础上的特殊人际关系”①。“信托”是“信任”和“委托”的意思。患者来到医院，把健康和生命托付于医者，医者在接受委托后，应做到真诚相待并努力减轻患者的身心痛苦。医生享有为患者提供医疗卫生保健和康复的特殊职权，使之可以获得患者身体、心理、隐私等信息；患者为了诊治疾病的需要而信任医生，将必要的信息告诉医生，并委托医生为其解除疾苦。我们知道，患者到医院看病的全部目的和动机，是去寻找自己健康的拯救者和生命的托付者。当患者在医院门诊确定并挂了某一医生的号时，他就把这种托付的愿望实施了。而作为医者，他对患者在道义上是不可选择、不可推卸、不可拒绝的，这种“不可”主要是医患关系的特殊性决定的。所以医患关系的实质是一种道义上的信托关系，即患者把自己的健康与生命托付给医者，而医者在道义上无可选择地承担起这种托付责任的关系。

这种特殊性使得医者常常在道义上接受医患关系的产生。这种特殊性是医学职业的“约定”，实际上就是医学人道主义的“约定”，也即是医学职业道德规范的约定。

与处理一般人际关系伦理比较，医患关系伦理具有独特的性质。

1. 全人类性

一般的伦理道德，是社会意识形态的一种形式，是受经济基础决定的。因

① 李本富. 医学伦理学［M］. 北京：北京医科大学出版社，2002：51.

此，在阶级社会中，它是有阶级性的。但是，医务人员的使命与职责是救死扶伤，维护和增进人类的健康，实行人道主义，这是具有全人类普适性的。况且生命对于每一个人来说，都是神圣和宝贵的，疾病对人类的危害是不分阶级的，因此，从某种意义上说，医学是人道的产物，医学道德作为医疗卫生服务领域的职业道德，它是一种无阶级性、无国界的行为规范。救死扶伤、尊重患者的人格和权利、知情同意、“普同一等”、“一视同仁”等伦理原则是古今中外世界各国医疗卫生人员都必须遵循的基本原则。

医乃仁术，医学在本质上就是一种道德实践的技术。

2. **继承性**

在漫长的历史进程中，医学自产生以来，始终以治病救人为自己的基本活动宗旨，“救死扶伤”、“为医者仁”、实行人道主义的医学道德原则始终是贯穿于医学史的一条红线，它一代又一代地传承下去，并且发扬光大。

3. **实践性**

医学道德原则和规范对医学实践活动起着巨大的指导作用。与其他职业道德比较，医学道德具有更加具体、严格和完备的道德要求、道德标准和道德规范，它要求医务人员要把一定的道德要求、标准和规范付诸医疗实践。换句话讲，医务人员的道德修养和道德境界是通过在医患关系中体现的，临床的一举一动、一言一行都是医者的道德实践。

（三）医患关系的法律属性

目前，医患纠纷日益增多，充分认识医患关系中的法律属性是非常重要的。任何一个文明社会，医患交往都是在法律规范基础上进行的，医患关系都表现为法律关系，即医患双方的行为均受法律的保护、约束和调节，双方都必须在法律范围内享受和行使各自的权利与义务。保护医患双方的权益是一个社会文明进步的重要标志。对患者来说，就医的权利受侵犯，以致造成不应有的伤害、伤残，甚至致死以及人格侮辱，等等，患者及其家属有权利诉诸法律，依法要求医生道歉、赔偿或追究其法律责任；对医者而言，患者就医时如侵犯医生的权益，出现违法行为，扰乱医疗工作秩序，同样要受到法律的制裁。此外，对于国家法律规定的某些特定患者、人群，医务人员可依法强制执行医疗活动，如对烈性传染病患者及接触人群进行强制隔离、治疗而不必征求意见。例如，在2003年“非典”（SARS）暴发期间，医务人员依法对患者实行隔离治疗。在我国，随着社会的进步和现代文明的发展，也随着社会对医患关系的特别关注和研究的不断深入，我国的法律和卫生法规日臻完善，越来越多的道德关系将由法律规范调节，并且日益制度化、法制化。

了解医患关系的这种特殊性质，对于构建和谐医患关系有极其重要的作用。

由上述可见，医患关系是特殊约定的契约关系。它具有以下特点。

1. **复杂性**

人体的疾病是五花八门、纷繁复杂的，因而医疗的行为就表现得多种多样，那么医疗契约的内容就极具复杂性。对病情轻的患者，约定的服务项目比较单一，医患的权利和义务就比较简单。而对病情比较重，特别是住院患者，不仅要提供检查、诊断、治疗，而且要提供住宿、饮食服务，约定的服务项目多、技术难度大，医患双方的权利和义务就复杂得多。

2．不确定性

疾病的认识和治疗是一个过程，并且是一个复杂、变化、发展的过程。通常并非医者接受患者的挂号时即契约关系成立时就可约定内容，而是在医者对患者进行诊断时及诊断后，才逐步明确除诊断以外的医疗服务项目。这就使医患双方各自的权利和义务在契约产生之前无法具体确定。另外，由于疾病发展过程的复杂性和动态性，对疾病的预后和结果有时难以控制，因而对医者应负的责任和义务也很难具体规定。

（四）医患关系的价值属性

医疗的过程是医患双方互依、互动、互利、互补、互助的过程，如果没有患者，医者的价值无从体现；没有医者，患者的健康难以寻求。这就构成医疗活动不可或缺、相互依存、对立统一的价值关系。

价值首先是一个用以揭示商品基本属性的经济学范畴，如商品的价值被定义为“凝结在商品中的无差别的人类劳动”。而作为一个哲学范畴的价值，是客体满足主体需要的关系，或者说客体对主体的有用性。马克思说：“‘价值’这个普遍的概念是从人们对待满足他们需要的外界事物的关系中产生的。”[①]也就是说，价值属于关系范畴。作为价值关系的主体只能是人，可以是个人、集团、阶级、民族乃至整个人类。作为价值关系的客体，可以是物质的东西，也可以是精神的东西，也可以是实践活动、实践过程。在现实生活中，人与自然、人与人、人与社会之间都存在一定的价值关系。

人们的实践活动，都是为了追求、满足一定的价值需要。

在医疗活动中，医患关系是互为价值关系的。就实施医疗实践活动来说，医务人员是实践的主体，患者是实践的客体。任何一名医者的价值都体现在其为患者提供了优质的服务，使患者解除了病痛和恢复了健康，实现了医生的自我价值及其对社会的责任和价值。然而，患者是活生生的人，他有选择、有愿望、有需求，并且他在诊疗过程中也需要一定的行动。因此，就求医活动来说，患者是主体，医疗实践活动是客体。患者通过医务人员的服务，满足战胜病魔、恢复健康的愿望，从而提高自我生命的质量和价值，更好地生活，也更好地为社会做出贡献。

依据马克思主义唯物史观的观点，物质利益价值是其他一切价值的基础。

价值作为现实主客体的一种关系，是呈现多维结构的。

1．从医务人员来说，价值可分为物质价值、医学价值和伦理价值

（1）物质价值。物质价值即医务人员通过为患者提供医疗服务，获得相应的经济利益。医学的宗旨决定其绝不能以经济效益为首要目的，而必须坚持以社会效益为第一的基本原则。然而，这不等于我们医务人员不需要经济报酬，也不等于医院不需要讲求经济效益。如果没有经济投入，医务人员和医院都无法生存和持续发展。实际上，世界上没有不吃不喝的神医，就是有被称为“神医”的医生也是现实的人，也需要维持生存和发展的物质条件。所以，医务人员必须在为患者提供医护服务劳动的同时，获得社会给予的工薪、奖金等报酬，使之得以维持自身生存和发展。

① 中共中央马克思恩格斯列宁斯大林著作编译局．马克思恩格斯选集：第3卷［M］．北京：人民出版社，1972：508．

（2）医学价值。医学价值即医务人员为患者的医疗服务对于医学科学技术发展的价值。医学是一门实践性很强的科学，医务人员救死扶伤的临床医疗实践是医学科学技术发展的基础和动力。虽然自从近代生物医学产生以来，医学研究离不开专门科学实验和临床试验环节，但是，在临床医疗中，医务人员为患者诊治服务的过程，是一个积累和丰富医学科学知识应用的经验，不断发现和研究新问题，不断推进医学科学技术发展的过程。疾病的治疗特别是疑、难、绝症的治疗，并不都是经验的重复，常常是需要根据个体实际进行研究和创新的，有不少生命奇迹就是医者在临床治疗的创新之中获得的。

正如范公一样，古今中外有不少医家从医并不是为了谋生，更不是为了获取个人利禄财富，而是把医学作为一种除疾患、益世人的手段，为了实现“济世利天下”的“仁爱”理想，并以此作为人生最高的价值。

（3）伦理价值。伦理价值即医务人员用自己掌握的医学科学知识和技术解除患者的病痛，实践救死扶伤的人道主义，从而实现自身的价值，获得精神上即道德境界上的满足，这也称为精神价值。“医乃仁术。”“仁”，即爱人利人。“仁术”就是指“救人生命”“活人性命”“爱人利人”之技术。北宋政治家、文学家、军事家范仲淹年轻时曾说“不为良相，便为良医”，认为做良相固然可恩泽天下，如果不能如愿，那么能实现救人利世心愿的，就莫如良医了，因为作为良医“上可疗君亲之疾，下可以救贫民之厄，中可以保身长全”，除此以外，没有更好的途径了。他把为良相和良医均看作儒家实现“造福天下”道德理想的途径。

物质价值是医务人员及其医院维持自身生存和发展的基础，是进行医疗活动的基本条件。这就使医患关系不可避免地表现为经济关系。技术价值层次高于物质价值层次，是伦理价值的基础。医疗主体只有追求技术价值，在医术上精益求精，不断创新，才能更好地为患者服务，真正履行救死扶伤，实行医学人道主义的神圣使命；伦理价值位于最高层次，是主体价值的一种升华。它是最能体现医疗主体自我价值、实现其道德理想境界的价值层次，对其他价值层次具有激励和推动的作用。由此可见，三种价值是对立统一的关系，它们相互区别、相互影响、相互作用。

如古有董奉“杏林春暖”的故事和孙思邈的“大医精诚”的传统，今有“毫不利己、专门利人”的白求恩精神和叶欣的“这危险，让我来”，都无不反映了这种崇高的道德境界和神圣的人生价值！

在实践中，不同的医疗主体所追求的价值可能是不同的，这就会导致三种不同价值的分离、矛盾和冲突。这种分离、矛盾和冲突表现为：第一，仅仅追求第一层次即物质价值，而忽视其他价值。这种医疗主体在医患交往中见“物”不见人，崇尚拜金主义，把为患者治病当成敛财致富的途径，把患者视为制造金币的机器，因此索要红包、开大处方、进行大检查等，一味追求经济利益。第二，仅仅追求中间层次即技术价值，而忽视其他价值，这种医疗主体重“术”不重人，注重医学科学研究课题的成果，把患者视为科学研究和科学试验的工具，忽视对患者的尊重爱护和人文关怀，因而也忽视了伦理价值。第三，追求最高层次即伦理价值。这种医疗主体把患者的利益放在首位，为了患者，技术上精益求精，不惜牺牲个人利益，以此去奉献爱心，实现救死扶伤、“济世救人”的道德理想。

2. 从患者的角度来看，价值可分为健康价值、精神价值和社会价值

（1）健康价值。健康价值指患者从医疗活动中获得健康的价值。患者到医院看病，直接的动机和目的就是为了恢复健康。因而，对于患者来说，付出一定的求医成本以后，能够最大限度地、最快速度地恢复健康是最大愿望和期待，这也是患者在医疗活动中要得到的最重要、最基本的价值。

（2）精神价值。精神价值指患者在医疗活动中获得的满意度即情感利益。满意度是患者对医疗服务可感知的效果（或结果）与期望值之间的比较，以及形成喜悦和失望的感觉状态。患者对医疗服务的满意度高，就能获得愉悦的心情以及战胜疾病的信心，这将大大促进健康早日恢复。医疗服务应向患者传递价值和满意，患者总是在不同的医疗服务中挑选能给他们带来最大价值的服务，而精神价值是健康价值的一个重要方面。

（3）社会价值。社会价值指患者恢复健康对社会的贡献。著名医史学家西格里斯（H. E. Sigerist，1891—1957）说："医学的目的是社会的，它的目的不仅是治疗疾病，使某个机体康复；它的目的是使人调整以适应他的环境，成为一个有用的社会成员。"[①] 人是社会性动物，他是通过奉献社会而获得自身价值，并且因此体现生命的社会价值。

你若想成为一位仁心仁术的医生，就要适时适度地变换位置去思考你与患者之间的观念与行为上的差异，这样才是一位让患者放心、满意的好医生。

——普拉特·戈登

综上所述，医患关系是一种具有技术、伦理、法律、价值属性的特殊的人际关系。要揭示医患关系的性质，就必须研究医患关系的技术、伦理、法律、价值关系诸方面。然而，实际上，在这些关系中，它们是相互联系、相互影响、相互作用、有机统一的。技术关系是医患基本的行为关系，是医患关系的基础；伦理关系是医患关系的本质，是技术关系的灵魂和内在精神；法律关系是技术行为关系的底线和外在强制的力量；价值关系是医患双方的目标所在和理想境界。

正因为医患关系的这种特殊性，医者给予患者更多的爱心、细心、耐心显得更为重要。

三、 医患关系的基本特征和基本模式

由于以上性质，医患关系是一种特殊的人际关系，具有与其他人际关系极不相同的特征。

（一）医患关系的基本特征

1. 不对称的平等关系

医患关系是一种平等的关系，无论从法律还是伦理上都有这样的规定。人总是会生病的，医生作为专门为社会解除疾患、救死扶伤的职业，是社会分工的需要，与其他职业一样，是为社会大众服务的，大家在人格上没有高低贵贱之分。医患双方是同志式的平等关系，大家都应彼此尊重，履行相应的权利和义务。

然而，由于医疗活动的特殊性，医患关系的平等是不对称的。

（1）地位不对称。医生作为治病者，他拥有基本的权利——疾病诊治权，这必须是经过正规培训或严格考核、被国家有关部门认定合格后才能获得的权利。在医疗的过程中，医生对每一个医疗方案、每一项医学行为的决定，如对疾病的诊断、诊疗措施的采用、治疗方法的选择都具有自主权利。因而，在医

① 冯显威，等. 人文社会医学导论［M］. 郑州：河南医科大学出版社，2000：158.

疗活动中，医生始终处于主导、支配的地位，患者处于被动、配合的位置。

（2）信息不对称。为了诊治的需要，医生有权了解患者的现病史、既往病史、遗传史、生活方式和个人隐私等信息，并且掌握着诊疗过程的全部信息。在诊疗过程中，做什么检查和为什么要做这些检查，用什么药、用多少和为什么用，这些问题患者都了解甚少，或者基本上不了解。虽然有的时候有知情同意的环节，但由于患者医学专业知识的缺乏，听不懂或者看不懂医学专业术语，加上慑于医生的权威，担心不配合不利于疾病的治疗，往往“知情同意书”是在“不知情的同意”下签署的。

（3）选择不对称。患者及其家属对治疗方案和措施可以参与讨论并提出意见，但始终不能代替医生做出决定。医生的诊治权利是不受外界任何因素的影响和干扰的，包括政治或者社会原因的干预。这是由医生职业的严肃性和医术的科学性所决定的，也是由医学维护生命健康和治疗疾病的使命所决定的。因此，医生的诊治权受法律保护。另外，由于患者缺乏医学专业知识，难以进行正确的医疗决策，因而，在治疗方案的选择上也只好依赖医生。

2. **无隐私的陌生人关系**

在临床，医患之间是一种特殊的亲密关系，这就是无隐私关系。为了健康，患者在医生面前是不得不暴露隐私的。因为治病的需要，患者可能会把与疾病相关的一些秘密、隐私告诉医者，这些秘密、隐私也许是他的家人都不知道的。但为了提供疾病史，帮助医生正确判断病因和准确诊断疾病，也出于对医生的高度信任，患者无论是否首次接触医生，为了健康，他都有可能把医生当作最亲密的人，无保留地告知最隐秘的私事。这种关系对于患者疾病的诊疗是非常重要和必要的。然而，在临床上，医患之间的亲密关系仅仅是诊疗上的亲密，而不是情感上的亲密。据有关心理学研究表明，如果医生与患者的感情很密切、很强烈，那么，很容易以情用事，或者优柔寡断，因而产生不良后果。正如医生给自己的亲人治病时往往顾虑重重，举棋不定，以致误诊。古今中外都有名医把亲人送往他处求医，就是这个缘故。

在这个意义上说，医患之间应保持情感中立的陌生人关系，才有利于正确地、客观地诊疗，保证优良的医疗质量。

（二）医患关系的基本模式

医患关系的基本模式是描述和概括医患技术关系和非技术关系的模型。目前，为医学界熟悉的是1956年美国学者萨斯和荷伦德首次提出的医患关系的基本模式，称为萨斯—荷伦德模式，即根据医生和患者地位、主动性大小把医患关系分为主动—被动型、指导—合作型、共同参与型三种类型。此外，美国学者罗伯特·M. 维奇曾提出纯技术模式（也称工程模式）、权威性模式和契约模式三种医患关系模式；布朗斯坦（Brunstein）也提出了传统模式和人道模式。

1. **萨斯—荷伦德医患关系模式**

1956年，美国学者萨斯和荷伦德根据医生和患者的地位、主动性大小，在《内科学成就》中发表《医患关系的基本模式》，根据医患互动、两者地位及主动性大小，将适用于新医学模式的医患关系的技术关系的基本模式，划分为主动—被动型、指导—合作型、共同参与型三种类型。

（1）主动—被动型。这是一种具有悠久历史的医患关系类型，其特点是医患双方不是双向作用，而是医生对患者单向发生作用。在医疗过程中，医生的权威性得到充分肯定，处于主动地位；患者处于被动地位，并以服从为前提。这种模式在现代医学实践中普遍存在。例如，昏迷、休克、严重精神病、严重智力低下及婴幼儿等某些难以表达主观意志的患者，其要点和特征是医生为患者做什么。它有益于发挥医生的积极作用，但完全排除了患者的主观能动性。

（2）指导—合作型。这是现代医疗实践中最广泛存在的一种医患关系，医患双方在医疗活动中都是主动的，医生具有权威性，充当指导者，患者接受医生指导并密切配合，可以对治疗效果提供信息，提出意见和要求，这种关系犹如父母与子女的关系。这种医患关系广泛地适用于患者，特别是急性病患者或病情较重者，前提是他们的头脑是清醒的，能够表达病情并与医生合作，其要点和特征是“医生告诉患者做什么”。这类型能够充分发挥医患双方的主动性和能动性，有利于提高诊治水平，比主动—被动型有所进步，是目前我国所提倡的类型，但仍不够完善和理想。

（3）共同参与型。这是指在医疗过程中，医生和患者具有近似同等的权利，共同参与医疗决定和实施。这种关系犹如成年人之间的相互关系双方都已成熟，并认为患者的意见和认识对医生而言不仅是需要的，而且是具有价值的，患者不仅能主动配合诊治，还能参与意见，帮助医生做出正确的诊治。这种模式多见于具有一定医学知识水平的慢性病患者。其重点和特征是：医生帮助患者自疗。这种模式对提高诊治水平、建立良好医患关系是有现实意义的。

萨斯—荷伦德模式中三种不同类型的医患关系，在各自特定的范围内是正确、有效的，但对大多数患者来讲，应按指导—合作型和共同参与型的医患关系组织诊疗更能达到诊治效果，特别是随着社会发展，“自己的生命自己负责”和“与患者共同医疗”的趋势正越来越被重视，如何发挥患者的主观能动性，充分尊重患者的自主权利，是当前医患关系中值得重视的新课题。

2. 维奇医患关系模式

美国学者罗伯特·M. 维奇曾提出以下三种医患关系模式。

（1）纯技术模式，又称为工程模式。在这种模式中，医生充当一名纯科学家的角色，从事医疗工作只管技术，不问其他。医生将所有与疾病、健康有关的事实提供给患者，让患者接收疾病的信息，然后医生根据这些事实解决相应的问题。这是一种把患者当成物体变量的生物医学阶段的医患关系，已被医学模式所淘汰。

（2）权威性模式，又称教士模式。在这种模式中，医生充当家长式的角色，具有很大的权威性。医生不仅具有为患者做出医学决定的权利，而且具有做出道德决定的权利，一切均由医生决定，患者丧失了自主权，不利于调动患者的主观能动性。

（3）契约模式。指医患之间的关系是一种非法律性的关于医患双方责任与利益的约定。在这种模式中，尽管医患双方都不感觉彼此间是完全平等的，但却感到相互之间有一些共同的利益，并分享道德权利与道德责任，同时对做出的各种决定负责。按这种模式，在医疗过程中一些具体技术措施实施的决定应由医生负责。

3. **布朗斯坦模式**

美国的布朗斯坦教授把医患关系概括为传统模式和人道模式。传统模式是指医生是权威的，其做出的决定，患者应听命服从。应执行的人道模式体现了对患者意志和权利的尊重，重视患者主动地参与医疗过程，在做出医疗处置决定中有发言权，并承担责任；医生在一定程度上是教育者、引导者和顾问。人道模式是一种具有优越性的模式。

四、医患关系的发展趋势及其纠纷化解的道德要求

（一）医患关系的发展趋势及其道德要求

随着现代科学技术的进步和社会主义市场经济的发展，人们的价值观念、道德观念和人际关系都发生了很大的变化，反映在医疗实践活动中的医患关系也出现了新的趋势。笼统地说，医患关系的演变有两个趋势：一是医生与患者之间的信任程度下降；二是患者的地位和自主权越来越受到尊重。具体地说，医患关系的物化（技术化）、商品化、民主化、法制化的趋势在增强，这对医学道德提出了更高的要求。

> 所有医生必须学会交流和处理人际关系的技能，缺少共鸣（同情）应该看作与技术不够一样，是无能力的表现。
>
> ——世界医学教育联合会《福冈宣言》

1. **医患关系的物化（技术化）趋势对医德的要求**

随着生物实验医学的兴起和迅速进步，大量的诊疗设备介入医疗过程，使医生的诊断、治疗越来越有效，这也使医生对这些设备的依赖逐步加强，而医患之间的思想、情感交流越来越少，医疗机器隔阂了医患之间的联系，制约了医患之间在感情、思想上的互动。医生重视的只是疾病本身，看到的是医疗器械检测的各种技术指征。疾病和患病的人被分割开了，自然的人与社会的人、生理的人与有思想和情感的人被割裂开来。

医患关系这种物化（技术化）趋势要求医务人员加强人文精神的修养，提高人文关怀的能力，在应用高新技术中关心患者、尊重患者，注意与患者在思想、情感方面的交流与沟通，构建良好的医患关系。

2. **医患关系的经济化（商品化）趋势对医德的要求**

在我国，由于经济发展水平仍然不能满足广大人民群众日益增长的医疗卫生保健需求，因此，现阶段的卫生资源不足、分配使用中不合理的现象仍然比较严重地存在，医疗卫生单位的资金不足，设备陈旧，医院床位紧张，“看病难、住院难、手术难”等状况还没有根本改观。在供需矛盾的情况下，卫生行政部门实行了一些适应市场化的政策，如点名手术、优质优价、允许医务人员有偿业余服务等，这在某种程度上缓解了供需矛盾，但也促使了医患关系的经济化（商品化）趋势，商品经济的等价交换原则也渗透到医患关系中来，使医患之间经济利益关系增强，而医患之间的信任度和情感在淡化，也容易导致有的医务人员见利忘义，忽视道德责任。这就要求医务人员加强职业道德修养，坚守道德良心。

3. **医患关系的民主化趋势对医德的要求**

伴随着社会主义市场经济的发展以及医疗保障制度的完善，全民健康教育

与健康促进事业不断发展，患者的健康意识也不断增强，医患关系的民主化趋势在增强，“指导—合作型”或“共同参与型”医患关系模式逐步成为主流。患者的地位不断上升，患者的要求也明显地呈现多元化、多层次趋势。这就要求医务人员恪守职业道德，一视同仁地对待患者。

4. 医患关系的法制化趋势对医德的要求

传统的医患关系在一定程度上是靠道德规范维系的。随着我国法制建设的不断深入和完善，也随着国民法制意识的增强，患者的权利在法律上得到了越来越多的保障，法律规范逐步成为医患关系的制约手段。例如，“知情同意”“保密”等，一些国家法律制定了相关的条文，我国的《执业医师法》为医患关系法制化奠定了基础。这就要求医务人员要认真学法、懂法，在法律基础上认真履行自己的职责。法律规范与道德规范有区别，也有联系。法律规范是道德规范的基础和底线，每一个医务人员都必须在法律范围内进行医疗活动，这是毋庸置疑的。

毋庸置疑，医患关系愈紧张，对医生的职业道德要求就愈高。

（二）医患纠纷及其化解的道德原则

随着社会发展和人们自我保护意识的增强，医疗纠纷时有发生。

1. 医疗纠纷的含义和类型

（1）医疗纠纷的含义。医疗纠纷是指医疗单位（包括卫生行政部门）与患者在诊疗、护理、康复等过程中由于某些原因造成了互相冲突，或发生不良后果及对其原因认识不一致而导致的争议。随着社会发展和人们自我保护意识的增强，医疗纠纷在近年来数量与案件增长较快。

关注医患纠纷产生的原因，积极寻找有效途径避免和化解医患纠纷，构建良好的医患关系，对于提高医疗质量、维护医患双方的利益，具有极其重要的意义。

（2）医疗纠纷的类型。①医疗过失纠纷。在一般情况下，根据医务人员在医疗过程中有无过失，将医疗纠纷划分为医疗过失纠纷和非医疗过失纠纷。医疗过失是医务人员在医疗过程有过失引起的纠纷，属渎职行为。主要有如下几种：一是医务人员缺乏责任心，不认真分析病情，导致临床误诊、误治、误伤等严重后果；二是医务人员不认真执行规章制度，不按操作规程办事，导致差错或事故；三是医务人员技术水平低，缺乏经验，在具体操作过程中，固执己见，以致酿成医疗事故而引发纠纷；四是医务人员随意推诿患者，不愿承担风险，不尽责任，该抢救的不抢救，导致不良后果。虽然医疗过失的纠纷只占医疗纠纷的一小部分，但造成的后果是严重的，因此必须认真对待。②非医疗过失纠纷。这是指由于服务质量、服务态度等问题所造成的纠纷，它不一定构成医疗事故，但反映医院的服务质量和医务人员的道德修养水平。这一类纠纷还包括一些患者从自身利益出发，提出一些不合理的要求，当这些要求得不到满足时，就对医务人员产生不满情绪，因而引发纠纷。

医疗纠纷是怎样产生的呢？要了解产生医疗纠纷的原因，必须了解影响医患和谐关系的因素，从而掌握和调解原则，才能避免医疗纠纷。

2. 医患纠纷发生的原因

发生医患纠纷的原因五花八门，极其复杂。一般来说，它与医院管理、医务人员的技术水平和道德水平有直接的关系。具体来说，有如下原因：

（1）医疗机构管理的因素。主要是指医疗组织中管理人员有偏差和制度执行不力。①医院管理缺陷。常常表现在医院管理制度不全不当；管理方法不科学，脱离实际；管理人员素质差；医疗预防不力，造成医源性疾病等；卫生法规制定和遵守不力，医疗活动失去准绳。②经营管理思想偏差。由于医院片面追求经济效益，结果在为患者服务中产生了一些不道德的行为，如乱开处方，增加不必要的检查，延长住院日，增加不合理的经济负担等。③未为患者提供良好的医疗及生活服务，不能满足患者合理的需要及要求，如医疗环境差、设备残旧、卫生欠佳、伙食不好、就诊时间过长、服务条件差等。

发生医疗纠纷表明医患关系失去平衡。在这种失衡状态下，作为医者应该冷静思考，反省一下，自己做对、做好了吗？

（2）医务人员的因素。主要表现在医务人员的医疗技术水平和服务态度、医疗观念、心理状态、自制能力、法律意识等方面。主要是两种问题造成的。

第一，技术问题。医务人员医疗技术水平缺陷，是目前医患纠纷的一个重要原因。据有关统计数字显示，在医患纠纷中，医疗技术性事故占 18.3%，而在这之中，由于医务人员技术和经验缺陷造成误诊、误治的比例高达 64%。

第二，人文素质问题。①责任心与服务态度的问题。有的医务人员责任心不强，敷衍搪塞、粗心大意、推诿患者、延误救治，从而造成事故；或者缺乏同情心，行为语言不良，甚至对患者出气，恶语伤人，这些往往引起患者强烈的不满，出现医患矛盾。②思想道德品质和文化素养的问题。有的医务人员自私自利，把为患者服务看成对患者的恩赐，企望回报，有的甚至索要“红包”；有的认为医生对患者有绝对权威，不懂得尊重患者，凌驾于患者之上，对患者的合理要求置之不理；有的为了自己的研究课题，只关心与研究课题有关的资料，较少考虑患者的家庭及经济负担；有的医务人员缺乏心理知识，不懂得患者心理个性特征。③沟通能力的问题。有的医务人员不善于与患者沟通，语言表达不当或不清楚，造成不必要的误会。还有的医务人员法律意识较差，不按法律规定进行操作或执行不力，引起患者及家属的不满，产生纠纷。

（3）患者的因素。主要表现为不良的求医行为、对健康的期望值过高、有不信任的就医心理和疾病本身因素等。①不良的求医行为。有的患者求医动机不纯，稍不满足就发牢骚、讲怪话，不尊重医务人员的人格，甚至报复殴打医务人员，影响医患关系的和谐。②对健康的期望值过高。医学上目前尚有许多疾病缺乏科学的信息及对策，一时难以诊治，患者往往认识不到这一点，把责任强加到医务人员身上；在治病效果上出现争议，即医生认为治疗效果是理想的，而患者并不满意。对某些难以避免的疗后效果和损伤，患者由于缺乏医学知识、不了解而对医务人员加以埋怨，甚至诉诸法律。③不信任心理。患者怀疑某些医务人员的水平和能力，从而出现各种形式的不尊重医务人员的态度，容易引起医务人员反感，不利于医疗活动的正常进行。④疾病本身的因素。疾病会破坏人的情绪稳态，使心理应激增强而产生紧张、愤怒、绝望、厌恶等情绪。当患者的心理防御机能不能对抗这些情绪，无法使情绪好转时，就会发生生理性或行为性变化，因而患者的攻击性反应会比健康人易于发生，往往导致医患冲突。⑤患者家属的心理和行为因素。患者的家属是患者的保护者和支持者，可以在医患间架起沟通的桥梁，也可以在医患间竖起阻隔的高墙。家属心理是复杂的，既有对患者病情的焦虑，也有对患者康复的期待，更有对医务人员的要求与希望，行为上呈现着不同的情感，或参与或干预。参与行为者，能爱护患者，尊重、理解医务人员，积极主动地配合医务人员诊治，这是

疾病可以使人的个性、情绪、行为扭曲。作为医者，研究和了解患者的欲望、要求以及心理特征，对于提高医疗质量，构建和谐医患关系，具有重要的意义。

有益的；对医务工作不理解而轻率地做出干预行为，或对患者病情曲解，提出过分不切实际的要求，都是导致医患关系冲突的不可忽视的因素。

3. **避免和化解医患纠纷的道德原则**

（1）相互尊重的原则。这是调整医患关系的主要原则。要提倡彼此真诚相待，互相理解、互相尊重、互相信任。医务人员要尊重患者的生命价值，尊重患者的人格尊严，尊重患者的知情同意和知情选择等自主权利，要平等地、真诚地对待每一位患者。而患者要尊重医务人员的职业自主权，不得以任何理由妨碍其履行正常职责；尊重医务人员的人格和自尊心，尊重、体谅医务人员的辛勤劳动，尊重医嘱，执行医务人员的治疗方案。当前，我国医务人员仍较少，整体工资待遇也不高，医院病床也不足。在这种情况下，医务人员为人民的健康事业是超负荷劳动的，他们用医学知识与技术从事复杂的创造性劳动，保护劳动生产力，为社会创造财富，其贡献应该得到社会及公民的理解和体谅，大家都必须尊重他们的辛勤劳动。

彼此尊重，在人与人的交往中至关重要。给予患者足够的尊重，许多矛盾与纠纷会随之化解。

（2）真诚沟通的原则。据有关调查和研究成果显示，在频发的医疗纠纷中，因技术原因引起的不到20%，其他80%缘于服务态度、语言沟通和医德医风问题。而在这80%的医患纠纷中，有70%是由于沟通不够引起的。由此可见，良好的医患沟通是极其重要的。它体现医学仁术爱心的本质，是现代医学模式的基本要求，是医务人员的必备素质。它对于改善医患关系、化解医患纠纷具有重要意义。

恻隐之心，人皆有之；羞恶之心，人皆有之；恭敬之心，人皆有之；是非之心，人皆有之。

——孟子

长期以来，我国的医学教育主要是借鉴苏联医学教育的模式，这种模式注重医学生职业技能的培养，对人文素质和社会交往能力的培养重视不够，致使临床医务工作者人文精神与知识不足。这种“先天不足”使他们的医患沟通知识贫乏，临床实践中与患者沟通的技巧与能力缺失。这也是医患纠纷增多的原因之一。在生物—心理—社会医学模式指导下的医患关系模式是参与—协商型模式，它强调医患双方在诊疗过程中地位的平等和共同参与、协商的重要性，强调患者在诊疗过程中要主动与医生合作，主动参与医疗方案的决策与实施，主动积极提供各种情况，帮助医务人员做出正确的诊断。同时它要求医务人员在诊疗过程中要认真听取患者的意见，并积极采用合理的成分，发挥患者的积极作用，强调关注患者的心理要求，尊重患者的知情选择和自主权利。因而，这个模式提倡医患沟通，主张在积极的、良性的医患互动中促进彼此共同参与、协商医疗活动，从而提高医疗服务质量。因此，医务人员要努力提高自身职业道德与人文修养，学习人文社会科学知识和沟通的艺术，体谅和了解患者的心理需求，讲究语言艺术，善于与患者沟通。

（3）社会公益的原则。医患双方都要正确处理个人利益与社会公益的关系，当个人利益与社会公益发生矛盾时，要无条件服从社会公益。特别是患者，当自己的个人利益与社会公益发生冲突时，必须端正求医动机，以社会、集体利益为重，服从社会公益，并充分理解医务人员为维护社会公益对自己所做的说服动员工作。而在医疗活动中，当患者的利益与医务人员自己个人的利益冲突时，应以患者利益为重；而当患者个人利益与社会公益冲突时，医务人员应以社会公益为重，说服、帮助患者正确处理好个人利益与社会公益的矛盾。

(4)“以人为本”的科学化管理原则。目前医患纠纷增多有制度性的原因，要通过深入改革和积极探索，建立起适应新时期的卫生管理体制、体系，保证医疗卫生事业更好地适应人民卫生保健需求，在此基础上，针对引起医患关系冲突的原因，从医患双方，特别是加强医务人员的道德教育和常规训练入手，采取综合措施。医院、医疗机构应把端正医学道德、医风纳入管理责任目标和责任合同中，建立医学道德考评制度，将考评结果与晋升、奖励挂钩，奖优罚劣；应端正办医思想，引导医务人员从忠诚卫生事业的高度，正确处理好医患双方以及社会关系。

第二节　医际关系伦理

医际关系即医务人员之间的关系，医际关系广义上是指从事医疗临床、科研、卫生保健活动过程中的有关工作人员之间的人际关系，包括医生、护士、药剂检验技术人员、医务管理人员、后勤服务人员等相互之间的人际关系。狭义上的医际关系是指在开展某一具体的医学活动中的医务工作人员之间的共事人关系，比如医学科研攻关小组、临床治疗小组等成员之间人际交往产生的共事关系。这是医学工作者之间运用各种工具，交流传达思想、情报、信息，表达感情和需要的相互沟通作用过程。

一、医际关系模式

医务人员之间的关系看似简单，实际上是相当复杂的。医务人员之间既有分工的区别，又有职责的差别，还有着各自不同的利益需求。譬如：在职称的评定、资源的分配、成果的归属、资料的使用、文章的署名等问题上有着各自不同的利益和要求。那么，如何协调医、护、工之间的分工合作关系？如何看待彼此间的医疗行为，对待彼此间的差错事故？如何正确处理彼此之间的竞争关系？如果出现矛盾分歧，应该如何处理？行政后勤人员如何配合临床医疗服务？这些问题的处理，从小的方面说，关系个人的尊严和事业的发展；从大的方面说，关系科室、医院的稳定和发展。如果处理得好，医务人员工作起来就会心情舒畅，与同事共处就多一分欢乐，工作效率就会大大提高。如果处理不好，医务人员往往就会为一些无谓的争拗、无端的猜测而浪费时间、精力，这无疑会直接影响到医疗工作的进行，影响医疗质量的提高，甚至导致医疗事故的发生。

凡乡里同道之士，不可生轻侮傲慢之心，切要谦和谨慎，年尊者恭敬之，有学者师事之，骄傲者逊让之，不及者荐拔之，如此自无谤怨，信和为贵也。

——陈实功《医家五戒十要》

通常，医务人员之间关系的模式有以下几种。

(一) 平等—合作型

这是指在医务人员之间关系中，双方完全处于平等的地位，在思想上、技术上、知识上互相学习，在工作上互相配合、互相协作、互相支持。这是一种最佳的医际关系。没有权威和非权威、上与下、主与从之分，只有分工的不同。这种模式有利于双方积极性和主动性的发挥，也有利于形成医院的整体效应。

由于医学包括许多不同的专业学科，每个医生所受的教育、医学实践、工作环境、经验积累和个人的努力不尽相同，各有所长、各有所短，因此，医务人员之间的平等相待、相互尊重、互敬互学、团结协作是医学事业顺利发展的重要环节。在临床诊疗中，尤其是对一些疑难病例，往往需要通过会诊的方式，集思广益，以制定正确的治疗方法。同时，当代医学的发展要求医生不断地进修学习，才能适应时代的步伐。因此，不管是日常工作还是会诊、进修学习，同行之间都应当彼此尊重，相互学习。即使在工作中有不同见解，也应该相互商讨，学而不厌，不耻下问，服从真理。要坚决杜绝那种自命不凡、孤芳自赏、抬高自己、诋毁他人的不良作风，特别要清除“同行是冤家”的陈腐观念。

歌德说：“人不能孤独地生活，他需要社会。”由此可说，人不能孤独地工作，他需要同行的支持与帮助。

现代医学发展日新月异，呈现出高度分化、高度综合、高度社会化的特点。医学各专业分工越来越细，使医疗工作远远超出个体能力范围而成为集体的活动。任何一个高明的医生都不可能包医百病。诊治一个患者，从检查、诊断、治疗、康复等各个环节都需要各科室和许多医务人员共同努力、密切配合与协作。医学成果成为多学科、多科室和专业医务人员团结协作的结晶。如果离开了集体努力、离开了集体的团结协作、密切配合，医疗活动将无法进行。所以，医际平等合作的关系，是决定医疗质量的高低甚至决定医学事业是否顺利发展的最重要的一个环节。

人与人之间的交往、互动，都是基于“平等”的原则，凡人都希望被尊重、被肯定、被了解。医者，概莫如此。

（二）指导—服从型

这是指在医务人员之间关系中，一方处于主导地位或绝对权威的地位，另一方处于被支配或服从地位。这是常见的传统的医务人员之间的关系模式。在一般情况下，下级医务人员应该自觉服从上级的指导。这种模式常发生于现实中，因为医务人员有不同层次的关系，如医院领导与被领导者之间的关系，职称高的医务人员与职称低的医务人员之间的关系，资格老、年纪大与资格新、年纪小的医务人员之间的关系。这些关系处理模式常被要求为领导与被领导、指导与被指导、支配与服从的模式。这种模式常源于下级对上级在思想感情上的敬重而致工作上、技术上的自觉服从。但由于在理念上的不平等，常常容易导致被支配者产生盲目服从，而主导者独断专行、主观主义或官僚主义的结果。

（三）对手—竞争型

这是指医务人员之间彼此视为对手，展开竞争的关系模式。竞争是一种普遍的社会现象，随着市场经济体制改革的深入发展，竞争机制也被引进卫生领域。竞争，不仅发生在医务人员个体之间，也发生在医院之间、医院内部的各科室和各专业之间。竞争，打破了绝对平均主义的“大锅饭”，使医务人员有危机感、紧迫感，为了在竞争中取胜，超过对手，势必促进彼此最大限度地发挥自己的优势，在科学研究、医疗技术和医疗质量上建立起你追我赶、催人奋进、共同提高的良好关系。因而，良性的竞争是医疗卫生事业发展的动力。

在市场经济条件下的医疗领域，医际竞争已经成为普遍现象，患者择优就医，而作为医务人员个人，也有争取个人价值的充分实现的心理，因此，在医务人员之间的竞争是必然的，也是合理的。竞争进入医疗卫生服务业已带来很多积极变化，但也由此引起一些矛盾和争端。如在职称的评定、资源的分配、成果的归属、资料的使用、文章的署名等直接关系到自身利益的问题上，一些医务人员采用了不正当的竞争手段，或者抄袭、盗用别人的成果为己所有；或者故意诋毁同行，说“这手术是怎么做的，一塌糊涂”“根本不该用这种药”“他的水平也太低了”诸如此类的话，以此来否定别人，提高自己；或者争手术，争课题，争项目，推卸责任等。

竞争是一把双刃剑。

（四）对立—拆台型

这是指医务人员之间互不服气、互不尊重、互相攻击、互相拆台的关系。由于竞争，医务人员彼此之间会产生利益上的一些矛盾，如果不能正确认识和对待，就会影响和谐的关系，不愿配合与协作，反而互相对立与拆台，这种关系常常严重影响医疗质量，影响良好的医患关系的构建，不利于医疗卫生事业的发展。

这种关系模式有几种表现：①嫉妒贤能、无端猜忌。有些医务人员自命不凡，盛气凌人，听不得不同意见，嫉妒别人的才能，对同事、同行指手画脚，挑拨离间，甚至在患者面前吹嘘自己，贬低同行。②冷漠自私、钩心斗角。出于竞争或利益原因，一些医务人员或一些科室、一些医院之间互相封锁信息，互不通气、互不服气、相互诋毁，对别人的困难视而不见、冷漠相向，对自己的利益则斤斤计较。③投机取巧、损人利己。一些医务人员为了个人的晋升、职称、待遇，不惜抄袭别人的论文，剽窃别人的科研成果并据为己有，或者争手术，争项目，推卸责任。如此种种，使同事、同行相互之间关系甚为紧张。

二、正确处理医务人员之间关系的意义

若一涉利心，则贫富歧视，同道相攻，为药欺售，置人命于脑后。
——陈修园

（一）有利于医学事业的发展

正确处理医务人员之间的关系，有利于医学事业的发展。当代医学发展呈现出显著的综合特征。临床医学各学科之间的综合，基础医学各学科之间的综合，临床学科与基础医学之间的综合，医学与自然科学、社会科学、工程技术相互间的渗透，使融合医务人员之间、医务人员与其他学科之间的关系变得越来越重要。

为了适应综合化趋势，一方面医务人员要尽力“以博促专”，努力扩大自己的知识背景；另一方面，不同专业的医务人员必须加强协作和相互配合。攻克医学上的难题、复杂手术、危重患者的救治需要这样，而普通性疾病的诊治也是如此，否则会影响正常诊疗活动的进行和医疗质量的提高。这种协作和配合除依靠医院的规章制度外，主要还是靠医务人员的自觉和建立在共同医德基

础上的良好医疗人际关系。

（二）有利于医院整体效应的发挥

医院是一个有机整体。在这个整体中，如果医务人员相互关系和谐，每个人都会心情舒畅，工作兴趣受到鼓舞，积极性、主动性和创造性得以充分发挥，工作效率就会大大提高。同时，再通过群体之间的互补、师承，使每个人的潜力得以充分展现，从而使群体产生一种超乎个体能力简单相加的集体力，这种集体力具有任何个体不具备的性质和功能，是一种质的飞跃。因此，医院不用花资金，也不用增加编制，就可以产生整体的正效应，即医院的医疗、教学、科研、预防、管理效益得以提高。相反，医务人员之间相互关系紧张、松散，就会导致矛盾丛生、是非不断、相互间难以配合和协作，这样不但不会产生超乎个体能力总和的集体力，而且内耗增加，每个医务人员的积极性受到压抑而调动不起来，其个人的潜力也难以充分发挥，这是整体负效应的结果。因此，要发挥医院的整体效应，提高医院的各项工作效益，正确处理医务人员之间的关系至关重要。

（三）有利于医务人员的成才

著名的人际关系学大师卡耐基说：一个人要取得成功，15%取决于人的能力，85%取决于人际关系。据专家研究，人的聪明才智取决于后天，而环境又对人的成才起着重要作用，人离不开社会，也离不开人与人之间的交往，和谐的人际交往是人成功的基础。医学人才的成长依赖于社会的宏观条件和单位的微观条件以及个人的主观条件。在社会的宏观和单位的微观条件中，人际关系是很重要的，尤其是单位内的医务人员之间的关系是医学人才成长的重要环境。良好的医务人员的关系是自己在同行中保持主动和获得信任、支持、帮助的前提，它有助于事业的进取、心理健康和才能的发挥，由此带来的积极作用成为医学人才健康成长的良好土壤。不可否认，也有少量医务人员以自我为中心，斤斤计较个人得失，使自己失去了与其他人员的和谐关系，由此带来的消极作用制约了个人技术、才能的发挥，在成长的道路上设置了一个个障碍，最终可能导致英雄无用武之地。因此，在一个整体中，每个医务人员都应经常反省自己的人际关系，组织管理上也要加强协作并促进人才流动，使医务人员能够健康成长。

（四）有利于建立和谐的医患关系

处理好同行之间的关系也是一门必修课。

正确处理医务人员之间的关系有利于建立和谐的医患关系。

在医疗实践过程中，医务人员之间的相互联系和交往是以患者为中心进行的，医务人员之间的相互支持和密切协作，有利于患者疾病的诊疗和康复，因此，有助于医患之间和谐关系的建立。相反，医务人员之间发生矛盾，出现冲突，彼此之间联系发生障碍，行动不能很好协调，正常的医疗活动将受到影响，甚至难以进行。如后勤的氧气供应不及时，手术难以进行；边缘性或复合性疾病各科相互推诿，就会延误患者治病的时机等，其结果是危及患者的利益，引起医患之间的矛盾或纠纷，从而恶化医患关系。所以，在某种意义上说，医务人员之间的相互关系是医患关系的外在表现，而良好的医务人员之间的关系有助于融洽的医患关系的建立，不良的医务人员之间的关系则是引起医患矛盾和纠纷的根源之一。

三、 正确处理医务人员之间关系的道德原则

我国卫生部1988年颁发的《医务人员医德规范及实施办法》中第三条第六款规定："互学互尊，团结协作。正确处理同行同事的关系。"正确处理医务人员之间关系的道德原则具体主要有以下几方面。

（一）共同维护患者利益和社会公益

保护患者的生命和健康，维护患者的正当权益，这是医务人员的共同义务。患者利益至上，是医务人员所应共同尊重的道德原则，也是建立良好的医务人员之间关系的思想基础。根据这个原则，要求医务人员理解和同情患者疾病缠身的痛苦，关心和满足患者的生理、心理需要，以和蔼的态度、诚挚的语言和高度的负责精神进行诊治和护理，使患者有一种温暖感、信任感和安全感。医务人员绝不能冷落患者、嫌弃患者，不要随便指责患者，更不能嘲笑和伤害他们，特别是刚入院的患者、老年患者、残疾患者、久治不愈的患者等。对于患者由于病态心理支配而提出的苛刻要求或做出冲动、过激的行为，医务人员要保持冷静和具有容忍力，绝不允许"以牙还牙"或采取事后报复的行为。对任何损害患者利益或不尊重患者人格、权利的言行，医务人员相互间要敢于抵制和批评。

在医疗实践过程中，当患者的个人利益和社会公益发生矛盾，如稀有卫生资源的分配、传染病患者的隔离等，医务人员的意见要保持一致，并向患者或家属耐心解释、说明情况，希望他们服从社会公益、服从大局，同时使患者的利益损失降低到最低限度。医务人员绝不能在患者或患者家属面前挑拨是非，以使患者或患者家属对某个或某些医务人员产生不满，这样不仅影响医患关系，也会影响医务人员之间的相互关系。

珍惜每一个共事相处的机会，对人尊重，给人欣慰，让人欢喜，予人方便，这是成功之道。

（二）彼此平等、相互尊重

平等相待、相互尊重，是与同事友好相处的基础。现代的人际关系特别强调平等的现代理念。尊重是以平等的地位为基础，虽然医务人员有分工不同、职称之分及领导与被领导之分别，但这是工作性质，人格上没有高低贵贱之分，彼此都是平等的。

尊重包括尊重自己和尊重他人。尊重自己，表现为自尊自爱，维护自己的人格和尊严，维护自己的权利和地位平等。尊重他人，就是尊重他人的人格和尊严，尊重他人的平等权利，尊重他人的感情、劳动、才能和意见。

诚实守信，这是人与人交往的基础，同行交往亦然。

别人的才能超过自己，应该谦虚地请教别人。要懂得欣赏别人的劳动，对他人的贡献表示肯定和敬意，同行之间应该相互尊重。不要苛求和挑剔同事，因为每个人都会有自己的缺点与不足，工作中有时难免会出现一些缺点甚至是

错误，对于同事的过失和错误，只要不是原则问题，只要不影响全局，要善于体谅和宽容。只有这样，才能赢得同事的友好和精诚合作。只有尊重他人，才能得到他人对自己的尊重。

海纳百川，有容乃大。要强调对同事文明礼貌，认真听取别人的意见，假如是正确的，就要虚心接受，加以改正；假如是别人误会了，或者提出了与自己看法不一样的意见，也要予以理解，不求全责备。要做到宽以待人，求同存异，这样做有助于消除同事间的紧张和矛盾。当出现矛盾和误会时，要及时沟通，主动协商。同事长期在一起共事，接触的机会多，发生分歧和摩擦的因素也会多，比如订立医疗方案时意见有分歧，评职称时意见不一致等，有些矛盾是不自觉中造成的。存在这些误解和摩擦并不可怕，问题的关键是要及时消除误解和隔阂，不让矛盾继续发展和恶化。如果是误解，要及时说明和解释，如不便说明或解释不清的，最好请其他同事帮助。如果是自己确有过错的，就要及时赔礼道歉，赔偿损失，求得同事谅解。如果是同事误解，要善于体谅和宽容，也可以开诚布公地找同事谈谈，交换意见。只要光明磊落，态度诚恳，说话和善，事理充分，相信别人是能够接受你的意见的。如果不是这样，误会可能会越来越深，隔阂越来越大，以后矛盾就难以解决了，当然也就谈不上同事之间的合作了。

同事之间不搬弄是非，不该说的不说，不要对同事论长道短，也不要对不清楚的事随便发表议论，尤其是不要在患者面前说别的同事的不是，否则，患者会不信任医生，如此既不利于患者的健康，也不利于自己工作的开展。

在医学发展史上，我们看到，古今中外历代品德高尚的医学家都提倡同行之间相互尊重、诚信、互助、宽容等基本道德准则，并以这些道德准则来调节同行之间的关系。东汉大医学家张仲景和唐代大医学家孙思邈，不仅医术都很高明，而且虚怀若谷，凡是知道有本领比自己高明的人，就不远千里登门拜访，不耻下问，求教医术。明代陈实功所著《医家五戒十要》中倡议“凡乡里同道之士，……有学者师事之，骄傲者逊让之，不及者荐拔之”，提倡同行之间相互学习，取长补短，反对骄傲自满，门户之见。德国的医学家胡佛兰德在《医德十二箴》中提出：“尊重和爱护你的同行。如不可能，最低限度也应该忍让。不要谈论别人，宣扬别人的不足是聪明人的耻辱。只言片语地谈论别人的缺点和小小过失，可能使别人的名誉造成永久损害，应当考虑到这种后果。当一个患者离开他的主治医生来和你商量时，你不要欺瞒他，应叫他听原来医生的话，只有发现那医生违背原则并确信在某方面的治疗有错误时，再去评论他，这才是公平的，特别在涉及对他的行为和素质的评论时更应如此。”可见，古今中外的医德伦理都是提倡同行、同事之间互助互信，反对诋毁别人、抬高自己的做法。

1948 年订立的《国际医德守则》，其中关于医生对医生的职责条款中具体规定：“一个医生必须对同事有礼貌，正如同事必须对他有礼貌。一个医生不要挖走同事的患者。”我国卫生部 1988 年颁布的《医务人员医德规范及实施办法》中明确规定医务人员之间的道德规范是“互学互尊，团结协作，正确处理同事间的关系”。

钟南山在谈及如何处理医务人员之间关系问题时是这样说的：“要以集体利益优先，要更多地为别人着想，要合群，有凝聚力，看到别人的长处，也就是说人人为我，我为人人。”钟南山是这样说的，也是这样做的。近20年来，钟南山无论是作为呼吸研究所所长，还是医院院长、学院院长，他走到哪里，哪里就会形成一个团结的集体，哪里的工作就会发生显著变化。他无论是在临床医疗技术、科学研究方面还是培养人才方面，都取得很好的成绩。如他任医学院院长后，学生的培养质量不断提高，在广州市第一届医疗金鼎奖的5名获奖者中，广州医学院就占了4名。在培养研究生方面，他更是身体力行，言传身教，严谨治学，精益求精，从不计较个人得失，无私地把自己的知识传授给学生。他常常为学生选定研究方案，指导实验，精心为他们修改论文。经钟南山培养出来的研究生，都有扎实的基础、较强的教学和科研能力，其中多人已成为呼吸研究所的技术骨干，先后有多人的成果获得国家科技进步奖等奖项。这就是人们敬佩钟南山的原因所在。可见，凡为大医者，均是正确处理医际关系的典范。钟南山、王玲、叶欣等许多优秀的医务人员，就是新时代广大医务人员的楷模。

齐心、忠诚加踏踏实实的劳动，就会创造无穷无尽的财富。
——哈吉·阿布巴卡·伊芒

（三）彼此独立又相互支持和帮助

医务人员的专业、岗位不同，但是相互之间都要承认对方工作的独立性，并且要相互为对方的工作提供方便、支持和帮助，这样才能建立良好的医务人员之间的关系，才能有利于共同目标的实现。

譬如，医生、护士、麻醉师等不同的专业就具有相对独立性，医生不能取代护士，护士也不能取代麻醉师，大家应该各司其职，各尽所能，缺一不可。

任何一个“大医”，都是一个善于敬仰与尊重同行，宽容大度，深受同行欢迎与爱戴的人。

个人是离不开集体的。医院犹如战场，手术犹如战斗，紧张激烈。手术主刀者是将军，其他人是他的团队成员，需要有很强的默契与合作精神。而每一次手术的成功，都是群体劳动的结果，都是群体齐心协力、密切配合的结果。尤其是现代医学科学的研究，随着新知识、新技术、新学科的不断涌现，研究人员个人的力量在这个时候显得单薄和狭窄，仅靠一个人单枪匹马、孤军奋战是难以达到目的的，必须要由各科室之间相互联系、相互交流、相互配合，通力合作，取长补短，才能取得研究的成果。这种合作，包括相互通报情报，相互交流思想，相互配合实验，进行部门间、学科间甚至包括国际的交流和协作等。在协作中必有主攻单位和协作单位之分，同一科室的研究人员也会有不同的分工。而无论是主攻单位还是协作单位，是主角还是配角，只是分工不同，并无高低优劣之分。这就要求医务人员在各项工作中从全局出发，妥善处理各种关系，真诚相待，尊重、支持并帮助别人的工作，平等协商，相互配合，齐心协力地进行工作，才是应有的道德风尚。

（四）彼此信任、相互协作和监督

医务人员之间应该彼此信任，即一方面要自己信任别人，相信别人的能力，相信别人的诚意；另一方面要别人信任自己，使别人相信自己的能力，相信自己的诚意。彼此信任是相互协作的基础和前提，只有充分信任对方，而不是处处提防，在这样的环境中工作，人们才会心情舒畅，效率提高。

要使别人信任自己，首先就要讲求诚实和守信。诚实和守信是人际交往的第一美德，“人而无信，不知其可也。”一份承诺，就意味着一份责任。如果“诚信缺失”，见利忘义，反复无常，制假造假，欺上瞒下，人与人之间相处就得处处提防，提心吊胆，恐防受害。这样，人们交往的成本就会加大，工作效率就会减低，最终人人受害。

山，不需要依靠山。但人，却需要依靠人。

因此，医务人员要注意在同事面前不要言而无信，夸夸其谈。要注意摆正自己的位置，做好自己本职责范围内的事情，在遇到问题时及时交换意见，态度诚恳、坦率和无私。同事之间应相互通气，相互监督，共同进步。

同时，医务人员应该主动热情地与同事接近，当同事遇到困难寻求帮助时，不妨伸出热情的双手，真诚地助人一臂之力。总之，医务人员要诚信待人，诚信做事，在自己的专业岗位上发挥积极性、主动性和创造性，以自己工作的可靠性和优异成绩去赢得其他医务人员的信任。

（五）相互学习、共同提高和发挥优势

三人行，必有吾师。

医务人员在不断进取和自我完善的基础上，还要相互学习。这是因为：一方面，医学科学是一门不断发展中的科学，今天被人们认识的疾病种类数以万计，但仍然有许多疾病未被认识，如癌症、艾滋病的发病原因还未找到，治疗的方法还在探索研究中；另一方面，医学又是一门实践性很强的学科，由于疾病发病机制具有多因性，以及患者个体的差异性，往往同一种疾病在不同的个体有不同的症状，而同一种症状又可能是由不同的疾病引发，这时就需要凭借医务人员的经验来进行分析判断和诊断治疗，经验越丰富，对疾病的诊治就会越准确。同时，由于现代医学分科越来越细，各个专业各有特点，不能相互取代，医学的这些特点，决定了医务人员必须积极实践，并虚心向同事、同行请教学习，积极参加包括学术交流、专题讲座、教学查房、临床病例讨论、进修考察等学术活动，以提高自己的医学技术水平。

在医务人员之中，各自的年龄不同、专业不同，智能优势和品格也有差别，相互学习可以取长补短，实现医务人员之间的互补与师承功能。医务人员之间相互学习，可以共同提高，并使自己的优势得以发展。如果看不起比自己年轻、资历低的同事，认为他们不值得自己学习，或看不起年长、资历高的医生，认为他们知识老化，不合时宜，那么就会失去使自己进步的机会。每个人各自有着自身的优势，应虚心学习，取长补短。只有这样，才能实现医际关系的和谐。

【关键概念】

1. 医患关系：指一个个体（患者）与另一个个体或群体（治疗者或医疗卫生组织）在医疗活动中的各种联系。它有狭义和广义之分。狭义的医患关系就是指医生与患者的关系。广义的医患关系是指医者与就医者群体的关系，

这里的“医”不仅指医生，还包括护理人员、医疗技术人员、医院管理与后勤服务人员等群体；“患”不仅是患者本人，还包括与患者有关联的亲属、监护人、单位组织等。

2. 医患关系的基本模式：描述与概括医患技术关系和非技术关系的模型。

3. 医际关系：医际关系即医务人员之间的关系。医际关系广义上是指从事医疗临床、科研、卫生保健活动过程中的有关工作人员之间的人际关系，包括医生、护士、药剂检验技术人员、医务管理人员、后勤服务人员等相互之间的人际关系。狭义上的医际关系是指在开展某一具体的医学活动中的医务工作人员之间的共事人关系，比如医学科研攻关小组、临床治疗小组等成员之间人际交往产生的共事关系。

【理论重点】

1. 认识医患关系的性质。
2. 把握医患关系的基本特征及其基本模式。
3. 了解医患关系的发展趋势对医德的要求。
4. 了解医患纠纷产生的原因及其化解的道德原则。
5. 医际关系的特点和模式。
6. 医际关系的伦理规范要求。

【延伸阅读资料】

1. 孙思邈《大医精诚》。
2. 《医家五戒十要》。
3. 胡佛兰德《医德十二箴》。
4. 《中华人民共和国医院工作人员守则和医德规范》。
5. 《中华人民共和国医务人员医德规范及实施办法》。
6. 关于印发《关于建立医务人员医德考评制度的指导意见（试行）》的通知（卫办发〔2007〕296 号）。

【自测练习题】（请扫二维码）

（编者：张莹璐　中山大学新华学院
何兴梅　复旦大学）

见彼苦恼，若己有之，深心凄怆，勿避险巇，昼夜寒暑，饥渴疲劳，一心赴救，无作功夫形迹之心。如此可为苍生大医，反此则是含灵巨贼。

——孙思邈《大医精诚》

第四章　临床诊断治疗伦理

【案例】据人民网2012年9月6日报道：进入医院时，拍出来X光片明明是右脚出现了骨裂，但等到王爱国从手术室回到病房翻身时才发现，手术做到了左脚上。

1. 在此案例中，医院和医生应该负什么样的责任？

2. 医务人员在哪些方面违背了临床治疗道德规范？

第一节　临床检查诊断伦理

自人类开始医疗活动，就存在着揭示疾病发生的原因与过程，确定其性质与特征的问题。检查与诊断是解决疑惑的必要途径。自检查诊断始，医务人员与患者之间的服务关系就已确立，医学道德即发挥其约束作用。

一、临床检查诊断伦理的含义

临床检查诊断伦理是指在确定疾病原因、性质、程度的过程中，医务人员应该依据的道德原则。临床检查诊断伦理是临床诊断治疗伦理四原则的具体化。临床诊断治疗伦理的原则是患者至上原则、最优化原则、知情同意原则、保密守信原则。在诊断过程中，要选择适当的技术方法，控制有可能出现的负面影响，提高诊断的准确性，最大限度地保护患者的利益和权利等。

医学发展数千年形成的传统检查方法，主要依靠人类先天拥有的感觉器官和感觉能力，如视、触、扣、听等方式，虽然也可能带给患者痛苦，但只要在操作过程中循序渐进、体贴温柔，发生对患者不利情境的机会不大。该类方法的实施需要医务人员与患者面对面沟通，交流效果好。随着科学技术的发展，现代医学的检查手段出现质的飞跃，极大地提高了诊断的准确性和速度；但是各种检查仪器在获取患者相关资料的同时，也可能带给患者身体一定程度的损伤和心理压力。另一个问题是，医务人员越来越依赖于仪器，不再重视可以直接与患者交流的传统诊断形式，导致出现医患关系物化的倾向，危害医患之间良好的沟通交流。

总的来说，医务人员临床检查诊断伦理要求有：养成良好的工作态度和习惯；自觉地在传统检查方法和有损伤的技术检查手段之间寻求平衡；养成良好的沟通习惯；关注患者的心理需要；尊重患者的人格和权益，保护患者的隐私。

二、 临床检查诊断的伦理要求

临床检查诊断是一个过程，其道德要求体现在整个检查诊断流程之中。

（一）询问病史伦理

为了正确地诊断疾病，医生被赋予疾病询问调查权。在询问病史时，医务人员应该注意以下问题。

病史是疾病诊断的主要依据，合乎道德的方式有利于取得准确的病史资料。

1. 仪表端庄，态度和蔼

医务人员良好的仪表姿态、认真仔细的态度、大方得体的举止，能够稳定患者焦急的心情，取得患者的信任和配合，有利于获取准确完整的病史资料。相反，衣冠不整、无精打采、举止轻浮、心不在焉等表现，将给患者留下不安全和不信任的印象；态度生硬、傲慢冷漠等轻视患者的表现，将阻碍信息的有效传递。

2. 言语通俗，语气亲切

言语是医患沟通的主要途径。医务人员在检查中，除了用语文明外，还应该根据患者的年龄、性别、文化水平、地域和风俗习惯，采用适当的、通俗易懂的词语与患者沟通，力求达到有效、全面的效果。过分使用专业术语或自己习惯的方言土语是沟通的禁忌。在交流时，医务人员的语气应该亲切、和蔼，语速应该适中、平和，切忌出现高傲、轻蔑、粗鲁、讥笑、讽刺等不良的态度。

3. 全面准确，重点突出

系统地询问、认真地倾听、耐心细致地检查，是根据相关知识指引主动获取患者准确病情资料的最有效途径。经过积累，现代医学已经有系统的询问规范，医学生应该认真学习并加以练习，养成良好的系统工作习惯。全面准确的要求是为了系统地了解患者的身体状态，包括病史、家族史等，防止遗漏重要信息。重点突出的要求是为了系统地了解现病史，包括主要症状出现的时间、程度等，是正确诊断治疗的最重要前提。过程中应耐心细致，尤其是医务人员在检查那些不具备语言表达能力的患者，如婴幼儿、昏迷、精神病等特殊患者时，除从家属等相关人员处获得言语信息外，还应该特别注意通过患者的非言语行为方面收集信息。

（二）体格检查伦理

体格检查是医务人员利用自身的感觉器官探察患者身体结构及其变化的诊断手段，其间将发生与患者的直接身体接触，对医务人员的道德要求更严格。

1. **关心体贴，尊重爱护**

体格检查不仅需要患者的密切配合，还可能带给患者一定的苦楚，因此尊重体贴的态度能够得到更好的配合与结果。在体格检查时，手法熟练、动作轻柔是基本要求。复杂的检查需要先给患者解释，化解其担心。寒冷天气应逐次并尽可能少暴露患者的身体，手最好先搓热后触诊，尽量避免暴露患者的身体缺陷，以免使患者自尊心受到伤害。

2. **严肃认真，一丝不苟**

只有细致耐心的体格检查，才能准确地掌握各种体征及其变化。体格检查有严格的顺序规定，必须全面系统地进行。同时，对与现病史有关的重点部位和体征，要详细地进行检查，检查结果应该详细地记录以便查验。常见违背医德的行为有粗心马虎、走过场、草率判断等。

> 我若有疾，望医之救我者何如？我之父母妻子有疾，望医之相救者何如？易地以观，则利心自澹矣。
>
> ——费伯雄

（三）辅助检查伦理

辅助检查需要利用物理、化学、量表等手段，通过仪器设备等客观化方式探测患者身体、心理的结构与异常，其结果对尽快明确诊断意义重大。但辅助手段既可能带给患者身体损害，还可能加重患者的经济负担，所以其道德要求十分重要。

1. **根据需要，防止滥用**

目前存在着滥用辅助检查的现象，其原因复杂，如防止遗漏重要信息，已经习惯于依赖辅助检查结果，或通过多开检查以增加医疗收入等。合乎道德的辅助检查，应该根据患者的症状体征，有计划、有选择地进行，非必要的检查既增加患者的痛苦，还加重患者的经济负担，违背医学道德要求。

2. **循序渐进，逐步展开**

目前的医学已经有成系列的辅助检查体系。医务人员在使用辅助检查手段时应遵循以下原则：简单的优先于复杂的、无害的优先于有害的、便宜的优先于昂贵的、成熟的优先于实验的。按照这样的原则展开辅助检查，既符合医学目的，也符合患者的利益。

3. **耐心细致，认真负责**

辅助检查结果的可靠性，除了仪器本身之外，取决于检查人员的技术操作熟练程度，取决于技术人员是否严格执行操作规定。辅助检查的结果直接影响临床医生的诊断与治疗方案的确定。因此，在进行辅助检查的过程中，医务人员应该严格按操作规程办事，力求结果客观准确。

（四）诊断伦理

检查的目的是得出诊断结论，为下一步治疗确定前提。诊断实际上蕴含在检查过程中，但又是相对独立的思维过程。其伦理要求具体包括以下几方面。

1. **思维敏捷，及时诊断**

医务人员应在检查的基础上积极思考，力求迅速确诊患者的疾病类型、性质、程度、原因，为及时治疗创造条件。及时诊断的另一层含义是，及时关注患者的病情变化并做出相应的新诊断。在很多情形中，尤其是对于危急重症患者而言，时间就是生命。

2. **思维严谨，准确诊断**

医务人员在得出诊断的思维过程中，应将已有的医学理论知识和患者病情的实际情况相结合，综合分析思考，得出既有条件下相对可靠的诊断结论。无法得出准确结论时，应开展新的检查和辅助检查，力求有客观准确的诊断结果。

医道，古称仙道，原为活人。
——龚廷贤

3. **集思广益，攻坚克难**

当出现确诊困难的案例时，应及时采取会诊的方式，集中大家的智慧和经验，为患者谋取最大的利益。

第二节　临床治疗伦理

临床工作的第二步是进行治疗，尽可能帮助患者恢复身体与心理健康水平。治疗的内容包括药物、手术、心理辅导、康复训练等。每种治疗方法都涉及医生与患者的交流、双方的利益与权利等，因此，关注临床治疗的道德问题，是医务人员的重要道德修养的主要内容。临床治疗道德的具体内容有以下几方面。

一、 治疗的共同伦理

在所有的治疗活动中，存在着共同的道德要求，那就是最优化原则。最优化原则是指在治疗过程中，以最小的代价获得最大的效果的决策原则与过程。

在疾病治疗过程中，无论是医生还是患者，在确定治疗方案时总是面临着重重矛盾，需要在多种利害冲突中寻求到恰当的平衡点。这是最优化原则的前提。具体需要考虑四个方面。

（一）疗效最好

所谓疗效，是指采取的治疗手段，包括治疗方案、药物和手术方案等，达到应该起到的效果。疗效最好是指采取目前肯定的、先进的、适当的治疗措施。

（二）副作用最小

任何治疗技术都具有二重性。选择治疗方案时，应首先仔细权衡利弊得失，尽可能选择副作用小的方法。选择的次序是有利无害、利大害小、利害相当，并随时关注危害的发生，想办法减少损害发生的概率。

（三）痛苦最轻

许多治疗措施会带给患者一定程度的痛苦感受。因此，在确保治疗效果的同时，医务人员应尽可能选择痛苦较小的治疗手段，或采取针对性的措施以减轻患者的痛苦感受，缩短患者承受痛苦的时间等。患者常见的不良感受包括疼痛、出血、坚持较长时间不舒服的姿势、长时间承受紧张刺激和压力等。

临床治疗的基本原则是：最优化、知情同意、协同一致。

（四）价钱最便宜

一般情况下，患者必须为其治疗支付费用。随着各种先进技术手段的广泛使用，医疗逐渐成为一种昂贵的消费，有时甚至成为患者不能承受的重负。因此，在保证效果的前提下，医务人员应该选择相对便宜的治疗措施，减轻患者的经济负担。医务人员选择治疗措施的另一个标准是节约原则，即按患者的实际使用需求确定相应治疗费用。这样就能为患者恢复健康之后的正常生活预留相对好的物质条件。

二、临床用药伦理

药物是治疗疾病的重要手段，有时甚至是唯一手段。药物具有多种功能，但也会带来问题，如毒副作用。药物使用不当，不仅不能产生效果，而且有导致病情恶化、诱发新的疾病、致残甚至致死的危害。同时，使用药物还必须付出成本，因而存在着节约的问题。因此，医务人员在应用药物为患者进行治疗的过程中，必须具有高度的责任心，按照特定的伦理规范办事。

总的来看，药物使用的伦理要求具体包括以下六个方面。

（一）剂量科学，准确用药

药物的使用不仅要求对症下药，而且必须严格掌握用药剂量。剂量不足，达不到治疗效果；剂量过大，有可能损害患者的身心健康。医务人员必须熟悉药物的常用剂量，按需准确用药。

（二）明确指导，适时给药

药物要达到治疗效果，存在着恰当给药时间及药效持续时间的问题。一般的药物，必须服用一段时间与剂量之后，才能够取得最佳效果。如结核病的治疗，坚持服用药物是取得治疗成功的关键。还有些药物，在一天不同的时间服用，效果存在着差别。如治疗高血压，早上服药更有效。医务人员应该给予患者准确的指导，确保患者正确使用药物。

医生有三件宝：语言、药物、手术刀。
——希波克拉底

（三）关注差异，区别用药

药物使用手册所提供的常用剂量是针对人群中大多数人制定的标准，但是在实际使用时，由于生物多样性等原因，存在着个体差别，医务人员必须对此心中有数，根据对象区别使用。

（四）关注药物毒副作用，控制药源性疾病

有些药品对身体有毒，有些药品有严重的副作用，还有的药品有过敏反应。医生在使用时，必须仔细询问患者过去的用药史，严格按照规定使用。如治疗结核病的异烟肼能够导致肝脏损害，服用时必须定期检测肝功能。有致敏副作用的药物，必须坚持做过敏试验，并做好抗过敏治疗的准备措施。

（五）联合用药，科学配伍

药品是一种特殊的商品，因为它与世界上最宝贵的生命息息相关。

随着药物种类的增多，在临床上联合用药的情形越来越多见。联合用药可以增加药物的效果，缩短治疗时间。实施联合用药时，存在着药物之间互相作用的问题，包括作用相互抵消、产生单独用药不会出现的毒副作用等。联合用药必须坚持科学配伍的原则。

（六）知情同意，防止滥用

由于药物获得更方便，价格也更便宜，无论是患者还是医务人员，都倾向于更多地使用药物。在这种发展趋势中，也蕴含着药物滥用的问题。调查发现，滥用药物导致的药源性疾病近年来已经占常见病的8%。肝脏病患者，约1/5为药物引起。所以医务人员要关注药物滥用问题。另外，药物品种多，价格有高有低，在临床用药时，医务人员在选择具体的药物品种时，应征求患者的意见，尽量使用性价比高的药物。

三、手术治疗伦理

手术治疗是近代医学进步的最重要成就之一。手术治疗是一种既有效又有一定危险的治疗措施。因此，外科医生所面临的道德约束比一般的医生更严格。

（一）手术治疗特点

1. 具有一定的损伤性

一般而言，手术都会破坏患者正常的身体结构，并带给患者极大的心理压力。因此，决定手术及选择手术方案，应比较得失，考虑近期与远期效果。由于仍存在诸多的不可控因素，手术还存在一定风险性，有可能威胁生命安全，如麻醉意外，所以手术治疗应当慎重。

医术是一切技术中最美和最高尚的。

——希波克拉底

2. 具有特殊的技术性

手术操作过程是一个细致的、高度紧张的技术性手工劳动，其间涉及医务人员、仪器器械及二者的协调等多重因素。因此，手术成败在一定程度上取决于手术操作者的知识基础、技术水平、应变能力、心理素质等，医务人员的职业态度、职业技能，直接决定手术效果的好坏。

3. 具有很强的协作性

手术治疗的成功，包括术前准备、术后护理，以及手术过程中医生、麻醉师、护士等通力合作，需要手术科室、检查科室、输血科室等多科的配合与协作。参与手术的全体医务人员，必须具有良好的协作精神，相互补台，才能在最大限度上确保患者的生命安全和最大利益。

（二）手术方案确定伦理

由于手术治疗的特殊性，所以决定是否实施手术需要遵守必要的道德原则。

1. 手术必要性论证

某些疾病可以采取手术治疗，也可以采取保守治疗。因此，每一名准备进行手术治疗的患者，其手术治疗的必要性应经过认真的论证。只有在采取手术治疗效果最好、损失最小的情况下，才选择手术治疗方案。可做可不做、手术治疗没有希望或把握、手术可能导致患者病情加重、不具备手术条件的情况，都不应该勉强进行手术。

医者，生人之术也。

——龚廷贤

2. 手术方案最优化

决定进行手术治疗的病例，必须进行手术方案的论证，寻找到最佳的手术方案。应考虑的因素包括：疗效最佳，即选择在现有条件下能够达到最理想治疗效果的手术方案。安全可靠，即选择那些危险性小、损伤少、痛苦轻的手术方案。经济节约，尽可能减少患者的经济负担，为患者的家庭生活和疾病的恢复提供一定的保障。手术方案最优化，是各种因素综合平衡的结果，在实际操作过程中要全面衡量，恰当取舍。

3. 坚守知情同意原则

目前手术治疗的伦理通行原则之一是必须坚持患者知情同意原则。知情同意原则包括两个相互联系的方面：一是知情，即患者完全了解手术的目的、过程、方案选择的理由、可能的后遗症等问题。医务人员已经就这些问题与患者进行了充分的沟通。二是同意，即患者在知情的基础上，口头表示已经了解有关信息，同意手术，并在手术同意书上签字。在特定的情况下，可由患者的家属签字。

（三）手术执行伦理

1. 不滥施手术

有个别医生，只是为了提高个人技术，或考虑经济收入等非手术决定因素之外的原因而进行手术治疗，是非道德行为，应当受到谴责与禁止。

2. 不做超越个人技术能力和医院技术条件的手术

手术的成败既取决于施术者的技术水平，还取决于医院所具备的技术条件。那种不顾能力和条件限制勉强进行手术的行为，不符合医学职业道德规范。

3. 不推卸手术

在紧急情况下，虽然存在着条件和能力的限制，但如果手术是挽救生命的唯一选择时，医务人员不应该推卸责任，而应尽己所能。

4. 不垄断手术

个别外科医生，出于名誉、地位、经济收入等方面的考虑，以确保手术质量为借口，垄断手术和关键技术。这样的行为既妨碍人才的培养和医学技术的发展，还使相当部分患者得不到及时有效的治疗，违背医学道德。

5. 给予患者心理支持

手术过程会带给患者不同程度的心理压力，手术前后患者会出现恐惧、焦虑、紧张不安、忧虑等负面情绪反应。类似的心理反应不利于手术的开展和术后的恢复。因此，医务人员应该在整个过程中给予患者足够的心理支持。心理支持包括解释、倾听、关心、用药等。一般而言，患者对手术过程和术后的反应越了解，手术压力反应越轻。因此，术前加强对患者的教育是减轻手术心理压力的有效方法。

四、 心理与康复治疗伦理

随着生物—心理—社会医学模式成为医学活动的基本理论背景，治疗活动的模式也悄然发生改变，在药物、手术治疗的同时，医务人员逐渐意识到心理与康复治疗的重要性，并积极采取心理与康复治疗措施，帮助患者全面恢复健康状态。

作为一名医生，你在诊治的过程中必须要顾及患者与疾病相关的个性与情绪问题。我们有责任在生物学、心理学及社会学诸方面全方位地帮助我们的患者。
——普拉特·戈登

（一） 心理治疗伦理

正式的心理治疗，自精神分析学派创立后才开始成为医学活动的一部分，与数千年的医学历史相比并不长。目前心理治疗的理论与技术正在不断成熟，发挥越来越重要的作用。与药物、手术等传统治疗方法相比，心理治疗技术的职业道德规范有其特殊性。

1. **保密原则**

在进行心理治疗时，患者所暴露的内心世界是其个人隐私，是其不愿意为人所知的个人秘密，且暴露于他人之后，不仅导致内心被人窥视的尴尬，还产生心理上低人一等的意识。所以从事心理治疗时，医务人员既要向当事人保证不会泄露咨询中涉及的内心秘密，而且应该确实做到严守秘密。心理治疗的保密原则是医学职业保密道德的延伸，且具有更高的要求。具体包括：不能将咨询内容作为闲谈的资料；不能将心理病案记录给无关人员阅读；有必要举例、讨论或公开时，应屏蔽有可能暴露当事人身份的信息；未经当事人同意不能录音或录像，录音或录像资料公开时一定经过当事人许可。在保密例外情形中，破密的范围与程度也应受到限制。

2. **中立原则**

在进行心理治疗时，心理咨询师个人的情感、利益应该被排除在外，以确保一种客观中立的立场，以冷静、理智、清晰的方法，帮助被咨询对象更好地发现自己的长处与劣势，帮助对方做出适当的调整与改变，以适应社会生活。强加自己观念和行为准则于对方的做法，违背中立的原则。

3. **成长原则**

成长原则是要求心理医生以积极、正面的态度看待和对待被咨询对象，帮助他们发现自己的优点，促进求助者自觉地发挥长处，凭长处立世。实际上，每个人都有独特的能力，都有值得尊重的一面。在心理咨询过程中，促进成长的态度，对帮助来访者走出心理阴影有独特的、无法取代的作用。认为来访者是咎由自取，或轻视其问题，或认为其是自寻烦恼等态度，不符合成长原则。

（二） 康复治疗伦理

目前医学的水平还有很大的局限性，有些患者的疾病无法完全治愈。在这种情况下，通过康复治疗，尽可能促进患者各项功能的恢复，令其有较强的生活和工作能力，也是治疗的重要组成部分。由于康复治疗的对象一般都存在着某方面生理或心理的缺陷，治疗的时间都将持续相当长的时间，所以康复治疗也存在着特殊的伦理要求。

1. **治疗与指导并重原则**

在康复治疗过程中，医务人员每天帮助患者进行治疗的时间有限。所以指导患者自我治疗、训练家属在家庭中帮助患者进行治疗，具有特别的意义。医务人员需要用一定的时间对患者和家属进行知识教育、方法与行为训练，并经常性地检查。医务人员不能将教育与指导视为负担，常见的错误是放任自流。

医务人员要善于激发患者积极向上的人生激情，通过调整心态使病情向好的方向发展。

2. **耐心与爱心原则**

康复治疗要取得明显的效果，需要的时间往往都很长，这时部分医务人员容易失去耐心。这种态度在有意无意之间会传递给患者及其家属，影响患者及其家属治疗的信心，自然影响治疗效果。

对待那些康复治疗效果不理想的患者，医务人员的爱心尤其重要。发自内心的关心、爱护，能让患者体验到人间真情，令他们增加战胜疾病的信心与勇气。

第三节 特殊病科诊疗伦理

在治疗过程中，由于不同科室的患者在性别、年龄、疾病的特殊性、精神状态等方面存在着明显的差异，所以其道德规范也存在着特殊性。

一、 精神病科伦理

精神病学的宗旨是促进精神健康，恢复患者自理生活的能力。

——《夏威夷宣言》

精神病患者是极其不幸的人群，得病后不仅失去了自我关心、照顾、保护的能力，还有可能出现自我伤害或伤害无辜的行为，引发家庭或社会问题。如何对待精神病患者，既是医学问题，也是涉及医学道德和社会公德的特殊问题。在很长一段历史时期，由于医学知识的欠缺，还由于普遍存在着的恐惧，人们对精神病现象极不理解，精神病患者一直被认为是魔鬼附体、神的惩罚等，普遍遭遇到歧视、羞辱、虐待、遗弃，甚至被迫害致死。随着近代医学的进步，精神病才逐渐被认为是一种病态，患者才得到应有的尊重，医学上才发明了各种有效的治疗手段控制其病情。从医学道德的角度看，在精神病患者的诊断治疗中，医务人员应该具备下列重要的医学道德素养。

（一） 业务素养熟练过硬

精神病病情复杂多变，诊断标准缺乏实验室指标。被诊断为精神病对患者及其家人的影响巨大。因此，有关的检查、诊断应该非常慎重。这要求精神科的医务人员具有过硬的业务素质，尽可能减少误诊、误治。在诊断治疗过程中，除了业务素质之外，高度负责的工作态度，是确保诊断治疗正确的有力保障。

（二）尊重患者人格，同情爱护患者

精神病患者往往表现出异常的行为，由于失去了正常的认知和判断能力，甚至危害与其接触者的安全。在这种情况下，家人、医务人员容易忽视患者的基本人权，采取过激的应对方式处置患者，导致患者的权利受到侵犯。医务人员应该认识到，虽然根据有关的法律规定，精神病患者在患病期间，有部分权利义务被剥夺，但其基本的人权受法律的保护。医务人员应该自觉尊重患者的权利，自觉保护患者的利益。

精神病科医生应遵循公认的科学、道德和社会公益原则，尽最大努力为患者的切身利益服务。

——《夏威夷宣言》

精神病患者在患病期间，由于多方面的心理功能失常，容易出现意外事故。医务人员应该特别留意保护患者的生命安全。女性精神病患者由于失去判断力和自我保护意识，有时甚至主动向异性示爱，此时，男性医务人员要洁身自爱，不要性侵犯女性患者，以免触犯法律。

（三）坚持保密原则，保守患者秘密

社会还普遍存在着对精神病患者的歧视，精神病患者在缓解期间或痊愈之后，也不希望有更多人知道自己的隐私。因此，医务人员对精神病患者的患病史、症状表现、治疗经过等病情资料，负有保密的责任，不应该随便与人谈论，更不应该主动向社会散播。

（四）采取心理治疗，提高患者的心理健康水平

精神病患者在缓解期或痊愈后，对患病一事往往有极大的心理压力，影响其正常生活。此时，适当的心理支持和治疗，能帮助患者更好地适应社会环境、融入社会生活。心理治疗的对象还应包括家属。向家属讲解有关精神病的知识、训练指导照顾患者的技巧以及缓解家属的心理压力等，都是精神科医务人员应尽的职责。

二、妇产科伦理

妇产科的特殊性体现在其工作的内容与生殖、生殖器官、女性性生活相关联。性是羞耻、罪恶等传统观念对部分妇女产生着影响，加上性教育缺位与性知识缺乏，这类患者在妇产科就诊时内心可能会产生性道德冲突。妇产科医生需要注意其工作对象和性质的特殊性，做好观念和行为准备。

（一）尊重女性患者的尊严

妇产科医疗活动，经常需要患者在医务人员面前暴露其隐私部位，有时需用手或器械插入女性生殖器官内。这种暴露和检查，经常引起患者羞怯感受和焦虑情绪。所以参与检查和治疗的医务人员，应当有端庄的态度、得体的举止、恰当的言语，否则会加重患者的负面情绪体验，不利于检查和治疗。检查和治疗的另一个问题是环境的安全。应该防止无关人员在场，并尽量减少隐私部位的暴露。对于患者的性经历、性生活细节等隐私，医务人员有保密义务。

未有过性生活经历的女性，做妇科检查和治疗时，如无非常特殊的需要，不能进行阴道检查。男医生进行检查和治疗时，应有女护士等她人协助。检查、治疗的动作需要先解释，告知患者，动作要轻柔。

（二）关注患者特殊的生理心理需要

在人类的繁衍过程中，女性要承担怀孕、生产、哺育等特殊任务，承担的责任和义务远远超过男性，往往需要承受极大的心理压力和忍受生理痛苦。这需要妇产科医务人员格外用心，关注服务对象特殊的心理感受及变化。

在服务过程中，对患者进行生理心理卫生知识教育与指导，是减轻其疑惑顾虑、缓解紧张焦虑情绪的有效措施。妇产科医务人员应了解患者这方面的现状，有针对性地进行教育指导。当手术成为唯一有效的治疗方法时，应尽量保留女性性器官和副性征，为正常性生活创造条件。医务人员还须了解患者与众不同的特殊内心世界，进行针对性的解释与指导。

尊重患者的人格与权利，对待患者不分民族、职业、地位、财产状况，都一视同仁。

（三）忙而不乱，紧张有序

妇产科工作有两个特点：一是不分节假日，二是常发生紧急情况。这需要妇产科医务人员有较强的心理素质，工作忙而不乱，紧张有序。

三、儿科伦理

儿童在心理与行为方面和成人存在着差异，其疾病的表现、种类、变化规律也具有特殊性。所以儿科医务人员需要根据对象的特殊性，调整自身的行为准则。

（一）耐心与爱心

儿童由于心智的不成熟，对痛苦的耐受力较弱；由于生理的不成熟，儿童对疾病的抵抗力较差。在陌生的医院环境，面对生疏的医务人员，儿童更易出现紧张、恐惧的心理反应。这些特点决定儿科医务人员需要付出更大的耐心和更多的爱心，才能获得病童的信任与合作。恐吓、威胁等方式，效果适得其反。

（二）技术精益求精

儿童的语言表达能力有限，逻辑思维与理解能力不足，自我感觉能力不成熟。所以儿科医务人员的检查、诊断、治疗技术应该特别娴熟，并指导家长讲究技巧认真观察，弥补医务人员与患者接触时间相对较少的缺陷。

（三）尊重孩子的人格

儿童也有人格，有被尊重的心理需要。医务人员与儿童沟通时，尊重、关心、体贴的态度与行为，是取得其好感的关键因素。对孩子轻视、忽视，不利于了解病情，也不利于治疗的展开。

（四）积极与家长沟通

在现代中国，孩子是家庭关注的焦点，是几代人关心的“小皇帝”。因此，与家长沟通，取得家长的信任与配合，是影响治疗的关键环节。要体验家长的焦急心情，通过解释与指导的方法，取得家长的合作。

四、急诊科伦理

急诊科的治疗对象是危急重症患者，存在情况变化快、病情严重、病情复杂、救治难度大等特殊性，医务人员责任重大。对危急重症患者能不能做到及时、准确、有效地抢救，关系到患者的生命安危。

（一）争分夺秒，及时抢救患者

危急重症患者病情紧急、变化迅速，抢救工作是否及时，往往是决定成败的关键因素。医务人员的时间观念必须强，争分夺秒地投入抢救工作。如果丧失了治疗时机，轻则拖延了康复的时机，重则导致患者残疾甚至死亡。在实际工作中，医务人员应该坚守岗位，根据分工迅速、果断、准确地完成本职工作。

急诊科室的工作往往直接反映医院管理水平、医疗质量优劣和医德医风状况。它是医院的窗口。与其他科室相比，急诊科室有特殊的道德要求。

（二）勇担风险，团结协作

由于危急重症患者的病情复杂，危险性高，抢救往往需要多科室医务人员的协作。面对失败的危险，医务人员一方面要尽量选择安全有效、风险较小的治疗方案；另一方面也不能回避风险，而是要积极、大胆地进行抢救，尽量挽救生命。医务人员敢于承担责任是其道德水准高的标志。

（三）倾注热情，关注患者的心理需要

危急重症患者病情严重，有些甚至处于昏迷或垂死状态，不仅生活上不能自理，而且往往长时间逗留在急诊科室，与家属隔离。在这种情形下，这类患者会出现较强烈的恐惧、烦躁、抑郁、悲观、绝望等负面情绪反应，直接影响抢救治疗工作，间接影响自己的生存质量。医务人员的同情心和热情周到的关心、理解、体谅、支持等心理关注，将改善患者的不良心理状态，提高治疗效果。

（四）合理利用医疗资源

危急重症患者的抢救工作受医学发展水平的限制，医务人员并不能挽救每一个人的生命。对那些治疗已经不能产生明显效果的患者，通过与其家人协商，及时调整治疗方案，合理地利用资源，避免资源浪费，是合乎道德的行为。实际上，这样产生的社会效益更明显，同时也间接减轻了垂死患者的病痛折磨。

（五）加强业务学习，提高成功率

业务水平是抢救治疗患者的决定因素之一，是履行医学道德、发扬人道主义精神的基础。医务人员应该不断提高知识水平和业务素质，尤其是钻研各种

新知识、新技术。由古至今，医德与医术就是相辅相成的关系，缺一不可。

五、 传染病科伦理

传染病具有传染性，能迅速在人群中散播，影响公众的健康，对社会危害性大，是由古至今危害人类健康的第一杀手。随着免疫技术、抗生素、公共卫生等医学知识和技术的进步，人类在与传染病的战斗中暂时取得了上风的态势。为了避免传染病在人群中传播，传染病防治也有其异于一般疾病治疗的道德要求。

（一） 严格执行隔离消毒措施和各项操作规程

传染病的危害性，除了损害患者本人的身体健康之外，还表现在传染他人，导致群体感染。人类在经过了极其惨痛的教训之后，才总结出隔离消毒方法，以杜绝传染病的流行。隔离消毒的目的是通过切断传染病的传播源与途径，防止传染病的传播。

隔离消毒是传染病管理与防治工作中最重要的环节，也是医务人员与传染病斗争的重要方法，体现了医学道德的基本要求。隔离包括：传染病患者、传染动物的隔离，即将已经确诊的具有传染性的患者、动物隔离，确保传染源不再导致更多的人或动物受感染；疑似病患者、动物隔离，即在传染病流行期间，将那些可疑的、类似传染病的患者或动物隔离，以防止传染源扩散；医务人员隔离，即与传染病患者、疑似患者、传染病动物、疑似动物接触的医务人员，也必须采取隔离措施。

消毒是采取有效措施杀灭传染病患者可能散播的细菌、病毒或其他传染源，具体包括居住的场所、日常用品、排泄物、分泌物、接触使用过的医疗器械等。与传染病接触的医务人员在离开病区时，必须根据有关规定采取消毒措施，避免将传染源带出病区。

医务人员必须以高度的道德责任感切实按照科学方法做好各种预防措施，绝不能因为一时疏忽，给公众的健康带来威胁。

（二） 坚持预防为主的积极防疫思想

中国传统医学提出的“不治已病治未病”的主动预防观念，在今天防治传染病的过程中仍然具有指导意义。与一般疾病相比，传染病患者的治疗虽然重要，但更重要的是保护易感人群，控制传染病不发生广泛流行，避免社会灾难。从实际情况看，人类消灭天花，是主动预防观念的胜利。今天，通过预防接种，许多烈性传染病，尤其是好发于儿童的烈性传染病得到有效的控制，明显降低了传染病的发病率。

（三） 尊重传染病患者的人格和权利

在世俗观念中，传染病患者往往被视为灾星，受到不应有的歧视、排挤，有时甚至发生惨剧。医务人员应该认识到传染病患者是传染性疾病的受害者，不需为疾病、疾病传染负责，指责、歧视、排挤他们是错误的做法。在实际工作中，医务人员应该尊重传染性疾病患者的各项正当权益。

医务人员在治疗传染性疾病患者的时候，自己被传染的机会高于常人。如果因为害怕传染而拒绝接触患者，或故意减少必要的检查、治疗步骤、时间，忽视患者的利益，就从根本上违反了救死扶伤的医学道德。

（四）遵守国家法律规定，及时上报疫情

现代社会已经建立了相对完善的传染病防治体系，以及时发现、隔离、治疗各种传染病。按照国家法律规定，医务人员发现传染性疾病时，及时向有关部门报告疫情，既是法定义务，又是最基本的医学道德要求。

六、性病科伦理

性病是通过性接触而传播的传染性疾病。与一般的传染病相比，性病的传播对象多为性病患者的性伙伴。性病除了具有传染性疾病的特点外，还具有更强烈的个人隐私性质，影响性病患者的家庭生活幸福、生殖器健康，甚至危害患者及其性伙伴的生育能力。因此，性病患者承受着较大的心理压力，害怕被人知晓，导致不敢寻求治疗，或治疗不彻底留下后遗症等特殊问题。其结果是社会后果更严重。为此，医务人员更应该通过良好的道德行为，为性病患者解除身体和心理的双重痛苦。

（一）尊重性病患者，消除其心理顾虑

性病患者有可能是因为性关系混乱而染上性病，也有可能并非因为不道德行为而得病。不管是哪种情况，患者本人并没有故意染病的动机，不能为性病本身负责。但是社会文化却对性病患者给予了极大的道德与舆论压力，性病患者本身既担心治疗的时间、费用、后遗症等问题，又担心亲戚朋友知道真相而丢面子，还担心传染家人，其内心充满恐惧、后悔、自责、焦虑不安等心态。医务人员对待性病患者，应该与普通疾病患者一样，热情、细致、耐心、周到，维护其自尊心，以打消他们的疑虑，主动配合检查与治疗。

嘲笑、挖苦、讽刺、歧视等方式，有可能促使性病患者采取非正规的治疗方法，导致更多的问题出现。

（二）及时报告疫情，防止性病扩散

性病是传染性疾病，危害公众的健康。为了维护公众的利益，医务人员在发现性病疫情之后，有责任按规定向有关部门报告，同时应该积极建议患者通知其性伴侣到医院进行详细的检查治疗。如果性病已经传染给性伴侣，同时治疗才能彻底解决问题，否则病情会出现反复。

为患者保守病情秘密是医务人员的基本道德义务，这一点在性病的诊断治疗中也不例外。但是为患者保密有一个前提，即不能危害他人和公众的利益。在性病患者的诊断治疗中，正确地处理保密与维护公众和他人利益之间的矛盾，也是检验医务人员道德水平的重要标志。医务人员不得向无关人员泄露性病患者的疾病资料，但是，医务人员必须向防疫部门报告新的疫情，为全社会防止性病的传播提供准确的信息资料。

（三）传授正确知识，预防性病传播及相关的心理疾病

采取科学的预防治疗措施，性病可防可治。许多性病患者并不了解正确的预防性病传播的科学方法，结果多次被传染，或得病后不主动采取预防措施，

将疾病传播给性伙伴。因此，医务人员在治疗性病的同时，还应该积极向患者传播有关的知识和方法。对于常见的、由性病引起的心理疾病，在治疗一开始，医务人员就应该采取相应的心理治疗方法，防止病情恶化或拖延。如果发现性病患者有性道德、性态度等方面的问题，在不影响治疗的前提下，对性病患者进行性道德教育，也是应该考虑的针对措施之一。

【关键概念】

1. 临床检查诊断道德：指在确定疾病的原因、性质、程度的过程中，医务人员应该依据的道德原则。

2. 最优化原则：指在治疗过程中，以最小的代价获得最大的效果的决策原则与过程。

3. 保密原则：指医务人员有义务对患者的病情资料保密，非法律规定情况不能把相关资料泄露给无关人员。

【理论重点】

1. 临床检查诊断的道德要求。
2. 临床治疗的道德要求。
3. 特殊病科诊疗的道德要求。

【延伸阅读材料】

1. 《见死不救与医疗欠费——临床医德悖论及其化解》（严金海）。
2. 《现实中的医德权利冲突及其对策》（孙福川，哈尔滨医科大学）。

【自测练习题】（请扫二维码）

（编者：严金海　南方医科大学）

良医者，常治无病之人，故无病。圣人者，常治无患之患，故无患也。

——《淮南子》

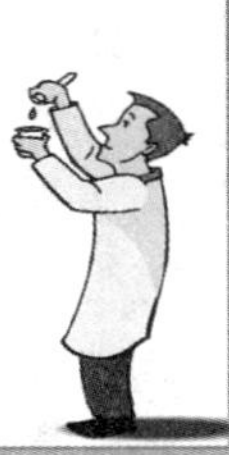

第五章　公共卫生伦理

1. 从公共卫生伦理学的角度分析，铁路部门是否应该承担责任？

2. 如果是，应该承担什么责任？

【案例】2017 年 8 月，刚刚考入大学的李晶乘坐 K1301 次列车（北京站至天津站）到天津旅游，三天后又乘车返京。因为想有个好的乘车环境，李晶特意选择了有空调的软卧车厢。但是一上车，她发现列车上“烟雾缭绕”，车厢内充满了浓浓的烟味。李晶发现，虽然乘客是在抽烟区抽烟，但整个车厢都是烟味，把软卧间的门关上后情况稍有改观，但只要门一打开，烟味就钻了进来，让她特别不舒服。李晶经过观察发现，在她乘坐的往返两列列车上均设置有吸烟区，在列车吸烟区抽烟的人里面，不但有乘客，还有列车工作人员，工作人员也没有对乘客的抽烟行为进行劝阻。而在北京站、天津站和天津西站的站台上，也有大量人员吸烟。李晶认为，在她乘坐的火车上的安全须知里，写明了“禁止在列车各部位吸烟”，但车上却又设置有吸烟区并放置了烟具（烟灰盒、烟灰缸），这种做法不合理。在结束了旅程之后，李晶向国家铁路局运输监督管理司反映了上述问题。在一份回复给李晶并盖有国家铁路局运输监督管理司印章的文件中写道，国家铁路局没有卫生监督管理相关职责，他们已经将李晶的情况反映给了中国铁路总公司有关部门，希望李晶直接向国家卫生监督管理部门或中国铁路总公司卫生主管部门反映问题。李晶也曾向北京市和天津市卫生和计划生育委员会（简称“卫计委”）投诉举报自己乘坐普通列车遭遇被吸烟的情况。在两部门给李晶的回复中，天津卫计委称，李晶反映的列车车厢及站台吸烟等问题，不属于天津卫计委监管范围，天津卫计委不予受理，并建议李晶向铁路局反映情况。而北京卫计委则称，北京铁路系统的控烟职责在北京铁路局，不属于北京卫计委受理范围，建议李晶直接向铁路部门投诉。

第一节 公共卫生伦理学的含义和理论基础

自20世纪80年代以来，严重危及人类健康和生命的种种传染病一波又一波地在全球流行，将公共卫生中的伦理问题突出到显著的位置，学术界的关注焦点也逐渐从临床伦理学和研究伦理学转移到公共卫生伦理学。近年来，我国公共卫生工作和政策中规范性问题不断增加，这就需要我们更加重视对公共卫生伦理学的研究。那么，什么是公共卫生？什么是公共卫生伦理学？这些都是我们在理解和分析公共卫生伦理学中首要回答的问题。

一、 公共卫生伦理学的含义

要理解公共卫生伦理学的含义，首先要弄清楚什么是伦理学，什么是公共卫生。学术界对伦理学的界定众说纷纭。如现代英国进化论伦理学家斯宾塞说："伦理学者，研究一般行为中最进化之人类行为，及其直接间接对于群己福利之促进或阻碍者也。"[①] 美国实用主义哲学家杜威说："伦理学者，研究行为而辨其正邪善恶之学也。"[②] 武汉大学张传有教授则说得更为简明："伦理学是有关人的行为的理论。"[③] 从这些定义中我们发现，学者们都抓住了"道德行为"这个关键词。伦理学又称道德哲学，如果说哲学是对"知"与"行"的研究，那么伦理学就是专门研究"行为"的学说。因此，伦理学主要是探索人类行动的社会规范问题。在社会领域，用来表达行为的伦理规范有很多种，如各种规定、惯例、法典、公约、习俗等。

伦理学可分为规范伦理学、元伦理学和描述伦理学。规范伦理学研究人类行动对错的理论、原则或方法。元伦理学是对伦理学本身的研究。在元伦理学层次上，我们关注的问题既不是在具体场合如何做出伦理判断，也不是如何为具体的伦理判断提供系统性的理论依据。研究道德术语的意义、道德判断的性质以及如何为道德判断辩护，是伦理学对人们道德信念和行为的描述和解释。通过探讨人类各个活动领域中的行动对错标准，形成各种实用或应用规范伦理学，如生命伦理学（或医学伦理学）、法律伦理学、企业伦理学、动物伦理学、环境伦理学、科技伦理学、公务伦理学等。生命伦理学诞生于20世纪60年代的美国，在不到半个世纪的时间里发展成一门科学，在全球范围内受到广泛关注。人类关注生命伦理问题的主要原因在于现代科技的发展突破了既有的道德规范体系可以处理的范围，生命技术导致的社会问题使得人类面临道德标准缺失的尴尬境地。生命技术下的道德焦虑和惶恐成为一种时代情绪。[④] 正如

①② 黄建中．比较伦理学［M］．台北：国立编译馆，1974：32．

③ 张传有．伦理学引论［M］．北京：人民出版社，2006：7．

④ 李斌玉．生命伦理学的元伦理分析［D］．长春：吉林大学，2005：1．

德沃金所言："我们许多人在思考基因工程时感到的恐惧，不是对错误的恐惧，而是对我们失去把握错误的能力的恐惧……我们的大部分牢固信念都会受到动摇，我们在道德上将处于自由落体状态，我们将必须根据新的背景、带着不确定的结论重新思考。"① 而公共卫生伦理学是在医学伦理学基础上发展起来的生命伦理学的重要领域。

从全球范围来看，尽管医学技术的发展改善了人类的健康水平，但由于医疗技术的过度使用，其对于提高人们健康水平的作用正在弱化。此外，限制人民群众健康水平提高的主要原因很大程度上不是因为疾病机理的模糊与医疗技术的匮乏，而是不健全的卫生服务筹资、管理和支付制度与低效低质的卫生服务体系造成的。这些都是世界各国面临的健康与卫生难题。② 世界卫生组织根据研究表明，人的行为方式和环境因素对健康的影响越来越突出，"以疾病治疗为中心"难以解决人的健康问题，也不可持续。因此，人们开始重视影响人群健康与疾病的社会条件——公共卫生。那么，什么是公共卫生？学术界关于公共卫生的定义有多种解释。如英国皇家医师学会公共卫生部认为，公共卫生就是"通过社会有组织的努力预防疾病、延长生命以及促进健康的科学和艺术"③。美国公共卫生学院联合会认为："公共卫生是通过教育、促进健康的生活方式以及研究疾病和损伤来保护和改善社群健康的科学。"④ 世界公共卫生学会联合会认为：公共卫生是一种艺术和一门科学，也是一个运动，致力于在社群充分参与下公平地改善社群的健康和幸福。从以上定义可知，公共卫生的主体是政府，也可以是社会组织；公共卫生所涉及的工作对象是社群，而不是简单的个体；公共卫生的工作方式是改善影响社群健康的社会条件；公共卫生的目标是提高社群的健康水平。因此，公共卫生可定义为：政府与社会组织通过改善影响社群健康的社会条件，从而提高社群健康的科学与技艺。它的最高宗旨是实现社会的利益，确保人民的健康生活。

了解"公共卫生"和"伦理学"的释义后，把握公共卫生伦理学的含义就相对简单了。理解公共卫生伦理学的关键在于厘清公共卫生和伦理学的逻辑关系，公共卫生伦理学是以公共卫生伦理问题作为逻辑出发点，而不是以伦理学理论做简单的逻辑推演。因此，公共卫生伦理学是探讨与促进群体健康、预防疾病和伤害行动相关的规范，主要关注群体层次的伦理学问题，特别是政府、公共卫生机构及其成员、医疗机构及其成员、公民的义务和责任等问题。它一方面用于指导培养公共卫生机构和人员的专业精神，以维护公众的信任；另一方面阐明指导公共卫生政策与措施的伦理价值，以促进人群健康和社会公

---

① 德沃金. 至上的美德：平等的理论与实践［M］. 冯克利，译. 南京：江苏人民出版社，2003：521.

② 张琳，李国红，郑志杰. 公共卫生伦理学简论［J］. 生命科学，2012，24（11）：1 344－1 350.

③④ 翟晓梅，邱仁宗. 公共卫生伦理学［M］. 北京：中国社会科学出版社，2016.

正。① 因此，翟晓梅和邱仁宗教授把公共卫生伦理学的工作归纳为以下三方面：①培养专业精神。公共卫生不是一般的职业，而是一门专业。作为一门专业或专业人员，不能满足于谋生计，而是要服务于社会和人类。将专业降低为一般的职业，就是降低对自己的要求，降低社会对它的期望，使之不能完成自己的使命。②用伦理学的理论、原则和方法探讨公共卫生实践中提出的伦理问题，澄清制定和实施公共卫生政策、规划和措施的价值基础，建立评价在公共卫生方面采取的行动（包括政策、规划、项目、措施）的伦理框架，对伦理问题的合适解决和合适行动的决策进行伦理学的论证和辩护。③实现与人群健康相关的社会正义。公共卫生的目标是一个健康的社区或社会，为了实现这个目标，必须服务于人群的利益，尤其是无权的、脆弱的、弱势的人群的利益，以减少健康的不平等、不公平、不公正。②

二、 公共卫生伦理学的理论基础

实际上，公共卫生领域涉及许多伦理问题，如传染病防治、对研究对象的保护、卫生保健资源的配置、免疫政策、儿童保健与保护、供水系统安全、食品和药物安全、公共场所禁烟、精神卫生等。而这些问题都是以社群主义和功利主义理论为基础的。以下将对公共卫生的伦理支持进行探讨。

社群主义。在英国，公共卫生常被定义为“社会有组织的预防疾病、延长寿命、促进健康的科学和艺术”。这一定义主要是建立在社群主义（communitarism）的思想上的。社群主义者重新定义自我与社群的关系，强调“社群本位”基础上的权利理论。他们认为，一个人成为一个社群的成员，就会把自己的目标和价值观设想为同时也是社群的目标和价值观，它们不是偶然地、而是实质性地属于社群的。每个成员都会把自己当作是社群的成员，把社群的目标首先当作群体所拥有，而不只是个人利益的表现。③ 因此，公共卫生将群体的健康置于个体利益之上，例如公共卫生干预是将一个患有潜在致命传染病的人进行检疫，这时个人的自由不得不放弃，但社群总体也许得到了拯救，作为社群一员的个体也同样受益，因控制了疫病在社群中传播而避免了疫病的感染。当然，社群主义者强调“社群本位”的目的是重申社群价值，并且突出“善优先于权利”的伦理理念。社群主义者认为，个人的权利和能力只有在一个社会语境中才能得到实现，因此，他们一方面承认个人人权，另一方面也承认人类生存的社会空间。该理论认为个人的自由是建立在自尊与尊重他人的基础上，个人也需要承担作为一个公民的责任。④ 当个人权利与“公共善”在公共卫生政策中存在冲突时，社群主义者更加注重“公共善”的实现。

---

① 王春水，翟晓梅，邱仁宗．试论公共卫生伦理学的基本原则［J］．自然辩证法研究，2008，24（11）：74－79．

② 翟晓梅，邱仁宗．公共卫生伦理学［M］．北京：中国社会科学出版社，2016：57．

③ 顾肃．评社群主义对自由主义的理论挑战［J］．厦门大学学报（哲学社会科学版），2003，12（6）：14－21．

④ 江芹，胡善联．公共卫生领域中的伦理学［J］．中国医学伦理学，2003，16（1）：11－12．

公共卫生的运作往往是强制性的，要对群体的安康与个体的安康进行权衡，在此之间发生歧见、偏依或偏见的余地是很大的。有时也许会发生这样的情况：要求做出牺牲个人自由不是人群中少数人，而是大多数人，而受益的只是少数人；有时存在很大一片灰色领域，如何在其中进行受益与风险的权衡很不确定。①

功利主义。如前所述，公共卫生伦理学的重要工作是对公共卫生政策、规划和措施进行价值评价，以最大限度地促进人群健康和社会公正。这一观念与功利主义的价值原理是密不可分的。功利主义作为一种目的论的伦理规范，为人们提供一个最高的道德行为目的。功利主义者视快乐为人类的幸福，不过它所主张的快乐，既是对每个人的个体快乐的承认，也是对所有相关者的整体快乐的认可。“功利主义的行为标准并不是行为者本人的最大幸福，而是全体相关人员的最大幸福。”② 作为功利主义的基本原理——“最大多数人的最大幸福”在近现代的社会政策和立法领域产生不可忽视的渗透效应，广泛地影响着政策和法律制定者的基本理念。既然功利主义的行为标准是公共幸福的最大化，那么如何实现？功利主义者认为：“行为者在他自己的幸福与他人的幸福之间，应当像一个公正无私的仁慈的旁观者那样，做到严格的不偏不倚。”③正如罗尔斯所言：“达到功利主义的最自然方式，就是对作为一个整体的社会采取对一个人适用的合理选择原则。一旦认识到这一点，在功利主义发展史上的公平观察者的地位和对同情的腔调也就容易理解了。因为，人们正是通过公平观察者的观念和同情的认可，而设想把个人的原则应用于社会的。”④ 因此，公共卫生政策和制度对“全体相关者”具有伦理要求，他们必须以公共利益作为思考和行为的出发点，只有这样才能实现“全体相关者”的健康与社会公正，而社会整体的健康效果也将成为判断政策和制度好坏的检验标准。

第二节 公共卫生伦理原则

公共卫生伦理学的基本原则是制定伦理准则、法律、法规的依据，它是以伦理学理论为基础，从公共卫生实践的经验教训中总结出来的。一般来讲，公共卫生伦理学的基本原则包括全社会参与原则、社会公益原则、社会公正原则、互助协同原则和信息公开原则。

一、全社会参与原则

公共卫生是关系到社会公众切身利益的工作，需要社会各界树立起“大

① 翟晓梅，邱仁宗. 公共卫生伦理学［M］. 北京：中国社会科学出版社，2016：99.

② 穆勒. 功利主义［M］. 徐大建，等译. 上海：上海人民出版社，2008：12.

③ 穆勒. 功利主义［M］. 徐大建，等译. 上海：上海人民出版社，2008：17.

④ 罗尔斯. 正义论［M］. 何怀宏，等译. 北京：中国社会科学出版社，1988：26.

健康观、大卫生观”的理念，仅依靠少数公共卫生服务人员的努力是无法做到的。公共卫生具有群体性和社会性，它要求社会各界共同参与公共卫生服务工作，这不仅能改善个人的健康，而且能够提升全社会的整体健康水平。《“健康中国2030”规划纲要》提出，坚持政府主导与调动社会、个人的积极性相结合，推动人人参与、人人尽力、人人享有，落实预防为主，推行健康生活方式，减少疾病发生，强化早诊断、早治疗、早康复，实现全民健康。

公共卫生事件的“公共性”决定了公共卫生工作是全社会的共同责任，需要全社会共同参与。在特定卫生事件状态下，每个人都有保持自身健康的权利并对他人负有相应的责任，而公共卫生活动的参与者不仅包括政府和社会组织，还包括利益相关的个人主体。因此，在公共卫生事件应对过程中，需要各级卫生行政部门、卫生监督机构、医疗机构和利益相关者的通力协作，共同参与，才能有效应对突发性公共卫生事件。此外，全民参与还表现在通过社会公众对有关健康知识的获取，动员全社会的力量广泛参与到疾病预防工作中来，把健康教育和健康促进真正深入到基层、深入到千家万户，推动健康生活方式进社区、进乡村、进单位、进学校、进场所、进家庭，努力形成人人参与的局面，有效改善健康的社会决定因素，促进健康社会的建设。如 2015 年 7 月，由中国医药教育协会和中国医药新闻信息协会共同主办的“慢病防治健康行”大型系列公益活动三年总结大会在北京举行。据悉，自 2012 年 7 月启动以来，“慢病防治健康行”大型公益活动在 25 个省（区、市）的 34 个城市开展，并先后建立了 22 个慢病防治工作站，投入经费 500 多万元，开展科普宣传活动 46 场次，健康教育大讲堂 51 场次，慢病专业技术培训 38 场次，社区义诊活动 28 场次，特困救助活动 3 场次，使 12 万余人直接受益，上百万人间接受益。总之，只有全社会理解公共卫生活动的价值与功能，积极参加公共卫生活动，公共卫生工作才能收到应有的效果。

二、 社会公益原则

社会公益，即社会公共利益，一般指不特定社会成员的利益。社会公益原则是公共卫生活动的必然要求。公共卫生活动的主体呈现多元性，而且这些主体之间是紧密联系在一起的，为了解决人们的健康问题，需要各主体互相合作、互相依赖。这就要求每一个主体在行使权利时，必须顾及其他社会成员的利益。同时，公共卫生具有广泛的社会性特点，决定了公共卫生工作必须对全社会人群的身心健康负责，把社会公益放在首位，坚持面向社会、主动服务。这就要求公共卫生活动的参与者以社会公益为出发点，主动研究公共卫生学中出现的问题，主动宣传预防保健知识，主动研究预防医学中出现的问题，主动向上级报告疫情，尤其是重大疫情不能拖延，要及时上报等。①

从伦理学的角度来说，公共卫生有着强烈的目的性，即保护和促进公共健

① 高桂云，郭琦. 医学伦理学概论［M］. 北京：中国社会科学出版社，2009：471.

康，实现最大多数人的最大健康利益[1]，这要求公众自觉追求公共利益，维护公共健康。根据公共卫生伦理的价值选择，当个体善与公共善发生冲突时，个体应当服从公共，个体善应当服从公共善，公共对于个体应当具有优先性，这不仅因为基于功利论的公共善大于个体善，更重要的是违反了公共善的个体“善”是不具有善性的。[2] 如果个体在对自己的健康选择中不考虑对他人和社会的影响，这不仅有可能是不道德的，而且他人和社会的公共健康也无法得到保证，反过来也必将影响到个体自己的健康。公共利益是社会公众的共同利益，任何违背公共利益的行为最终都会危害个体的利益。公共卫生工作的重要原则是社会利益高于一切，但这一原则往往被人忽视。据统计，我国目前的生产性污染、生活污染、放射性污染、噪音污染、水源污染、食物污染情况已非常严重。

环境污染可以引起传染病的暴发与流行。例如，1955 年，印度德里自来水厂水源由于受到生活污水的污染，造成大规模的戊型病毒性肝炎的暴发，170 万人口中仅黄疸病例即有 2.9 万人。1988 年，我国上海市因生食污染毛蚶，3 个月有 30 万人患甲型病毒性肝炎，此实属世界上罕见的暴发流行。由环境污染引起的区域性疾病（公害病），如发生在日本的水俣病是慢性危害的经典例证。环境污染物更严重的危害是能损伤人体遗传机制，诱导人类遗传物质的变化，引起人类基因库和遗传负荷改变，形成遗传性疾病，并可诱发肿瘤、畸胎和出生缺陷。据估计，人类癌症 80% ~90% 与环境因素有关，而其中化学因素又占 90%。环境因素常常引起正常细胞的恶性转化，异常增殖，并发展成肿瘤。这些恶果的出现主要是由于一些单位和个人只顾自身经济利益，不顾社会人群的健康向环境倾泻有毒物质，致使环境反过来报复人类。因此，要制止这种状况，公共卫生活动就必须坚持社会公益的原则，加强我们对环境与人类健康的辩证关系认识，对严重污染环境的单位和个人要进行处罚，要责令和帮助其改善工艺，消除或减轻污染。

三、 社会公正原则

一个公平正义的社会是人们所向往的。莱因霍尔德·尼布尔在《道德的人与不道德的社会》中指出：“要实现的最高道德理想，与其说是无私，不如说是公正，社会必须以保障人们在一切生活领域中的机会平等为目的。”就公共卫生伦理学而言，社会公正原则主要体现为以下三个方面。

（一） 分配公正

即在公共卫生事件发生后，卫生资源配置过程中，所有社会成员之间应该公平、公正地分配资源。医疗卫生资源分配中涉及的伦理学问题主要是如何保

---

① 蒲川. 促进基本公共卫生服务均等化的实施策略研究：以重庆市为例［J］. 软科学，2010，24（5）：73 – 77.

② 张斌. 公共卫生实践中诸主体的道德责任［J］. 医学与哲学（A），2013，34（7）：34 – 35.

证分配公益与效用、公平与公正问题。[①] 在公共卫生领域，公共卫生资源分配属于公共政策范畴，应以公平为原则，表现为所有成员在获取相同的公共卫生资源方面具有均等的机会。例如，当甲流疫苗生产出来后，所有社会成员应享有机会接种，疫苗的生产者、分配者、销售者不应因为有直接接触机会获得优先接种的权利。同时，在资源分配方面，还需要充分考虑不同地区、不同民族、不同信仰甚至不同生活习惯的人们的要求。在微观资源配置过程中，要充分考虑对农村、边远地区的投入。长期以来政府间“分灶吃饭”“分级自筹”的卫生投入体制是导致卫生资源配置不平衡的重要原因。我国中央和地方政府在发展公共事业方面的事权、财权划分严重不清。比如公共财政对医疗事业的投入，主要偏重于大中城市的大中医院的建设，而对医疗体系、农村医疗及城市社区体系建设等投入明显不足，造成城市和农村、大医院和社区医疗机构两极分化。因此，要实现城乡卫生资源优化配置，必须遵循医疗服务的基本规律，按照人们需求的多样化合理分配卫生资源。

（二）程序公正

即确保所实施的公共卫生执法过程的公正性。程序公正涉及我们应该如何做的问题，旨在保证我们所采取的行动有正当程序。如公共卫生信息保持公开透明，公共卫生行动政策与决策公开，每一个利益相关者和公众有机会参与。同时，对于违反相关法律的人员，尤其是对于导致公众严重健康损害者，应做出相应的处罚。在执行卫生法规过程中，预防工作必然会遇到许多阻力。有些单位或个人企图通过送礼、行贿的手法逃避卫生法规监督，有些单位或个人以停止生产国家财产要受到损失为由，企图使预防工作者放弃执法权，在这种情况下，大部分执法人员能够坚持秉公执法的原则，自觉抵制违法者的送礼、行贿等不良行为，然而，也存在一些执法者做出违法犯罪的行为。2014 年 2 月 26 日，国家卫计委召开全国卫生计生系统纪检监察工作会议。据不完全统计，2013 年全国卫生计生系统共查处医药购销和医疗服务中不正之风问题 3 907 件，2 984 人被追究责任；查处医药购销领域商业贿赂案件 377 件，690 人被追究责任，其中 214 人受到刑事处罚。因此，在卫生法规执法过程中，公共卫生相关执法部门要把人民健康看得高于一切，不谋私利，坚持原则，依法办事。对一些违法的单位和个人，要坚决予以查处，维护卫生法规的严肃性。

（三）回报公正

回报公正与分配正义是不同的，回报公正的含义是非常明确的：它体现的是主体与对象性劳动关系的正相关性，在有效付出与回报之间寻求对应。[②] 在公共卫生领域，回报公正特指“对于在公共卫生行动中做出了贡献的人或者群体，应该给予适当的回报；反之对于违反者，尤其因违反而造成公众严重健

---

① 王春水．流感大流行应对中公共卫生伦理学问题研究［J］．中国医学伦理学，2009，22（3）：127－128．

② 魏小萍．分配正义的两个抽象原则［J］．哲学动态，2015（12）：5－10．

康损害者则应作相应的处理。回报公正就是公平的奖惩，其方式可以有经济上的或精神上的等等”[①]。在某种意义上讲，回馈公正是多劳多得、少劳少得、不劳不得的通俗理解，这有利于形成公共卫生工作的动力机制。

四、互助协同原则

互助协同的理念源于群体动力理论。群体动力理论认为，在群体中，每个成员都具有交互依存的动力，而这种动力本身就是群体之间的互助与协同。正如罗尔斯所言，“每个人的福利都要依靠一个社会合作体系，没有它，任何人都不可能有一个满意的生活；其次，我们只可能在这一体系的条件是合理的情况下要求每一个人的自愿合作。”[②] 在公共卫生领域，面对疫病流行时，为了全社会的公共利益，各个部门要充分发挥自身的优势，只有在互助协同的过程中才能战胜疫病。这种互助协同既有互惠性，又有利他性，因而在公共卫生中能够上升为基本的伦理原则。

互助协同作为公共卫生伦理的原则具有两个层次：一是国家层次的互助协同。在我国，公共卫生体系的组织和部门一般包括国家、省市和地方的公共卫生机构；公共安全组织，如警察、消防队、医疗急救中心；环境保护、劳动保护和食品安全机构；教育、体育促进机构和组织；娱乐和文艺组织，它主要是为社区和在那里居住、工作和娱乐的人们提供物质和精神生活的环境；民政、各种慈善组织、社区与健康的部门和组织、志愿者组织以及企业等。[③] 从我国公共卫生体系中可知，公共卫生不仅仅是卫生部门的工作，它需要不同部门的互助合作与全社会的协同参与。当突发公共卫生事件来临时，作为公共卫生的“利益相关者”应主动参与社会动员，但这种动员应由政府相关部门统一协调和调动，不可妄自行动。这种动员应依据科学提出，通过政府指令，采用报纸、广播、电视、网络等媒体多种方式进行发动，并有专业的指导后才可采取措施[④]。二是国际层次的互助协同。在全球情境中，公共卫生是由各国政府、社会或社群采取的，旨在通过改善社会条件以促进群体健康、预防和控制疾病在人群中流行的干预措施。例如2014年西非埃博拉疫病流行暴发，这就需要世界各国政府和社会团体在互助合作的背景下帮助他们控制疫情，并给予预防和控制疫病的知识和技能。

五、信息公开原则

“公开”一词在汉语词典中的解释一般是指：①不加隐蔽的；面对大家的

---

① 翟晓梅，邱仁宗．公共卫生伦理学［M］．北京：中国社会科学出版社，2016：69.

② 罗尔斯．正义论［M］．何怀宏，等译．北京：中国社会科学出版社，1988：103.

③ 傅华，胡善联，叶细标，等．以生态学的观点建设现代公共卫生体系［J］．中国卫生资源，2003，6（5）：199－201.

④ 章绳正，祁国华，王辉，等．卫生行政部门在维护公共卫生安全中的核心作用探讨［J］．上海预防医学杂志，2003，15（9）：422－423.

（跟“秘密”相对）。②使秘密的成为公开的。[1] 在公共卫生领域，信息公开则是指公共卫生管理部门面对大家公开其所掌握的信息，使公共卫生信息摆脱其秘密性束缚而成为公共可得资源。在公共卫生领域坚持信息公开透明，不但能够使得公共卫生行动更加有效，而且能够增强政府的公信力。例如，在控制突发传染病、保障公共卫生工作中，确保有关信息的透明性，确保这些信息的自由流动，使疾病防控和医务人员及时了解疫情变化，也使他们及时向有关部门报告他们发现的信息。关于是否完全公开有关信息，也是有争论的。有些反对者认为，如果完全公开信息，可能会造成群众恐慌、人心惶惶，社会陷入不稳定状态等的问题。然而，如果仔细分析会发现，造成群众恐慌的不是信息透明化、公开化，正是对信息的封锁，并且缺乏对防控疾病和公共卫生教育，信息的透明和流动包括配套的培训、教育、宣传措施。群众对即将到来的疫病一无所知，他们如何参加对疫病的防控工作。[2]

公共卫生的信息公开是保障公民知情权的需要，知情权的基本含义是公民有权知道自己应该知道的事情。[3] 公共卫生相关部门公开信息不再是行政机关的一种“恩赐”，而是为了保障公民、法人或其他组织的合法权益。从知情权的角度看，如果广大群众不知道什么是健康的生活方式，以及如何控制、预防疾病，将是更不道德的。而这正是当前公共卫生教育的现状。因为当一种疾病有较高的威胁性并威胁着特定人群的生命安全时，报告上级卫生机构并及时处理是非常必要的，否则将会为保护个体利益而损失大多数人的利益。有许多预防干预对个人提供的效益可能很小，但对整个集体或者人群的健康却有很大好处。当某种公共卫生项目可以覆盖全人群，那么整个人群将因此而受益。具体而言，公共卫生机构应为群众及时提供决策信息。这些公共卫生项目和政策在制定和实施时应该因地制宜，尊重不同群众的价值观、信仰和文化，在实施前需要获得群众的同意，以保证公共卫生政策制定的合理性和公平性。也就是说，公共卫生工作必须坚持群众路线，从群众中来，到群众中去，而这一过程中必须保持信息的透明和流动，只有这样才能实现全面参与，从根本上应对公共卫生危机。

第三节　公共卫生工作伦理要求

公共卫生工作伦理是关乎促进公众健康、预防疾病和伤害的相关行为规范，是公共卫生工作者的专业精神和职业道德。公共卫生工作涉及人们健康的各个方面，包括促进人群健康和预防疾病，收集和使用流行病数据，进行健康

---

① 中国社会科学院语言研究所词典编辑室．现代汉语词典［M］．7版．北京：商务印书馆，2016：451．

② 翟晓梅，邱仁宗．公共卫生伦理学［M］．北京：中国社会科学出版社，2016：67－68．

③ 杨立新．人身权法论［M］．修订版．北京：人民法院出版社，2002：678．

监测和评估，明确健康的决定因素，关注生物学、行为、社会和环境之间的相互作用并实行有效干预措施，开展社区公共卫生行动等工作。增强公共卫生工作者的道德素质，贯彻落实预防为主、防治结合的方针，做好重点预防工作，将疾病消灭在始发状态，对于贯彻大卫生、大健康的理念，促进和保障人民的身体健康，提升全民健康素养具有十分重要的意义。下面主要讨论公共卫生工作中某些具体领域的伦理要求。

一、 疾病防控的伦理要求

疾病防控即疾病的预防控制，是公共卫生工作者重要的工作内容，包括传染病防控以及慢性非传染性疾病防控。传染病是指由病原体引起的能在人与人之间、动物与动物之间或者人与动物之间相互传播的疾病，具有起病急、传播快、死亡率高等特点，给人类健康带来极大危害。慢性非传染性疾病即具有病程长、病因复杂、健康损害、无自愈性等特点的一类非传染的疾病。随着经济社会工业化、城镇化、人口老龄化进程不断加快，人们的生态环境、生活方式、食品安全状况等因素对健康的影响逐步显现，致使慢性非传染性疾病发病、患病和死亡人数呈上升趋势，威胁人们的健康和经济社会的可持续发展。但以上两类疾病都是可防可控的，公共卫生工作者不仅要做好传染病的防控，也要重视慢性非传染性疾病的防控工作。

《中华人民共和国传染病防治法》根据传染病的危害程度和应采取的监督、监测、管理措施，参照国际上统一分类标准，结合中国的实际情况，将全国发病率较高、流行面较大、危害严重的37种急性和慢性传染病列为法定管理的传染病，并根据其传播方式、速度及其对人类危害程度的不同，分为甲、乙、丙三类，实行分类管理。

（一）传染性疾病防控的伦理要求

随着医学水平和医疗设备条件的提高，曾对人类的生命造成严重威胁的一些传染性疾病已基本得到有效的预防和控制，如天花、霍乱、黑热病、鼠疫等已基本消灭。2003年，我国遭到“非典”的袭击，给人民带来了惨痛的灾难和教训。抗击“非典”后，全社会都在总结经验教训，痛定思痛，深刻认识到传染病防控工作的重要性。我国先后建立了不明原因肺炎监测系统及国家重大传染病监测系统，传染病防控体系也处于逐步完善过程中。但是，当前传染病发病率依然很高，有些传染病形势仍然较为严峻，如乙型肝炎、肺结核、艾滋病等，并且又有新的传染病出现。所以，预防、控制和消除传染病的发生与流行，保障人们健康和公共卫生依然是国家和政府的重要工作，也是公共卫生工作者的神圣职责。在传染病防控中，公共卫生工作者应该遵循以下的伦理要求。

1. 积极开展预防工作，强化社会责任担当

加强预防是传染病防控最为有效的方法，应该将预防为主作为工作方针，坚持防治结合、联防联控、群防群控，认真做好传染病预防工作，最大程度减少人群患病。传染病防控工作人员要对广大群众的健康保持高度负责的责任心，认真做好宣传教育、预防接种、改善环境等预防传染病的常规工作，从源头上尽可能杜绝或减少传染病的感染途径。传染病防控工作人员面对的是广大人民群众，多数是健康人群而非患者，一定要从社会公共利益出发，以诚恳耐心的态度开展工作，获得群众的理解、支持和配合。采用各种形式主动地开展定期宣传教育，普及卫生保健知识，积极倡导健康的生活方式，提高广大群众的预防保健意识和水平，促进群众树立强身健体的理念。完善并落实有计划的预防接种制度，定期对社区居民开展体检，提高群众免疫水平。积极响应疾病防控机构和部门的工作，组织社区开展爱国卫生运动，定期进行社区公共卫生设施检测，改善公共卫生环境，采取各种方法减少或切断感染源及传播途径。

《中华人民共和国传染病防治法》第七条规定：各级疾病预防控制机构承担传染病监测、预测、流行病学调查、疫情报告以及其他预防、控制工作。医疗机构承担与医疗救治有关的传染病防治工作和责任区域内的传染病预防工作。城市社区和农村基层医疗机构在疾病预防控制机构的指导下，承担城市社区、农村基层相应的传染病防治工作。

2. **认真落实检测上报工作，坚决履行法定职责**

传染病的检疫、监测、上报和发布等工作在传染病防控中至关重要，任何疏忽都可能会导致传染病扩散，对经济社会和广大人民群众造成危害。我国已初步建立起功能完善、反应迅速的传染病防控体系，其中医疗机构在传染病防控工作中发挥非常重要的作用。防控工作人员必须严格履行法定职责，按部就班、认真落实检测上报工作。《中华人民共和国传染病防治法》第二十一条："医疗机构应当确定专门的部门或者人员，承担传染病疫情报告、本单位的传染病预防、控制以及责任区域内的传染病预防工作；承担医疗活动中与医院感染有关的危险因素监测、安全防护、消毒、隔离和医疗废物处置工作。"要求防控工作人员要做好传染病检测工作，做到检疫和检测准确及时，第一时间发现疫情。第三十条指出："疾病预防控制机构、医疗机构和采供血机构及其执行职务的人员发现本法规定的传染病疫情或者发现其他传染病暴发、流行以及突发原因不明的传染病时，应当遵循疫情报告属地管理原则，按照国务院规定的或者国务院卫生行政部门规定的内容、程序、方式和时限报告。"要求防控工作人员切忌瞒报、漏报或谎报，一旦发现疫情应立即上报，并及时成立义务小组进行研究性治疗。

人性化服务，具体来说就是以人为本，为传染病患者全心全意提供优质的服务，给其以人文关怀，从而有效地提高传染病患者的服务满意度，最终促进其健康水平和生活质量的提高。

3. **尊重科学，实事求是，具备无私的奉献精神**

传染病防控工作人员需要承担与感染有关的危险因素的检测，发现传染病疫情或原因不明的传染病时需要及时上报，要求其必须具备实事求是的科学精神，一切从实际出发，切忌欺上瞒下。传染病防控工作人员应当具备科学精神还特指应当用科学的态度对待疾病，切忌夸大疾病的危害性或者掉以轻心，应努力配合医务人员开展研究，加强疾病的防治。传染病防控工作人员的工作必须防患于未然，见效不如治疗那样迅速，而且防控工作人员面对的是社会人群而非个别患者，不容易被群众所理解，必须具备不计名利、默默耕耘、甘于奉献的精神。防控工作人员相较于普通人具有更多接触病毒的可能性，再加上经常与传染性病毒携带者接触，危险系数极大。然而，防控工作关系千万群众的健康，防控工作人员不能因畏惧感染而徘徊不前，更不能玩忽职守、麻痹大意，必须具备为人民服务的精神，具备义无反顾勇于献身的精神。

4. 尊重患者人格，开展人性化服务

传染病具有传染性且危害性较大，因此传染病患者容易产生自卑、焦躁、恐惧等心理，在人际交往中也容易受到歧视、嘲笑甚至被孤立。防控工作人员应发挥医道精神，尊重患者，对传染病患者一视同仁，仔细询问患者病情，努力安抚患者情绪，帮助患者及时治疗。如若无法根治，则应当引导患者建立起文明的生活方式，帮助其树立生活信心。与此同时，传染病防治工作人员要注意从患者角度出发，保护患者隐私，开展人性化服务。

（二）慢性非传染性疾病防控的伦理要求

随着医学水平的提高，我国的传染性疾病已经基本得到预防和控制，然而慢性非传染性疾病（简称为“慢性病”）却呈现出上升趋势。慢性病上升主要和经济飞速发展的同时带来的环境问题、生活压力大以及不良生活方式相关，主要为肿瘤、心脑血管疾病、糖尿病等。早在 2005 年，世界卫生组织（WHO）就发表了一个全球性报告，指出慢性病是世界上最首要的死亡原因，由慢性病造成的死亡约占所有死亡的 60%。[①] 2015 年国家卫计委发布的《中国居民营养与慢性病状况报告（2015 年）》显示，2012 年全国成年人高血压患病率高达 25.2%，糖尿病患病率为 9.7%，癌症发病率为 235/10 万。[②] 在 2016 年中国心血管疾病防控行动计划研讨会上，王陇德院士指出，我国现有确诊慢性病患者近 3 亿，其中有一半发生在 65 岁以下人群。主要的 4 种慢性病导致的死亡占总死亡人数的 86.6%。因此，慢性病防控对于维护广大群众的健康和生命具有重大意义，而且当前防控形势严峻，刻不容缓。慢性病防控因其特殊性及重要意义，对公共卫生工作者提出了以下伦理要求。

1. 履行健康教育职责，倡导健康生活方式

慢性病的预防是一项长期、艰巨而繁重的系统工程，需要政府、卫生组织和机构以及个人的共同努力，达到全民健康水平的提升。其中关键还是要靠每一个个体建立主动预防的健康意识，形成科学健康的生活方式。慢性病的发生很多时候是由于患者不良生活方式所造成的，如酗酒、吸烟、熬夜、饮食不当、运动过少等。防控工作人员对个人实施科学有效的健康教育，不仅有可能促进改善该个体的健康状况，延长其寿命，也是为提升整体健康水平做出贡献。防控工作人员应当履行健康教育职责，想方设法转变群众“重治疗轻预防”的观念，倡导“每个人是自己健康第一责任人”的理念，激发群众主动预防、自我保健的积极性，采取群众喜闻乐见的形式宣传、倡导健康的生活方式，鼓励人们养成良好的生活习惯，提升公众的健康素养。防控工作人员也应该提高自身的业务水平，认真学习临床医学、社会医学、心理学、营养学、运动学等相关学科知识，将科学有效的健康信息带给广大群众。

2. 加强筛查普查工作，做好“三早”预防工作

慢性病在临床前期做好早发现、早诊断、早治疗的“三早”预防工作，

---

① 资料来源于世界卫生组织网站。

② 资料来源于疾病预防控制局。

是可以实施更为有效的治疗、控制疾病发展和恶化的基础。慢性病在发病早期阶段筛查出来，不但能使治疗更为有效，提高患者的治愈率和存活率；还可以降低医疗费用，提高生命质量。作为疾病防控工作人员，应该在政府、社区和医疗机构的支持下，加强慢性病的筛查、排查工作，积极发现慢性病高风险人群，按照相关疾病的工作规范开展预防工作，实现早发现、早诊断、早治疗。防控工作人员应积极主动开展群众的健康干预，提高干预能力和力度，竭诚做好慢性病的风险评估、干预指导等健康管理服务工作。

引导人们建立健康良好的生活方式，是健康促进工作者最神圣的职责。

3. 关注患者心理健康，提供足够资源支持

慢性病患者带着疾病生活，往往长期忍受病痛的折磨，承担着巨大的生活压力，这些生理和心理上的压力会带来不同程度的心理问题。疾病防控工作人员要加强对患者亲属相关知识的教育，引导亲属认识问题的严重性，帮助其为患者构建相对良好的康复环境。对于一些产生较为严重心理问题的患者，可以帮助其争取社会支持，或者获得社会物质资助，或者可由心理医生介入提高其生活的信心和勇气。总而言之，要为慢性病患者营造更为良好的治疗和康复环境，帮助其减轻心理负担，促使其更快地恢复健康。

2015 年 12 月国家卫计委发布的《2014 年全国职业病报告情况》显示，2014 年共报告职业病 29 972 例，其中职业性肺病 26 873 例，占总病例数近九成，急性职业中毒 486 例，慢性职业中毒 795 例，其他职业病合计 1 818 例。从行业分布看，煤炭开采和洗选业、有色金属矿采选业与开采辅助活动行业的职业病病例数较多，分别为 11 396 例、4 408 例和 2 935 例，共占全国报告职业病例数的 62. 52%。

二、 职业性损害防控的伦理要求

职业病是指企业、事业单位和个体经济组织等用人单位的劳动者在职业活动中，因接触粉尘、放射性物质和其他有毒、有害因素而引起的疾病。职业性损害的概念比职业病更宽泛，指在人们生产过程、劳动过程和生产环境中存在的各种职业性有害因素对劳动者健康带来的损害，包括职业病、工作有关疾病和职业性外伤三大类①。职业性损害（特别是职业病）对劳动者健康造成伤害，甚至危及劳动者生命，给患者家庭也带来极大影响。据国家卫计委统计，截至 2013 年底，全国累计报告职业病 83. 37 万例，其中尘肺病 75. 03 万例。2010 年以来报告职业病病例每年都在 2. 6 万例以上。职业性损害防控的关键在预防、控制和消除职业性有害因素，这需要政府、公共卫生机构和人员、用人单位和劳动者的共同努力。要做好职业性损害的防控工作，公共卫生工作者在职业性损害防控工作中应该遵循以下伦理要求。

（一）强化职业性损害的源头治理，依法开展健康管理和监护

要坚持预防为主的基本方针，制订具体的职业性损害防控计划和实施方

① 仲来福. 卫生学［M］. 7 版. 北京：人民卫生出版社，2008：160 - 162.

《中华人民共和国职业病防治法》第四十三条指出：承担职业病诊断的医疗卫生机构应当具备下列条件：（一）持有《医疗机构执业许可证》；（二）具有与开展职业病诊断相适应的医疗卫生技术人员；（三）具有与开展职业病诊断相适应的仪器、设备；（四）具有健全的职业病诊断质量管理制度。

承担职业病诊断的医疗卫生机构不得拒绝劳动者进行职业病诊断的要求。

案，建立健全职业卫生和健康管理制度，对劳动者的健康负责；加强对重点职业病的预防，尤其是粉尘性职业病，重视从源头上控制或消除职业性危害，加强与职业病损害防护相适应设施的建设。防控工作人员应不断提高自身专业素养，充分利用资源建立较为完善的覆盖城乡的职业性损害因素检测系统，并推进信息化建设；不断完善职业病防治宣传教育体系，健全职业病防治信息采集系统，逐步实现职业病信息的互通与共享；加强对存在职业病危害的用人单位的主要负责人进行培训，提高其职业卫生观念；督促用人单位对劳动者进行上岗前的职业卫生培训，促进其职业卫生知识的普及和提高；对遭受或可能遭受职业病危害的劳动者，要依法对其进行职业健康检查，为劳动者建立职业健康监护档案，并定期对劳动者的健康状况予以跟踪；充分发动社会和新闻媒体的力量，开展多种宣传活动，在全社会形成关心劳动者健康、重视职业病防治的良好氛围。

（二）认真负责，掌握要领，积极开展劳动过程的检测和监督

职业病防治工作人员要认真开展生产过程和生产环境中可能存在的职业性有害因素的检测和监督。在生产过程当中，评估检测其技术、工艺及材料是否达标，促使企业优先采用有利于保护劳动者健康的生产资料；对于首次使用尚不明确其风险的材料应当予以取消并改换确保安全的材料。在生产环境中，监测企业或单位的工作场所和条件是否达标，查看其在具有严重危害性的岗位是否设置醒目的警示标志，是否具备应急救援器材、设备、通道及预案。职业病防治工作人员必须具备主动学习的精神，充分了解具体领域的劳动生产过程，积极掌握详实的资料，确保有效地开展检测和监督工作。职业病防治工作人员还必须具备公正、平等的理念，切忌因一己私利罔顾劳动者的安全。劳动过程的检测和监督是一项长期工作，要求职业病防治工作人员树立长期跟踪、认真负责的工作态度。

（三）严谨对待职业病诊断，保障劳动者的合法权益

职业病诊断是一项极其复杂的工作，承担职业病诊断的医疗卫生机构必须具备相应的条件。除了查看临床表现之外，职业病诊断还需要查看患者的职业史以及相应的工作场所等相关资料。职业病诊断是一项事关劳动者、企业和国家利益的工作，其科学性及政策性很强，因此一定要严谨、客观、公正地对待。由于职业病诊断具有特殊性和困难性，企业推诿责任、劳动者权利受损的情况在现实中时有发生。职业病防治工作人员需要密切关注劳动者健康档案，有义务督促企业及时安排疑似职业病患者进行诊断。职业病诊断需要企业提供相关资料时，防治工作人员有义务协助提供真实有效的材料，帮助劳动者开展职业病诊断工作。企业应当承担职业病患者的医疗费用，对于具体实践层面的资金是否到位，防治工作人员有义务予以监督，督促企业对职业病患者妥善安置，保障劳动者的合法权益。

三、 健康教育和健康促进的伦理要求

健康教育和健康促进旨在通过有组织、有计划的教育和促进活动，促使人们自愿改善不良生活习性，建立健康的生活方式，提高生活质量，从而达到促进社会健康的目的。健康教育与健康促进是促进广大群众健康的关键环节和防控疾病的基础性工作。改革开放以来，我国一直十分重视健康教育和健康促进事业的发展。近年来，随着“大健康”理念与“健康中国”战略的提出和倡导，我国把促进全民健康放在了优先发展的战略地位，健康促进与教育工作也面临着新形势新任务。2016 年 8 月，习近平总书记在全国卫生与健康大会上强调，“要倡导健康文明的生活方式，树立大卫生、大健康的观念，把以治病为中心转变为以人民健康为中心，建立健全健康教育体系，提升全民健康素养。”2016 年 10 月发布的《“健康中国 2030”规划纲要》明确了“共建共享”的战略路径，指出建设健康中国“人人参与、人人尽力、人人享有”，强调“要强化个人健康责任，提高全民健康素养，引导形成自主自律、符合自身特点的健康生活方式，有效控制影响健康的生活行为因素，形成热爱健康、追求健康、促进健康的社会氛围”。随后发布的《关于加强健康促进与教育的指导意见》和《“十三五”全国健康促进与教育工作规划》均提出到 2020 年全国居民健康素养水平要达到 20%。这些政策和任务对公共卫生工作者提出更高的伦理要求。

癌症与什么因素相关？中国医学科学院肿瘤医院流行病学研究室主任乔友林报告，慢性感染是导致中国患者癌症发病和死亡的首要原因，占 29. 4%；其次是主动和被动吸烟，占 22. 61%；还有水果、蔬菜摄入不足，饮酒，职业暴露，环境污染，超重肥胖，体力活动缺乏，生殖因素等原因致癌。乔友林认为，只要合理规避这些诱因，中国总体的癌症死亡中，过半数死亡是可避免的。

（一）坚持大健康理念，树立对群众健康负责的使命感和责任感

随着我国卫生与健康事业的发展，“健康中国”已经上升到国家战略层面。建设健康中国，不仅要解决看病问题，还要树立大健康理念，把以治病为中心的观念转变为以人民健康为中心，倡导健康生活方式，提升全民健康素养。而做好健康教育和健康促进工作，是提高人民健康素养和健康水平的最根本、最经济和最有效的途径之一。健康教育和健康促进工作注重未病先防，关注群众的健康全过程，其工作周期长，任务繁重复杂，也不如临床医学能迅速直接产生治疗效果，但却是一项造福全人类的伟大事业。无论是健康促进教育工作者还是医务工作者，都有责任坚持大健康理念，做好健康教育和健康促进工作。健康促进教育工作者要有长远眼光，认识到健康教育和健康促进工作的重要性，切莫抱有不如临床医学实用吃香的怨愤心态从事工作。要热爱自己所从事的职业，树立对群众健康负责的使命感和责任感，全心全意为人们的健康服务，以饱满的工作热情投入到这项伟大的事业中去。医务工作者则要将健康教育和健康促进自觉融入自身从事的医疗卫生工作中，发挥自身专业优势，大力开展健康促进和教育服务。只有卫生与健康战线的工作者都坚决贯彻大健康理念，推动健康教育和健康促进事业向前发展，才能实现普及健康生活、提高全民健康素养的目标，切实推进健康中国的建设。

（二）积极主动开展健康教育服务，努力创新宣传教育方法

健康教育和健康促进工作所面对的服务对象大多是健康群众而并非患者，他们没有患病求医的紧张感和迫切感，多数人也没有建立强烈的健康意识。在开展健康教育服务的时候，健康促进教育工作者必须建立积极主动、诚恳耐心的工作态度，转变群众以治病为中心的观念，建立大健康理念。健康促进教育工作者必须积极主动开展健康素养促进教育，大力普及健康知识技能，耐心引导群众建立合理膳食、适量运动、戒烟限酒和心理平衡的健康生活方式，倡导“每个人是自己健康第一责任人”的理念，唤起群众对自我健康的责任感，使群众逐渐建立科学的健康理念，自觉培养自主自律的健康行为，养成健康的生活方式。健康促进教育工作者还要主动发挥自己的创新能力，采取各种群众喜闻乐见的宣传教育方式开展健康教育和健康促进工作，让健康教育的内容丰富实用，通俗易懂，生动形象，力求提高健康教育的针对性、精准性和实效性。如充分利用互联网、移动客户端等新媒体传播健康知识和健康理念，举办居民健康知识竞赛活动、惠民健康讲座等。

（三）完善自身健康素养，提高健康教育的沟通能力

作为健康教育和健康促进工作的中坚力量，健康促进教育工作者自己要做好表率，建立健康的行为和生活方式，完善自身的健康素养，发挥以身作则、言传身教的积极作用。如开展控烟宣传活动，自己首先一定不可以吸烟；又如开展健康素质促进活动，如果可以用切身经历来说明选择健康生活方式会给自身和家人带来了重要的积极影响，就比较有说服力和感染力。当然，健康促进教育工作者也必须具有扎实的专业知识和丰富的经验阅历，才能更好地开展工作。另外，交际沟通是健康教育和健康促进工作所必备的职业能力。健康教育和健康促进工作是要引导群众预防为主，关口前移，建立健康的行为和健康的生活方式。这就要求人们要转变健康的观念，打破习以为常的生活方式，建立新的生活习惯。因此，这些宣传教育不一定能够得到群众的理解与支持，不一定能够使群众马上听从教育和引导，自觉落实行动。沟通的目的是要鼓舞对方达成行动，让对方心悦诚服地接受教育并且落实于行动中。健康促进教育工作者要耐心地与群众进行有效沟通，从群众利益出发，动之以情，晓之以理，让群众将健康知识和健康意识内化于心，外化于行，确保健康教育和健康促进的有效开展。

健康促进教育工作者首先必须践行健康的生活方式和习惯，个体带动群体，形成良好的榜样效应。

四、应对突发公共卫生事件的伦理要求

突发公共卫生事件是指突然发生，造成或者可能造成社会公众健康严重损害的重大传染病疫情、群体性不明原因疾病、重大食物和职业中毒以及其他严重影响公众健康的事件。突发公共卫生事件具有突发性、公共性、危害性、紧迫性、复杂性等特征，不仅会严重危害群众的健康，还破坏经济社会的安定团结，甚至可能会引起社会恐慌。突发公共卫生事件一旦发生，医务工作者必须

服从突发事件应急处理指挥部的统一指挥，卫生防疫部门应承担突发性公共卫生事件的防病决策、动员协调等具体事宜，特别是对于危害严重的传染病的暴发流行。2003 年我国暴发传染性“非典”的疫情，最终确诊“非典”病例 5 327 例，死亡 349 人。以“非典”为代表的系列突发公共卫生事件的发生，不但引起了人们对公共卫生服务体系和疾病预防控制工作存在问题的反思，也唤起了人们对突发公共卫生事件的道德关注。在应对和处理突发公共卫生事件时，公共卫生工作者应当遵循以下伦理要求。

我国《突发公共卫生事件应急条例》第五条指出：突发事件应急工作，应当遵循预防为主、常备不懈的方针，贯彻统一领导、分级负责、反应及时、措施果断、依靠科学、加强合作的原则。

（一）恪守法定职责，科学有序应对突发事件

面临突发公共卫生事件时，公共卫生工作者应当恪守法定职责，严格按照规定程序和行为规范，科学有序地应对和处理。2003 年，国家发布了《突发公共卫生事件应急条例》《突发公共卫生事件与传染病疫情监测信息报告管理办法》等相关规定，后来又发布了《国家突发公共事件总体应急预案》，明确提出了应对各类突发公共事件的 6 条工作原则。公共卫生工作者必须恪守法律法规中规定的职责，做到实事求是，尽职尽责，快速、准确而有序地完成本职工作。公共卫生工作者还要注意科学应对问题，切忌盲目主观地下判断、做决定，要恪守科学态度，发扬科学精神，运用科学思维和科学方法，利用先进的监测、预警和应急处置技术及设施，充分发挥自身的专业能力和作用，沉着高效地应对突发公共卫生事件。

（二）服从整体，相互支持，具备团结协作的精神

突发公共卫生事件具有广泛的社会性特点，往往牵扯到社会安定、经济发展、政治稳定以及人民生活健康等多个方面。广泛的社会性特点要求各个部门必须相互支持，加强协调，共同解决问题。突发公共卫生事件往往波及面广泛，尤其是传染病的流行，其范围不仅涉及一个国家或地区，更多时候是多国或多个地区同时或相继发生疫情，容易引起人们心理恐慌，危害性特别大，要求各级卫生部门必须组织力量进行调查，地区之间必须相互支持，加强协作，努力将危害性控制在最小范围。突发公共卫生事件具有时间的紧迫性，大多时候其暴发性强，而且患者发病的时间集中、数量大，较为严重，要求公共卫生工作者必须具有大局观念和团结协作的精神，服从整体安排，相互支持，分工合作，以便于在短时间内快速做出决策，尽快制定方案，迅速开展医学救治工作。

（三）树立崇高的职业责任感，发扬敬畏生命的人道主义精神

公共卫生工作者应当树立崇高的职业责任感，意识到职业本身的严肃性及神圣性，工作中绝不懈怠、不松懈、不推诿、不敷衍，坚持认真负责的工作态度，坚持细致用心的工作精神。应对突发公共卫生事件，公共卫生工作者在遇到伤病和死亡时，必须怀着一颗敬畏生命的医者仁心。敬畏生命体现了热爱生命、尊重生命价值的人道主义精神。突发公共卫生事件的应对必须最大可能地救死扶伤，尊重每一个人的生命价值，认识生命的平等性及珍贵性。公共卫生

工作者应当不断发扬人道主义精神，将人文关怀融入工作过程之中，全心全意为人民的健康服务，努力保障人们的身体健康和生命安全。

（四）临危不惧，义无反顾，具备甘于奉献的精神

突发公共卫生事件存在的不可控性、不确定性以及易感染性等特点，对公共卫生工作人员的生命直接造成了威胁。比如抗击“非典”期间，许多公共卫生工作人员因公感染了疾病。在自己生命受到威胁的时候，公共卫生工作人员应该弘扬“敬佑生命、救死扶伤、甘于奉献、大爱无疆”的崇高的职业精神。医务人员不能忘记白衣天使的使命，要最大限度地保护及救治患者，哪怕条件再艰苦，也要努力地克服困难，临危不惧，义无反顾，勇往直前，舍己救人，竭尽全力地拯救和保护人民的生命安全，维护社会的安定和进步。对医务人员来说，因为担心自身感染而遗弃患者或延误治疗的行为是不道德的。卫生防控工作人员也背负着崇高职责，肩负着救人为己任的神圣使命，应当充分运用自己的聪明才智和专业技术，最大限度地贡献自己的光和热，努力将危险因素控制在最小范围，帮助医务人员救死扶伤，帮助人们尽快地恢复正常生活。

【关键概念】

公共卫生伦理学：公共卫生伦理学是探讨与促进群体健康、预防疾病和伤害行动相关的规范，主要关注群体层次的伦理学问题，特别是政府、公共卫生机构及其成员、医疗机构及其成员、公民的义务和责任等问题。

【理论重点】

1. 公共卫生伦理学的基本原则：包括全社会参与原则、社会公益原则、社会公正原则、互助协同原则、信息公开原则。
2. 传染性疾病防控的伦理要求。
3. 慢性非传染性疾病防控的伦理要求。
4. 健康教育和健康促进的伦理要求。
5. 应对突发公共卫生事件的伦理要求。

【延伸阅读材料】

《中华人民共和国传染病防治法实施办法》（卫生部令第17号）

【自测练习题】（请扫二维码）

（编者：第一、二节　徐伟明　中山大学新华学院
第三节　邢立宇　中山大学新华学院）

科学决不是也永远不会是一本写完了的书。每一项重大成就都会带来新的问题。任何一个发展随着时间的推移都会出现新的严重的困难。

——爱因斯坦

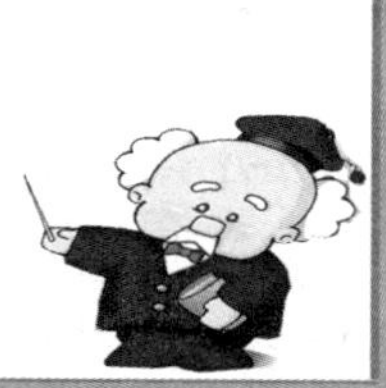

第六章　生育与人类辅助生殖技术伦理

【案例】昆明市的李先生和韩女士夫妇结婚5年一直无子，他们想通过做“试管婴儿”求子。2014年3月31日，他们在昆明市某医院完成胚胎植入手术。但是，第二天，该医院告诉韩女士，她体内植入的是别人的胚胎。这让李先生和韩女士无论如何也无法接受。对此，医院相关部门表示，医院正在积极配合解决。据韩女士表示，院方当日提出，由于他们的胚胎还在，可以帮他们重新进行胚胎移植手术，手术费可以免，如果一直不成功将免治疗费用，但药费仍要他们承担。

1. 你认为该案例争论的焦点是什么？解决好这类事件需要哪些条件？

2. 在社会经济生活和文化观念层面上，人类辅助生殖技术会给人们带来怎样的变化？

3. 这些变化又会以怎样的力量反作用于技术的发展并改变原有的伦理观念和道德底线？

第一节　生育及其伦理争议

随着经济步伐的迈进和科技日新月异的发展，我国的人口问题越来越呈现出一种错综复杂的态势。一方面，人口基数大，人均土地资源和其他各类资源均处于较低水平，巨大的人口数字带来并凸显了在社会发展过程中的各种问题。另一方面，由于各种原因造成的我国不孕不育人口比例在逐年加大，为改善这一状况，各种医学生物学新技术正以令人瞩目的速度发展。由于技术的使用在具体临床实践中普遍具有选择的多样性特点，因而普及这些技术规范，以及完善相关的法律法规就被提上日程。

一、　生育问题与社会发展

（一）生育政策的社会伦理基础

根据2010年全国第六次人口普查数据，我国有13.7亿人口。从只生一个到“单独”二孩，再到全面放开二孩，每一次调整既根据当下的国家整体经济发展和社会保障水平，又考虑到文化历史观念和生活习俗等非物质因素。生育问题具有双重性质，它是个人和家庭决策之事，体现了个人对生育权的自主性，以及家庭对未来成员的可控性。它同时也是社会和国家大事，每一个人都需融入社会，而全社会在经济发展水平、资源与环境问题、社会保障深入程度，以及未来国家在教育文化定位、国际影响力上的发展战略等诸多方面，无一不与人口的数量与质量息息相关。生育政策，就是既要考虑个人权益，也要考虑国家发展利益，在发展中调整和磨合，以期使二者达到相辅相成的最佳互动效果。

（二）避孕及其伦理争议

避孕的方法和技术古已有之，最早可见于公元前 1900—前 1100 年古埃及医学莎草书上记载的避孕处方。1564 年，一位意大利解剖学家法洛比斯发明了用亚麻布做的避孕套。但真正大规模使用避孕技术是在 1956 年避孕药发明之后，当时发明口服的可抑排卵的药物——炔诺酮，避孕药物因而迅速流行，成为千百万妇女选用的避孕方法。

世界范围内婚前、婚外性关系大量增多，这虽然与传统的性道德标准不相符合，但人们对待非婚性关系的态度的确比以往要宽容许多。随之而来的两性道德问题越来越多。

现在使用的避孕方法包括物理的、化学的、自然的三种。

避孕虽然是古已有之的技术，但长期以来一直未广泛地使用，原因很多。首先，最主要的是经济方面的原因，人口问题未成为影响经济发展的因素时，社会没有节制人口的迫切需要；其次是宗教方面的原因，尤其是基督教关于婚姻和生育不可分的观点，使教会成为避孕的强大反对者；最后是世俗原因。

人们担忧避孕技术引发的伦理问题主要是：避孕技术推广使用后会不会引起性关系的混乱呢？这种可能性也是存在的，避孕有助于减轻对性交后果担心的压力，从而改变了人们的性观念，使性关系远比过去自由，这是社会发展的一种必然产物。

（三）绝育及其伦理争议

1. 绝育的目的

绝育是用手术剥夺男性或女性的生育能力。绝育目的有三种。

（1）治疗某些妇女疾病。如子宫肌瘤等，继续怀孕会对妇女和胎儿带来致命的危险，采取绝育术可保母亲平安。

（2）优生。如果夫妇一方或双方患有严重的遗传性疾病或智力严重低下，绝育可保证遗传病不再传递到后一代，也可改善人类基因质量。绝育往往用作消极优生学的一种方法，但这需要以政策、法律的形式加以规定，因为这种绝育方法引起的伦理问题较多。

（3）惩罚。对某些犯罪或违反社会的行为，尤其是对强奸犯，用绝育作为惩罚手段。但此手段也遭到许多国家的反对，认为它剥夺了人基本的生育权。

2. 绝育的伦理学争议

在伦理学上，可以从有利、尊重、公正和互利等原则组成的伦理框架来分析和评价对严重遗传性疾病和智力低下者的绝育措施。

第一，对智力严重低下者施行绝育是否符合他们的最佳利益？或能给他们带来哪些利益或好处？给他们的家庭和社会带来哪些好处？当然，不能仅仅从减轻家庭或社会负担方面来考虑这一问题，但也并不是不考虑家庭和社会负担，尤其是如果这个负担影响资源分配时，就不得不考虑该如何协调当事人、家庭以及社会的利益。

第二，对智力严重低下者施行绝育是否侵犯了他们的生殖权利或生育权利？生育权利的行使常带来相应的对子女养育的义务。智力严重低下者有对性的生物学欲望，但他们一般不会对后代负有养育义务的意识和能力，因此，采取限制智力严重低下者生育权利的绝育是可以在一定规范内被接受的。

人，在最完美的时候是动物中的佼佼者，但是，当他与法律和正义隔绝以后，他便是动物中最坏的东西。他在动物中就是最不神圣的，最野蛮的。

——亚里士多德

第三，对智力严重低下者施行绝育是否有利于对资源的公正分配？例如，一个智力严重低下者人数较多的地区，人们的生活费用、医药费用占的份额很大，肯定会影响这些地区的发展，造成对资源分配的不公，这也是导致这些地区贫困、落后的一个根源，反过来也影响了社会对智力严重低下者的支持和照顾的质量。

第四，作为社会对绝育措施的控制，必须强调，对未成年人不得施行绝育术；除对某些有严重遗传性疾病和精神病患者应进行义务教育外，一般都应得到本人和配偶或直系亲属的知情同意，自愿地进行。即便是自愿的绝育，也需经过一定的医学和法律程序方可执行。

二、 人工流产及其伦理争议

流产一般是指在胎儿仍具有可活性之时，自发地或诱发终止妊娠。流产分两类，即自然流产和人工流产。自然流产属于人的意志所不能控制的事件，所以不存在道德争议。人工流产根据其性质又分为治疗性和非治疗性两种。在历史上，无论是医学实践还是从伦理原则考虑，母亲总比胎儿更重要，所以引产救母是一个长期传统，治疗性的流产是合法的，不存在法律和伦理上的问题。非治疗性的流产则涉及一系列的法律和伦理或者宗教问题。

现代社会中，人工流产很多时候是出自个人或社会动机的生育控制或抚养教育的考虑，以及出于优生目的而避免异常婴儿出生，提高人口质量。这与传统的伦理学观念就发生了冲突，引起了一次最大的生命伦理学争论，如“胎儿的本体地位和道德地位是什么”的争论。

作为人，不仅要有生物学生命作为基础，而且要有人格生命，或称为社会的人，其本质特征是要有自我意识。而自我意识在孤立状态时不能产生，必须在与其他人的交往中，即在社会关系中才能产生。因此，可以把人定义为在社会关系中扮演一定社会角色的自我意识的实体。回答了“人是什么”的问题，就可以回答“胎儿是什么”。一般认为：胎儿不是人类的人格生命，但它是具有人类生物学生命的特殊实体，是具有潜在人格的生命。

人工流产是否符合道德，除了要看胎儿是否对母亲构成威胁之外，也要视其是否符合整个社会发展的利益以及主流道德评价标准和法律所能接受的程度。一方面，胎儿虽然不是完整意义上的人，但毕竟与人之间有连续性，它会逐渐发育成为人。我们必须尊重胎儿，需要有合适的理由才能剥夺它出生的权利。如果对胎儿没有丝毫的尊重，借用一些微不足道的理由就破坏它，就会逐渐地侵蚀我们对人的态度，最后丧失对于人的尊重。但另一方面，胎儿的生存权利是有条件的权利，这个条件指环境条件。如孕妇不愿怀第二、第三胎，或人口爆炸、迫切要求控制生育，或妊娠是强奸、乱伦等的后果，或出于对母亲身心上的保护，这时无论个人或者社会环境都不接受该受精卵的发育，它也就丧失了作为人的存在条件。

三、 优生及其道德要求

优生是提高国民素质极其重要的一环。

大量的统计资料说明，随着医学的进步，许多原先严重威胁人类生命和健康的疾病，如烈性传染病已得到控制，发病率大大降低。但新的疾病又在不断出现，如遗传性疾病所占的比重正在逐年上升，目前全世界所发现的基因遗传性疾病有 6 600 多种。据估计，新发现的这类遗传性疾病，每年仍在以 10 ~ 50 种的速度递增。科学家还发现了 100 多种染色体异常遗传性疾病，而这些数据随着遗传性疾病的增加仍在迅速变化中。可以说，在医院看病的人中，至少有 1/4 的病与基因有关，而在产前能做出诊断的仅几十种。

优生是医学为控制生命质量所提供的重要手段。所谓“优生”就是用人为的手段来保证出生的孩子具有良好的体质和优良素质，避免有缺陷的个体出生。

优生学作为一门科学是在 19 世纪末由英国生物学家高尔顿创立的。在高尔顿的大力宣传下，优生学到 20 世纪初有了很大发展，不少国家都相继成立了优生组织，制定了有关法规和条例。20 世纪 50 年代，优生学开始真正兴起，并排除了早期优生学在种族上的偏见。现代的优生学与早期的优生学已有显著不同，它主要通过控制有遗传缺陷的个体出生，通过“基因工程”消除遗传性疾病或改善遗传质量。优生学通常可以分为两类：一类是消极优生学，另一类是积极优生学。无论哪一类，在道德上都存在着争议。

（一）消极优生学

消极优生学的主要内容是预防有严重遗传性疾病和先天性疾病的个体出生，其重要措施之一，就是通过社会干预，用特殊手段对“无生育价值的父母”禁止生育。这些手段包括限制结婚、强制绝育等。所谓“无生育价值的父母”，主要包括四种人：有严重遗传性疾病的人、有严重精神分裂症的患者、重度智力低下者、近亲婚配者。从现代医学和优生学的观点来看，采用宣传、提供专业解释和必要的说服等教育方式，对上述人群采取消极优生学的措施是必要的。

理性一手拿着自己的原理，一手拿着根据那个原理研究出来的实验，奔赴自然。
——康德

这里还要仔细区分属于个人基本生理需要的权利与社会利益相关的生育权利之间的区别。消极优生学所关注的是个体作为社会群体中的成员的生命质量，要剥夺影响生命质量的“无生育价值的父母”的生育权利，但并不是剥夺他们的性权利，绝育之后，他们仍可以结婚，过正常的性生活。

（二）积极优生学

积极优生学是指促进人体素质和智力优秀个体的繁衍，目的在于改善和提高出生素质，即扩展人口优质个体数量的比例。现代生殖技术的研究和运用，如人工授精、试管婴儿、无性繁殖等工程都可以作为积极优生的手段。对此，伦理学上也存在很大的争议。

什么是优秀个体，标准是什么，目前还未达到统一认识。有两种对立的观点：一是遗传决定论，强调遗传因素。有人举出音乐、美术等领域中有许多世家，这是天才遗传的结果。二是环境决定论，强调环境影响。如俄国生理学家谢切诺夫指出："在绝大多数情况下，人类精神的特性，广义来说有 99.9% 是由于教育形成的。"

积极优生学另一项内容是注意孕期保健，提高产科技术。据统计，遗传性疾病中 70%～90% 和环境因素有关系，在先天性缺陷的病因中，单纯遗传因素引起的只占 10%～20%，单纯环境因素引起的只占 10% 以下，遗传和环境因素共同作用的占 70%～80%。因此，除了做好围产期保健和提高产科技术外，还应注意胎教和婴儿早期智力开发，以作为积极优生学的一种有益补充。

（三）对于有严重先天性缺陷新生儿处理的伦理问题

有严重先天性缺陷新生儿是指出生时就具有引起智能低下或身体失能疾病的婴儿，如痴呆、严重脑积水、脑缺损等。

1. 缺陷分为四个等级

对有严重缺陷的新生儿，救难，弃亦难，人类常常面临两难的选择。

先天性缺陷新生儿分级

级别	程度
一级	缺陷对新生儿今后的体能、智能影响很小或轻度影响
二级	缺陷对新生儿今后的体能、智能有一定的影响，但经手术或医治有一定矫正或部分矫正，可以恢复一定的生活能力，智力要求能达到一定水平
三级	缺陷对新生儿的智能、体能有严重的影响，长大以后不能独立生活，智能高度低下并且无法矫正，如痴呆、严重脑积水
四级	缺陷特别严重，无法矫正，在短期内必定会死亡的新生儿，如无脑儿、无肝儿

三级、四级属于有严重缺陷新生儿。

2. 对有严重缺陷新生儿是救治还是舍弃有不同意见

不同意舍弃的人认为新生儿有被保护的权利，所以应该救治。同意舍弃的意见认为三级、四级缺陷新生儿毫无生命意义，存活希望渺茫，即使救治存活，其生命质量也很低，应该舍弃。

依据生命质量论与生命价值论，医院在严格的手续下似乎可以舍弃有严重缺陷的新生儿，但是，由谁来决定？由家属或由医生来决定都会有失误之处。再者舍弃的方式目前只有两种：停止抢救和喂养；自然死去和药物注射致死，而药物注射致死也可以被列为安乐死的范围，这在绝大多数国家和地区都是不被允许的。在对有严重缺陷新生儿处理中，对舍弃的方式、时机、执行者等的规定都应立法，并实行签字和全过程记录。

3. **正确处理有严重缺陷新生儿的伦理原则**

由于医学的进步和现代先进医疗设备的支持，许多本来不能存活的先天患有严重缺陷的新生儿能够存活下来。但是他们存在不仅对自身及其家庭造成巨大的痛苦和沉重的负担，还会给社会带来压力，并使人类的基因发生退化，影响人类自身的繁衍。对有严重缺陷的新生儿如何处理才符合道德规范，关键在于对这样的新生儿应有一个明确的认定尺度。就是说，新生儿的缺陷严重到何种程度方能放弃治疗，这是医学和医学伦理学的共同任务。

对有严重缺陷新生儿的处理在伦理上应该遵循以下基本原则。

（1）尊重原则。尊重人就是将个人作为人来对待。尊重人是赋予个人道德权利的基础，从而强调了人的基本价值和尊严。这一原则要求对有严重缺陷新生儿的处理必须审慎，否则草率处理有严重缺陷新生儿就会使我们作为人的尊严受到最大限度的践踏，这也是医学的人文目的所不允许的。

（2）无恶意。无恶意也就是不伤害他人的原则。在古希腊医疗传统中，这一原则体现于医师“不伤害人”的义务中。在尽可能不伤害新生儿父母和其他亲友的前提下，用法律许可的方式结束新生儿的生命。

（3）保密。对有严重缺陷新生儿做出处理对其父母来说无疑是件非常痛苦的事，他们有可能背负情感、道德、舆论等多重压力，因此在签订处理协议书和实施处理过程中，院方有责任和义务为他们保密，以免造成个人、家庭和社会不和谐因素的发生。

（4）知情同意。对有严重缺陷新生儿做出处理必须在征得新生儿亲属的同意并签署认同协议书的情况下进行。

遗传咨询作为预防性优生学的重要组成部分，是推行优生工作的主要措施之一。

四、优生工作的道德要求

（一）开展婚前检查和遗传咨询活动

1. **婚前检查**

婚前检查是保证优生的重要措施之一，这样做能在一定程度上减少新生儿缺陷和遗传病的发生率。我国卫生部曾经制定了《婚前保健工作规范》，力求使婚前检查走向正常化。医务人员要以科学理论和事实为依据，对当事人进行耐心的宣传和科学的解答，谨慎地提出善意的忠告。

良农不为水旱不耕，良贾不为折阅不市，士君子不为贫穷怠乎道。

——荀子

2. **遗传咨询**

这是医务人员通过询问、检查、搜索家族病史，科学解答询问者提出的与遗传性疾病有关的所有问题，包括婚前指导、产前一般性遗传咨询，以及遗传性疾病的防治等问题。对某种疾病的发病原因、遗传方式以及患者的同胞亲属、子女再患此病的风险等问题进行解答，并对咨询对象在配偶选择、生育行为方面提出建议，供其参考。这些是优生学的重要组成部分，是优生服务的重要内容。

（二）围生期保健和产前检查的必要性

围生期医学的具体应用，是医务人员降低新生儿死亡、提高胎儿的身体素质的一种重要手段。围生期保健是指应用围生医学的理论、技术和方法对孕产妇、胎儿、新生儿（从怀孕28周至产后7天这一段时期）进行系统的保健管理和疾病防治，目的是降低孕产妇和围生儿死亡率，降低远期缺陷和伤残率，提高整个人类的健康素质。因此，围生医学的水平被视为衡量一个国家或地区的经济文化和医疗卫生水平的重要指标。围生期保健要求医务人员对孕妇及其家属进行科学的、详尽的营养指导。因为孕妇作为母子统一人，不仅需要大量的营养，而且要保证促使胎儿正常发育所需要的各种营养成分的结构比例合理化。围生期保健同时要对高危孕妇进行精心的特殊护理，采取一切必要预防措施，把可能伤害胎儿或母亲以及危及优生的所有因素降低到最小限度。

产前诊断和遗传咨询一样，也是预防性优生学的重要组成部分，是推行优生工作的另一技术措施。产前诊断指对怀孕3～5个月的孕妇进行科学检查，预测胎儿是否患有先天性疾病。产前诊断即产前宫内诊断，是20世纪70年代发展起来的新兴技术手段。产前诊断可以为某些特定遗传病家庭预测胎儿情况，如果胎儿有致病基因，要及时做出决策。出生后则应避免诱因，尽量减少发病的可能。长期的实践证明，一般的医疗保健往往只能从横向方面防止疾病的扩散，而产前诊断则能有效地从家庭的垂直繁衍方面控制疾病的蔓延。

B超的广泛应用，对提高新生儿质量及降低缺陷新生儿出生率起到了积极的作用。但是，如果为了迎合服务对象“重男轻女”的思想，对一些无疾病特征、单纯要求预测胎儿性别者做胎儿性别测定，为其提供是否继续妊娠的选择依据，是违背医学道德的行为，也是我国法律所不允许的。

现代生殖技术的使用改变了生育的自然过程，对人类社会原来的秩序、法律和伦理产生巨大的冲击，产生了一系列的法律和道德问题。

> 我确实相信：在我们的教育中，往往只是为着实用和实际的目的，过分强调单纯智育的态度，已经直接导致对伦理教育的损害。
>
> ——爱因斯坦

第二节　人类辅助生殖技术应用的伦理问题

现代生殖技术又称为人类辅助生殖技术，主要是指代替人类自然生殖过程某一环节或全部环节的技术手段。现代生殖技术的运用，可以使生育不再是自发性的偶然事件，而成为人类可以加以控制和利用的必然过程。生殖技术可以使用第三者（供体）的卵子或精子，也可以把胚胎植入第三者的子宫内，即使用代理的母亲，然而，代孕在我国还没有被立法允许，这样就产生了六种不同组合的生殖方式：①性交—妊娠方式；②用丈夫的精子对妻子进行人工授精；③用供体的精子对妻子进行人工授精；④用丈夫的精子对妻子的卵子授精后再转移到准备妊娠的妇女子宫内；⑤把胚胎从供体转移到受体子宫中（产前收养）；⑥用人工胎盘在子宫外发育（体外发生）。

一、人工生殖技术的应用

（一）人工授精技术

人工授精（简称“AI”）是生殖技术中运用较为广泛的一种。它是指通过非性方式，用人工方法促使卵子和精子在体内结合，达到怀孕的目的。人工授精主要是解决丈夫不育的手段。人工授精按精液来源不同，可分为两种：使用丈夫的精液称为“夫精人工授精”，也叫作“同源人工授精”（简称“AIH”）；使用供精者的精液称为“供精人工授精”，也叫作“异源人工授精”（简称“AID”）。

人工授精最初是用来解决丈夫不育症的问题，1890 年美国的杜莱姆逊首次将人工授精技术试用于临床，不久，在美国有 1 万多人通过人工授精怀孕。为了储备精子，以便随时选用，生殖学家们研究建立了贮存精子的装置——精子库。将优质精子置于 -196 ℃的液氮中，冷冻和低温长期保存，待施行人工授精术时，再取出冷冻精子，解冻复苏后使用。随着人工授精技术的广泛开展和冷冻精液技术的进一步提高、完善，在一些发达国家中，如美国、英国、法国、意大利等国家都先后建立了精子库。我国在 1986 年建成第一座人类精子库。

（二）试管婴儿技术

试管婴儿的专业名称为“体外受精及胚胎移植”（简称“IVF-ET 技术”），是借助手术方法获取成熟卵子，并在体外完成受精过程，培养成早期胚胎后再植入子宫，从而代替了自然生殖过程中的性交、输卵管受精、自然植入子宫等步骤。人工植入子宫后的过程则等同于自然的孕育、分娩。体外受精技术主要是为了解决妻子不孕的问题。世界上第一例试管婴儿于 1978 年 7 月 26 日诞生在英国曼彻斯特的奥姆总医院。我国于 1988 年 3 月 10 日在北京医科大学附属医院诞生第一例试管婴儿。

二、人工生殖技术应用的伦理问题

这是一场革命。婚姻家庭与后代的纽带断开了，人类原有的伦理观念面临着严峻的挑战。

评价社会行为的善恶标准是看从动机到效果对人或社会群体是有利还是有害。用此标准衡量人工生殖技术，可以说是道德之举。人工生殖技术的成功应用，可使患器质性疾病的丈夫或因身心等多种原因造成不孕的妻子实现生儿育女的愿望。这有助于和谐家庭关系的建立，增加家庭的社会适应能力；不仅给予不育不孕者生理上的补偿，而且使其得到心理和社会的满足，消除了因丧失正常生育能力而带来的负疚感和夫妻感情上的危机；可以减少遗传病儿的出生，为计划生育提供生殖保险，有益于社会控制人口增长及实现优生优育。总之，辅助生殖技术的诞生和应用，给一百多年来为不孕不育所困扰的无数家庭带来了福音，在这些夫妇心中点燃了生儿育女的希望之火。然而，同其他许多现代科学技术一样，辅助生殖技术也是一把“双刃剑”。它在造福人类的同时，也带来了大量的涉及社会、道德、伦理和法律方面的问题。

（一）亲子关系的复杂化

生殖技术用人工的手段干预了自然生殖过程，打破了千百年来人们一直认为生育是性的一部分，“只有男女性结合才能生儿育女”这一天经地义的观念。而且，由于异源人工授精，使第三者的遗传物质进入家庭，打破了传统的双血亲家庭结构，使传统伦理观念受到冲击。在人类的辅助生殖中，无论是供精人工授精、供精体外受精，还是接受受精卵或胚胎赠送进行移植，凡是使用了丈夫以外男子的精子的，孩子遗传上的父亲就是精子提供者，这就造成了生物学父亲与“社会父亲”分离的现象。体外受精加代理母亲，最多可使婴儿有5个父母，在提供遗传物质的“生物母亲”与“生物父亲”，提供子宫妊娠的“孕育母亲”，养育孩子的“社会母亲”与“社会父亲”中，哪种父母对这个孩子具有道德和法律上的义务和权利也成为一个社会问题。另外，人工授精一般不会使用妻子以外女子的卵子，而体外受精则不一定非用接受移植的女子的卵子不可。2003年我国卫生部颁布实施的《人类辅助生殖技术和人类精子库技术规范、基本标准及伦理原则》规定，在一定的条件下，不育夫妇可接受卵子赠送或胚胎赠送。因此，即使是由妻子妊娠分娩的，也有可能卵子是来自其他女性，这就出现了两个母亲的问题。

从道德意义上看，生育绝非个人的事情。

（二）单身妇女可否接受辅助生殖技术生育子女

单身妇女的范围，应包括未婚女子、离婚妇女和丧偶妇女。同性恋女子在理论上也应属此列，但我国法律不认可同性恋的合法性。我国卫生部规定，医务人员不得对单身妇女实施辅助生殖技术。对此，有人赞同，有人反对。赞同者认为，计划生育是我国的基本国策，单身妇女仅一个人，如果接受辅助生殖技术的帮助而生育孩子，属于计划外生育，不符合计划生育政策。同样的道理，单身男性也不能利用这项技术生育子女，更何况单身男性要通过辅助生殖技术获得孩子，还涉及代孕母亲问题。反对者认为，生育权是人权的一种，单身女性也有生育孩子的权利，当然可以通过辅助生殖技术生育孩子。

（三）“代理母亲”的伦理问题

人工体内、体外受精都有代理母亲的形式，即妇女用自己的卵子接受人工授精或接受他人体外受精卵植入自己的子宫而代人妊娠，分娩后将孩子交给提供精液或受精卵一方的夫妇抚养。代孕表现为三种形式：一是精子、卵子均来自于夫妻双方，仅借用代孕者的子宫；二是精子来自丈夫，卵子由代孕者提供，经体外受精后，由代孕者怀孕生育；三是卵子由妻子提供，经异质人工授精后通过胚胎移植由代理母亲代孕生育。生育权是人类维持人口生产不断延续的一项自然权利，随着人类社会不断进步发展，生育权已由一种自然权利演进为法律上的权利，它是国家基于保障人口质量和控制人口数量，通过立法予以确认的。

“代理母亲’（代理妊娠的妇女）是西方国家20世纪70年代末开始出现

的现象。当妻子因为各种原因不能、不宜或不愿怀孕，一般由经纪人出面，让一对不育夫妇与一位“代理母亲”签订契约，出高价雇请“代理母亲”孕育试管婴儿。孩子出生后，“代理母亲”按契约将孩子交由“雇主”夫妇养育。但是，大多数道德判断体系都认为，把子宫商品化，把妇女当作生孩子的机器，是对有理性的人的异化，是生育动机的非人性化，这是社会道德所不容许的。另外，雇用“代理母亲”可能导致种种民事纠纷案件，不利于孩子健康成长和具有正常的社会心理，有时由于难以保密招致非议，会使孩子身心受到伤害。

在我国的法律中，代孕行为是违法的。卫生部在2001年发布的《人类辅助生殖技术管理办法》中就明确禁止实施代孕技术。也就是说，代孕在我国不合法，医疗机构和医生不能实施代孕技术，否则，对医疗机构和医生要“给予警告、3万元以下罚款，并给予有关责任人行政处分；构成犯罪的，依法追究刑事责任”。

（四）妻子是否可以不经丈夫同意接受辅助生殖技术治疗

安徽某家医院通过辅助生殖技术，为结婚多年一直没能生育的一对夫妻成功培育了5枚胚胎，但是三次试管婴儿手术均告失败。后丈夫提出离婚以及销毁剩余两枚胚胎的请求，但妻子依然想再尝试第四次甚至第五次试管婴儿技术，同时拒绝协议离婚。由于涉及共同所有权的两枚胚胎问题，法院驳回了男方的离婚诉讼请求。对冷冻胚胎的所有权归属，我国法律还是空白，但根据《人类辅助生殖技术管理办法》中关于知情同意的原则，此案中妻子单方面实施这一技术是不能被允许的。如果夫妻离婚，双方可以根据协议再行约定。对于这两枚胚胎应如何处理，有法律界人士认为，这两枚胚胎是客观存在的物体，是依附于婚姻关系存在的。一旦婚姻关系结束，胚胎的原始目的就不能实现，法院应该判令销毁。

这对夫妻的烦恼也是科技伦理在当代生活中面临的困扰，随着社会经济的发展，将来这类事情肯定会越来越多。同时，这种“真空”地带的精子、卵子、胚胎等也会给存放部门带来难题和负担，这是法律和伦理亟待解决的问题。

（五）可否使用亲属的精子或卵子进行辅助生殖

现在已经出现要求使用丈夫的兄弟或其他亲属的精子，进行供精人工授精的情况，甚至“媳妇可否使用公公的精子进行供精人工授精”“丈夫可否借用岳母的卵子”等问题也被提了出来。

到目前为止，我国卫生部文件中虽然没有直接对这一问题做出规定，但从相关条文中可以找到答案。文件规定夫精人工授精可使用新鲜精液，但供精人工授精必须采用冷冻精液。利用供精实施辅助生殖技术，捐赠者与受方夫妇、出生的后代须保持互盲。除精子库负责人外，其他任何人不得查阅有关供精者身份的资料和详细地址。捐赠精子者也不能追问受者与出生后代的信息等情况。涉及伦理问题的，应将问题提交由医学伦理学、社会学、法学、医学等有关专家和群众代表组成的医学伦理委员会讨论。参与操作的医务人员与捐赠者也须保持互盲。实施供精人工授精和体外受精——胚胎移植技术及其各种衍生技术的医疗机构，应当与卫生部批准的人类精子库签订供精协议，严禁私自采精。实施人类辅助生殖技术的医疗机构应当为当事人保密，不得泄露有关信息。以上规定都非常清楚地表明，我国不允许把亲属的精子作为辅助生殖技术的精源。问题在于，在互盲情况下，如何避免精子“盲流”而导致亲属怀孕，对此，医学技术和法律以及相关的伦理原则都不能回避。

（六）孩子的知情权问题

依靠辅助生殖技术所生孩子的父母是不育夫妇，孩子与精子、卵子的提供者没有亲子关系。为了避免不必要的矛盾和纠纷，贯彻、落实互盲和保密的原则就非常重要。但是，互盲和保密也带来了令人头痛的问题，即通过这一技术所生孩子的出身知情权，是一个两难问题。

孩子是否有权知道谁是自己的遗传学父母？孩子长大后结婚，如果对象也是通过辅助生殖技术所生的孩子，可否要求为避免近亲结婚而查询遗传学父母？按照互盲和保密原则，孩子是无法做到的。对于孩子的诞生过程，完全隐瞒辅助生殖事实和遗传学父母信息，不能说是对孩子的尊重，而且显然不公平。但维护孩子知情权又很可能伤害供精者、供卵者的隐私。对于这一问题，各国的规定也不尽相同：英国在一定条件下认可孩子的这种权利，德国规定经医师会批准可以了解自己的遗传学父母信息，瑞士规定可以获得特定提供者的信息，瑞典明文规定孩子有这种权利。当然，也有一部分国家像法国那样，规定孩子是没有出生知情权的。在考虑解决不育夫妇的生育问题的同时，确实也有必要站在下一代的角度去考虑。

（七）胚胎的地位问题

胚胎是人吗？我们该怎样处理个案中的胚胎问题？这是试管婴儿技术带来的最大疑问。江苏宜兴一对“双独”夫妻，于2012年2月在南京某医院采用试管婴儿技术繁育后代。夫妇二人计划在2013年3月25日进行胚胎移植手术，但同年3月20日，他们在一起交通事故中死亡。两人在医院留下4枚冷冻胚胎。双方家属因冷冻胚胎的处置与医院产生分歧。随后，男方父亲沈某将女方父母告上法院，并将医院追加为第三方，要求取得冷冻胚胎的继承权。2014年5月15日，宜兴法院一审以手术过程中留下的胚胎所享有的受限制权利不能被继承为由，驳回原告诉讼请求。该案上诉后，9月17日，无锡市中院做出二审判决。法院认为，胚胎已成双方家族血脉的唯一载体，承载着哀思寄托、精神慰藉等人格利益，决定撤销一审判决，支持双方老人共同处置4枚冷冻胚胎。

“胚胎的地位如何”由此而成为热门话题。当然，我们肯定体外受精的道德性，并不意味可以对胚胎随便“操纵”。我们不能像摆弄一支试管那样去处理胚胎，而应该以符合“对社会负责”这一公益伦理原则为目的进行权衡和选择。

（八）近亲繁殖问题

不少人携带着遗传病基因，其中一部分人属于隐性的携带者。携带者自己并不发病，但携带相同隐性遗传病基因的精子和卵子结合，出生的孩子就可能发病。人类倘若不控制这种结合，痴呆、低能、癌症、血友病、高血压、糖尿病等各种疾病的发病率都将大大上升。而血缘相同或相近的人必然携带某些相同的基因，也就是说有可能携带某种相同的隐性致病基因。我国法律之所以规定直系血亲和三代以内的旁系血亲不得结婚，其原因就在于此。

我国卫生部已对供精者的年龄、健康条件、所提供的精子质量等做了严格的规定，并规定一名供精者的精子最多只能提供给5名妇女受孕。这样无疑能大大减少隐性遗传病的发病率，降低人们所担心的近亲繁殖的概率。尽管如此，仍旧存在近亲繁殖的可能性与危险性。

在辅助生殖技术的应用中，一个供精者的精子往往会被用于多名妇女，而捐赠者与受者、参与操作的医务人员与捐赠者之间又是互盲的，这就会增加近亲结合的概率，增加后代患遗传病的机会。另外，出自同一人精子培养的孩子，长大后如果相爱成婚，更会导致出现有悖道德和伦理的亲兄妹或亲姐弟结合的尴尬情况。

（九）人工生殖技术的商业化问题

精子、卵子、受精卵、胚胎等与生殖相关的东西，可能以各种形式成为工具，甚至成为商品，这是使人类辅助生殖异化为非人道行为的严重问题。在提供精子和卵子方面，英国、法国、瑞士、瑞典等国家和澳大利亚的部分州都规定了在遵循本人同意、无偿和匿名三原则的前提下，包括代孕在内的人工生殖技术是被许可的。德国禁止提供卵子，而在美国的大部分州是合法的。但是，即使在承认代孕行为合法化的国家或者地区，绝大多数法律的许可仅限于妊娠代孕，禁止基因代孕；认可利他性代孕，禁止商业性代孕。涉及代孕合同的效力，除了美国的个别州要求在政府备案或审核之后生效外，大多数国家都认为无效；即使承认其合法性，也以当事人（尤其是代孕母亲）的自愿履行为基础，一般而言并不具有强制执行的效力。至于代孕子女的法律地位，在承认代孕合同合法化的国家或地区，通常按照契约履行；而一旦发生纠纷，则以“子女最佳利益”或者“分娩者为母”的原则进行裁判。

我国在2003年颁布实施的《人类辅助生殖技术和人类精子库技术规范、基本标准及伦理原则》规定，禁止以任何形式买卖精子、卵子、受精卵和胚胎。同年实施的《人类辅助生殖技术和人类精子库评审、审核和审批管理程序》规定，任何单位和个人不得以营利为目的，进行精子的采集与提供活动。同时，我们也观察到，随着异源体外受精的发展和需要，捐卵和建立卵子库的法律议程也亟待补充和完善。尤其是我国还是积极展开治疗性克隆的国家之一，卵子的获得和使用的合法性和规范操作必须尽快立法。

我国同世界多数国家一样，规定了这类提供必须是无偿的，规定这种行为是一种自愿的人道主义行为。这一做法，无疑是符合国际潮流的。但问题是，我国迄今为止在辅助生殖技术的实施中所使用的精子，除一部分来自受者的亲友外，其余的大多来自有偿提供，真正无偿提供的很少。卵子的来源更少，卵子的来源也多为亲友的捐赠或为了金钱利益的女子所提供。而今后随着互盲原则的落实，患者的亲友未必再愿意捐赠，加上从妇女体内取出卵子，或多或少会对妇女造成一些伤害，愿意捐出的人会更少。因此，卵子的来源不足或许会影响我国人类辅助生殖技术的发展，这绝不是杞人忧天。如何妥善地解决这一问题，也是今后一个极其重要的课题。

在更为长远的未来，由于现代生殖技术的拓展，如人造子宫的出现、基因技术与生殖技术的结合（包括择优基因生育、人兽基因选择等）、选择性别生育被大量应用等，将使得人类自身所面临的风险也日益加大。人类尊严问题、基因多样性的破坏、基因突变带来的可能的不可控制危险都会严重威胁到人类的长期生存与发展。

实践证明，只有从法律和道德的双重意义上加以规范和约束，人工辅助生殖技术才能更好地为人类服务。

三、 人工生殖技术应用的伦理原则

我国卫生部为了保证辅助生殖技术在我国安全、有效和健康地展开，于2001年2月20日发布了《人类辅助生殖技术管理办法》和《人类精子库管理办法》。同年5月18日又根据这两个“办法”的精神，印发了《人类辅助生殖技术规范》《人类精子库基本标准》《人类精子库技术规范》和《实施人类辅助生殖技术的伦理原则》四个附件，并于2003年6月对上述附件做了修订重新颁布，形成了《人类辅助生殖技术和人类精子库技术规范、基本标准及伦理原则》和《人类辅助生殖技术和人类精子库评审、审核和审批管理程序》两部法律。2015年4月9日，国家卫生和计划生育委员会发布了《国家卫生计生委关于印发人类辅助生殖技术配置规划指导原则（2015年版）的通知》及《国家卫生计生委关于加强人类辅助生殖技术与人类精子库管理的指导意见》。2015年4月13日，卫生和计划生育委员会相继发布了《国家卫生计生委关于规范人类辅助生殖技术与人类精子库审批的补充规定》。这些法律法规的出台，对于国内医学界、社会学界、法学界和普通百姓关心、争论的某些问题，给出了比较明确的答案。当然，在实践中许多方面有待进一步深化，仍有许多法律未曾触及的空白点，因此需要医务人员共同遵守公共道德和伦理原则，从而减少生殖技术特别是异源人工授精引发的伦理问题，这对保护后代的健康、家庭和睦和社会安定具有非常重要的意义。

一切背离了公正的知识都应叫作狡诈，而不应称为智慧。

——柏拉图

我国第一座人类精子库建于1986年的青岛医学院。在法律制度建设上对于精子收集和使用原则，我国在2003年颁布并实施的《人类辅助生殖技术和人类精子库评审、审核和审批管理程序》中所规定的原则涉及目的、采集、检测、保存和提供精子机构等几个方面。其中认定精子库的设立和操作必须符合以下几点原则：精子库以治疗不育症以及预防遗传病等为目的，利用超低温冷冻技术，采集、检测、保存和提供精子的机构，精子库必须设置在医疗机构内；精子的采集和提供应当遵守当事人自愿和符合社会伦理原则；任何单位和个人不得以营利为目的进行精子的采集与提供活动。设立精子库必须申报，由卫生部审批。同时规定，精子采集要按照《人类辅助生殖技术和人类精子库技术规范、基本标准及伦理原则》进行，否则均视为违法。

在卵子应用于试管婴儿技术方面，早在2002年7月我国就已经率先攻克人卵冻存技术难题，成功建立稳定的程序化冻卵技术。卵子库能够为从事危险工作和任何成年育龄女性提供生殖保障，储备她们的生育力，推动计划生育的开展，还能够对不育夫妇提供冻存卵子，进行辅助生育治疗。全球迄今已有100多个经冷冻卵子孕育的试管婴儿出生。冷冻卵子库也在阿根廷、美国、西班牙等多个国家建立。而我国在此项技术上的突破几乎是与国际同步的，建立卵子库的技术条件已经成熟。卵子库的卵源可来自三个方面：①进行试管婴儿治疗剩余的卵子。②由于计划生育或其他原因如化疗需要预存的卵子或卵巢组织。③志愿者提供的卵子。但是，卵子库的建立和相应的法律法规在我国依然是一个空白，越来越多的捐卵违法违规事件发生，在这方面迫切需要立法，以减少因法律缺失带来的混乱现象。

（一）有利于患者的原则

在综合考虑患者病理、生理、心理及社会因素的情况下，医生有义务告诉患者目前可供选择的治疗手段、利弊及风险，在患者知情同意的情况下，提出有医学指征的选择和最佳治疗方案。同时，禁止以多胎和商业化供卵为目的的促排卵行为以及买卖胚胎和配子的非法事件发生。

（二）夫妻双方自愿和知情同意的原则

无论是同源或异源人工体内、体外受精，必须夫妻双方同意，并向医院共同提出申请，只有一方提出申请的，医务人员绝不能擅自实施手术。对于不育或不宜生育的夫妇，他们是否采取人类辅助生殖技术进行生育，在不违背科学和人道主义原则下，应由他们自己决定。医务人员对要求实施辅助生殖技术且符合条件的夫妇，必须让其了解实施该技术的程序、成功的可能性和风险以及接受随访的必要性等事宜，并签署知情同意书。

医务人员采集精液作为异源人工体内、体外受精，必须让供精者知情同意，绝不能用欺骗或强迫的手段获得精液。供精者如有配偶，也应征得其妻子同意。必须告知其有关权利和义务，包括捐赠是无偿的、健康检查的必要性以及不能追问受精者与出生后代的信息等情况，并签署知情同意书。

（三）维护社会公益的原则

坚持为计划生育优生工作服务，这是实施人类辅助生殖技术的宗旨。对于那些期望通过辅助生多胎者，或以要男舍女为目的而要求实施这种技术者，应拒绝其要求。医务人员不得实施非医学需要的性别选择。因此，只有属于下列情况之一者，方可给予人工授精：①夫妻双方或一方不孕不育，即无生育能力者（男方无精症、精子稀少或精子畸形，女方输卵管缺损或阻塞、子宫或卵巢被切除等）。②夫妻双方或一方有遗传性疾病或是遗传病基因携带者。③连产几胎畸形儿者。④男方已结扎，其独生子女不幸夭折者。⑤丧夫或离异、无儿女、不愿再婚者。⑥遗传病或传染病（如艾滋病）患者。⑦夫妻双方RH血型不相容等。此外还规定，即使属于上述情况，也必须按计划生育的统筹安排做出选择。

为了确保优生，医务人员必须对供体和受体实行严格的选择，对供精者严格筛选，对精子的采集与提供应当在经过严格批准的人类精子库中进行。从道德意义上看，生育绝非个人的事情。

（四）互盲和保密的原则

在人们对人工授精和体外受精的道德是非认识不一的情况下，为保护受精者的利益，必须坚持保密的原则。为防止泄密，做手术时不记录供者姓名，采用符号代替。同时要求供精者必须与受精者互盲，参与操作的医务人员与供精者互盲，参与操作的医务人员为受精者保密。为了保护后代的利益，要求供精者与后代保持互盲，参与操作的医务人员与受精后代保持互盲，受精者对后代做到保密。

（五）确保后代健康的原则

为保证生殖技术的质量，要选择身体健康、身高和仪表符合要求、心理和道德及文化素质符合相应条件的供体。供精者必须是年龄在 22 ～ 45 岁之间的健康男性。接受者要严格进行体格检查，医务人员要严格遵守操作规范，确保安全有效。同时还要严格规定供精者只能在一个人类精子库供精，一个供精者的精液最多只能提供 5 名妇女受孕，以此保证人类辅助生殖技术健康发展，这也是我国的法律规定。

（六）严防精子、卵子商品化的原则

医疗机构和医务人员对要求实施辅助生殖技术的夫妇，要严格掌握适应证，不能受经济利益驱动而应用于有可能自然生殖的夫妇。供精应以捐赠助人为目的，禁止买卖。但是，可以给予捐赠者必要的误工、交通和医疗补助费用。

生殖技术不但是医学技术，还涉及法律、宗教及伦理等因素，因此医务人员在参与实施此项技术时不能有单纯的技术观点，而要对其引发的伦理问题有一个比较清醒的分析和认识，严格遵守各项伦理道德。

（七）伦理监督原则

为确保以上原则的实施，实施人类生殖技术的机构应建立生殖医学伦理委员会，并接受其指导和监督，生殖医学伦理委员会应由医学伦理学、心理学、社会学、法学、生殖医学、护理学等专家和群众代表组成，并系统开展医学伦理教育，对实施中遇到的伦理问题进行审查、咨询、论证和建议。

【关键概念】

1. 生殖健康：是指生殖系统及其功能和过程在所涉一切事宜上，表现在身体、精神和社会等方面的健康状态，而不仅仅指没有疾病或不虚弱。

2. 避孕（contraception）：是指应用科学手段使妇女暂时不受孕。主要控制生殖过程中的三个环节：①抑制精子与卵子产生。②阻止精子与卵子结合。③使子宫环境不利于精子获能、生存，或者不适宜受精卵着床和发育。常见的避孕法有使用避孕药、避孕套、避孕膜，以及安全期避孕法、体外排精避孕法、压缩尿道避孕法和手术避孕法等。

3. 人类辅助生殖技术：是指代替人类自然生殖过程某一环节或全部环节的技术手段。

4. 代孕：是指在需求女方完全丧失生育能力的前提下，将其卵子（或代

孕志愿方卵子）与丈夫的精子进行人工结合，在代孕志愿方子宫完成整个孕育过程并顺利生产的行为。代孕分为体外受精和人工授精两种方式。在我国现阶段，代孕仍然是不合法的，具体见《人类辅助生殖技术管理办法》第22条。

【理论重点】

1. 我国人口政策的特殊性和社会伦理依据。
2. 人类辅助生殖技术的概念、分类及其伦理原则。
3. 代孕与人类辅助生殖技术的相同之处和不同之处。

【延伸阅读材料】

国际相关法律法规：

1.《纽伦堡法典》。

2.《赫尔辛基宣言》，1964 年在芬兰赫尔辛基召开的第 18 届世界医学大会通过，后又经过 1975 年、1983 年、1989 年、1996 年、2000 年、2008 年和 2013 年 7 次修订。

3.《人体生物医学研究国际道德指南》。

4.《夏威夷宣言》。

5.《世界人类基因组与人权宣言》，1997 年 11 月联合国教科文组织大会一致通过。

6.《世界生命伦理与人权宣言》，2005 年 10 月联合国教科文组织通过。

7.《涉及人的生物医学研究国际伦理准则》，1982 年通过，后又经过 1993 年和 2002 年两次修改。

8.《国际人类基因数据宣言》，2003 年 10 月通过。

我国相关法律法规：

1.《中华人民共和国人口与计划生育法》，2001 年 12 月 29 日通过，2002 年 9 月 1 日起实施。2015 年 12 月 27 日修订。

2.《人类辅助生殖技术管理办法》，2001 年 8 月 1 日起生效。

3.《人类精子库管理办法》，2001 年 8 月起施行。

4.《人类辅助生殖技术规范》，2001 年。

5.《人类精子库技术规范》，2001 年。

6.《人类精子库基本标准》，2001 年。

7.《实施人类辅助生殖技术的伦理原则》，2001 年

8.《人类辅助生殖技术和人类精子库技术规范、基本标准及伦理原则》，2003 年颁布实施。

9.《人类辅助生殖技术和人类精子库评审、审核和审批管理程序》，2003 年颁布实施。

10.《人类辅助生殖技术与人类精子库校验实施细则》，2006 年颁布实施。

11.《人类辅助生殖技术配置规划指导原则》，2015 年颁布实施。

12.《国家卫生计生委关于加强人类辅助生殖技术与人类精子库管理的指导意见》，2015 年 4 月 9 日颁布。

13.《国家卫生计生委关于规范人类辅助生殖技术与人类精子库审批的补充规定》，2015 年 4 月 13 日颁布。

14.《医学实验动物管理实施细则》，卫生部 1989 年 6 月 1 日颁发，后又经 1992 年和 1998 年两次修订。

15.《实验动物管理条例》，1988 年 11 月 1 日国务院签发。

16.《实验动物许可证管理办法（试行）》，2001 年 12 月 5 日卫生部、科技部等联合签发。

【自测练习题】（请扫二维码）

（编者：陈君　广州中医药大学）

人体器官移植从一开始就不是偶尔为之的，也不是可有可无的；人体器官的移植建立在这样的信念的基础之上，即人体的无偿捐赠器官都是难能可贵的，不能将他们商品化……

——雷尼 · 福克斯

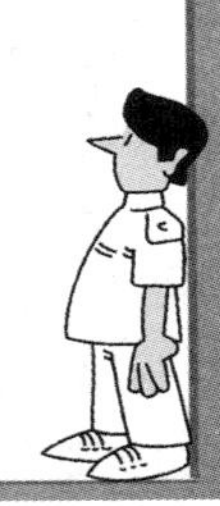

第七章 医学新技术研究与应用的伦理问题

1. 父亲有权不做女儿肾移植的供体吗？医生是否能告诉其家人他不适合做供者？

2. 器官移植有什么伦理难题？必须坚持什么伦理原则？

【案例】一名5岁女孩患肾炎继发肾功能衰竭住院三年，一直做肾透析，等待肾移植，其父母商讨，同意医生建议，从家人中进行活体移植。经检查，其母因组织类型不符被排除，其弟年纪小也不适宜，其父中年，组织类型符合。但医生与其父商量用为供者时，其父经一番思考后，对主管医生说他决定不做供者，并恳请医生告诉其家人他不适合做供者。

第一节 人体器官移植的伦理问题

人体器官移植是20世纪生物医学工程领域最具有划时代意义的技术之一，是人类改变传统的医疗方式而使终末期疾病患者重获新生的一种革命性的新型医疗方式。然而，它在给人类带来无数奇迹和福音的同时，也引发了大量伦理和法律问题。研究和处理好这些问题，对于保证器官移植术真正造福于人类有着极其重大的意义。

一、人体器官移植的概念和分类

（一）人体器官移植的概念

移植术（transplantation）是指将某一个体有活力的细胞、组织或器官即移植物（graft）用手术或其他的方法移植到自体或另一个体（异体）的体表上或体内某一部位。人体器官移植是指用于人体上的移植术。人体器官移植不包括那些用在体内或固定在体表，不含有人或动物的组织和细胞的物质，如应用假体、人工合成物质或人造器官。

（二）人体器官移植的分类

在器官移植中，供给移植物的个体称供体，接受移植物的个体称受体。移植物的供体和受体不属同一个体，称作异体移植术。供体和受体是同一个体，称作自体移植术。自体移植物重新移植到原来的解剖位置，称作再植术，如断肢再植术。

作为一种医学技术，从它的诞生到逐步完善，都得到伦理的支持和维护。

根据供体和受体在遗传基因的差异程度，异体移植术可分为三类：①同质移植术，即供体与受体虽非同一个体，但二者遗传基因型完全相同，受体接受来自同系（同基因）供体移植物后不发生排斥反应，如动物实验中纯种同系动物之间的移植，临床应用的同卵孪生之间的移植。②同种移植术，即供、受体属同一种属，但遗传基因不相同的个体间的移植，如不同个体的人与人、狗与狗之间的移植。同种异体移植为临床最常见的移植类型，因供、受体遗传学上的差异，手术后如不采用适当的免疫抑制措施，受体对同种移植物则不可避免地会发生排斥反应（rejection）。③异种移植术，即不同种属（如猪与人）之间的移植，手术后如不采用强而有效的免疫抑制措施，受体对异种移植物则不可避免地会发生强烈的异种排斥反应。

根据移植物植入部位，移植术可分为：①原位移植，即移植物植入到原来的解剖部位，移植前需将受体原来的器官切除，如原位心脏移植、原位肝移植。②异位移植，即移植物植入到另一个解剖位置，一般情况下，不必切除受体原来器官，如肾移植、胰腺移植一般是异位移植。③旁原位移植，即将移植物植入到贴近受体同名器官的位置，不切除原来器官，如胰腺移植到紧贴受体胰腺的旁原位。

根据不同的移植技术，移植术可分类为：①吻合血管的移植术，即移植物从供者切取下来时血管已完全离断，移植时将移植物血管与受者的血管予以吻合，建立有效血液循环，移植物即刻恢复血供。临床上大部分器官移植如心脏移植、肝移植、肾移植、胰腺移植等都属此类。②带蒂的移植术，即移植物与供体始终带有主要血管以及淋巴或神经的蒂相连，其余部分均已分离，以便转移到其他需要的部位，移植过程中始终保持有效血供。移植物在移植的部位建立了新的血液循环后，再切断该蒂。这类移植都是自体移植，如各种皮瓣移植。③游离的移植术，即移植物移植时不进行血管吻合，移植后移植物血供的建立依靠周缘的受者组织产生新生血管并逐渐长入。游离皮片的皮肤移植即属此类。④输注移植术，即将移植物制备成保存活力的细胞或组织悬液，通过各种途径输入或注射到受体体内，如输血、骨髓移植、胰岛细胞移植等。

根据移植物来源不同分为胚胎、新生儿、成人、尸体及活体供体。活体又包括活体亲属（指有血缘关系如双亲与子女、兄弟姊妹之间）和非亲属（如配偶）。

根据移植物性质分类为细胞、组织和器官移植。为了准确描述某种移植术，往往综合使用上述分类，如原位尸体心脏同种移植、活体亲属同种异体肾移植、吻合血管的胎儿甲状旁腺异位移植。

二、 人体器官移植的历史简述

在远古时代，我们人类的祖先在和疾病、死亡的艰难搏斗和抗争中，就有了移植器官和组织的梦想。大量的文献资料和考古证据都足以说明，远古时代所施行的这些颅骨环切修补术，具有一定程度的治疗作用。《圣经》中，上帝用亚当的肋骨造就了夏娃，这个故事明显地折射出来几千年前存在于人们想象层面上的移植程序。荷马所著的《伊利亚特》中，描绘了一个叫作凯米拉的吐火女怪，她狮头、羊身、蛇尾，并且背部及尾部又分别伸出一个羊头和蛇头。这个怪物显然是在人们奇特、大胆的想象中，经历了多次移植的产物。《列子·汤问》中记载了一则故事，春秋战国时期，郑国的扁鹊医术高明，曾经给两位有"心病"的人"换心"，使之病愈。古印度外科著作《妙闻集》也记载过古印度的外科医生用从患者本人手臂上取下的皮肤来重整鼻子。这是较早记录的一种自体组织移植术——植皮术。

器官移植的动物实验在18世纪的文献中就有记载。19世纪外科手术的发展和乙醚的使用使得组织或器官移植这项医学技术得以为人类的健康服务。眼角膜移植是最先获得成功的异体组织移植技术。1824年，赖辛格（Reisinger）首次成功地给鸡—兔施行了异种角膜移植。1840年，爱尔兰医师比格将从羚羊眼球上取下的角膜移植到人的眼球上，完成了第一例以人为受体的异种角膜移植术。

一切技术、一切规划以及一切实践和选择，都以某种善为目标。
——亚里士多德

现代器官移植开始于20世纪初。1903年美籍法国外科医生亚力克西斯·卡雷尔（Alexis Carrel）创造了一种比较完善的血管缝合技术，使器官移植后能够立刻接通血管，恢复输送养料的血液供应而得以存活。1912年，卡雷尔因此项重要成就以及他在器官移植领域进行的研究获得诺贝尔生理学或医学奖。因此，这被看作现代器官移植的开始。1905年，奥地利医生爱德华·泽尔（Edward Georgi）遇到两个伤者，一个是来自捷克的农场工人，因长年跟石灰打交道而濒临失明，一个是被异物刺入眼部的11岁男孩。当确定后者视力无法挽回时，泽尔征得其家人同意，将男孩的角膜移植给了工人。这是人类首例同种异体角膜移植手术。角膜上没有血管，因此排斥反应轻微许多。尽管手术后工人一只眼睛感染，另一只仍然恢复了视力并终身保持。1954年，美国外科医生约瑟夫· 默里（Joseph Murray）和他的团队成功完成了世界上首例肾移植手术，在波士顿给一对同卵双生子间进行了肾脏移植。移植后的肾脏存活了8年，被视为真正成功的案例，标志着现代人体器官移植划时代的开始。1962年，默里又用尸体肾进行同种异体移植并获得成功。因此，默里获得1990年诺贝尔生理学或医学奖。很少有一种医学技术能像器官移植这样给人们带来惊喜与希望，全世界有近100万患者因此重获新生。从此，器官移植飞速发展。1956年，世界第一例骨髓移植获得成功；1963年，美国医生斯塔兹尔（T. Starzl）进行了第一例同种异体肝移植。同年，美国医生哈迪（Hardy）进行了同种异体肺移植。1967年，南非医师巴纳德（C. Barnard）进行了震惊世界的第一例同种异体心脏移植手术。虽然受术者在18天后死于肺部感染，但毕竟是人类历史上第一次成功的心脏移植，对人体器官移植具有极其重要的意义。此后，心脏移植存活率逐渐提高，移植总例数也在不断增加。1967 年，美国医生凯利（Kelly）成功进行同种异体胰腺移植手术，用于治疗晚期胰岛素依赖型糖尿病。随着免疫学的迅速发展，环孢素、普乐可复等新型抗排斥药物相继运用于临床，使得受体存活率大大提高，更使得肺、小肠甚至肢体等人体器官也进入可移植行列。在此药物基础上，与单个器官移植技术逐步成熟的同时，多器官移植和器官联合移植的研究也渐渐展开。1966 年，全球首例临床胰肾联合移植在美国明尼苏达大学实施。1968 年，美国医生丹顿・库里（Denton Cooley）成功实施了美国首例人类心脏移植手术，而后成功实施了心肺联合移植。1971 年，美国医生托马斯（Thomas）最先成功地进行同种异体骨髓移植，这给急性和慢性白血病、重症再生障碍性贫血、急性放射性及重症联合免疫缺陷的患者带来福音。1986 年，世界上第一例心、肺、肝同时移植手术在英国剑桥完成，而这次手术的脏器全部来自同一名捐献者。1987 年移植之父斯塔兹尔（Starzl）等为一例肠衰竭患儿成功实施包括肝、胰、小肠和胃的首例腹腔多脏器移植，手术后存活 6 个月。1992 年，美籍华裔冯宙麟博士第一个成功地把一枚狒狒的肝移植到人身上，因为抗体病变，患者只存活了一个月，却开创了异种器官移植领域的奇迹和先河。1998 年 6 月，美国医生安德烈亚斯・察基斯（Andreas Cakis）主持完成了 13 岁的美国少年丹尼尔・卡纳尔的 3 次移植手术，共移植了 12 个器官，后者成为目前世界上接受移植器官最多的人。

目前，器官移植是治疗那些已经不能用其他疗法治愈的重要生命器官终末期疾病的唯一有效的方法。

据全球移植中心名录统计，迄今已有 70 多万名身患不治之症者，通过肾、肝、心脏等器官移植及骨髓移植等，获得了第二次生命。其中肾移植存活最长达 37 年，肝移植存活最长达 30 年。

中国器官移植始于 20 世纪 60 年代，虽然起步较晚，但发展较快。首例尸体供肾肾移植手术由著名泌尿外科专家吴阶平院士在 1960 年完成，患者未能长期存活，但为 70 年代全国推广奠定了基础。1972 年，中山医学院附属第一医院梅骅教授和北京友谊医院于惠元教授等合作完成国内首例亲属肾移植。1977 年，上海瑞金医院完成了第一例肝脏移植和心脏移植。1978 年，张世泽医生为一例 38 岁风湿性心脏瓣膜病患者施行首例心脏移植术，手术后存活 109 天。1979 年，北京结核病研究所的辛育龄教授开展了首例肺移植。1979 年，卫生部与同济医科大学联合成立了中国第一个器官移植研究所，建立了器官移植登记处，拥有了一大批优秀的器官移植专家。80 年代以来中国相继开展了胰岛、脾、肾上腺、骨髓、胸腺、睾丸和双器官的联合移植。近年来中国器官移植在各种临床器官组织和细胞移植、同种和异种移植的实验研究、保存灌注液的创制与应用、现代移植免疫与检测，以及新的免疫抑制药物的临床验证等方面又取得了许多可喜的成绩。中国已有 164 家医院经卫生部审定批准开展器官移植，每年肝移植数在 3 000 ～3 500 例之间。每年肾移植数目超过 100 例的医院就有 30 多家，每年进行肾移植手术的有 5 000 例左右，肾移植数实际累计已超过 2 万例次。到目前为止，我国已开展涉及 28 种以上的人体器官移植，其总量仅次于美国，居世界第二位，国际上能开展的人体器官移植技术在我国几乎都能够实施，有些已达到世界先进水平。

三、 人体器官移植的伦理争议

人体器官移植技术的推广应用和不断进步，使无数器官衰竭的生命重拾希望，然而，它在给人类带来福音、屡创生命奇迹的同时，也带来了许多伦理的争议。

科学的目的不在于为无穷的智慧打开大门，而是在无穷的谬误前面划一条界线。
——布莱希特

从医学史看，人类最初用于替换坏死或功能衰竭器官的尝试是从动物器官移植开始。随着器官移植技术的不断进步，人体器官移植才逐渐实现。根据生物属性，人体器官移植的器官来源可分为动物器官和人体器官。而人体器官根据供体是否存活，可分为尸体器官和活体器官。由于现代医学的发展，人类运用生物医学工程学的原理和方法，模拟人体组织、器官的功能，人工制造暂时或永久替代病变组织或器官的人工装置，这就是不同于生物器官的人造器官。人造器官在一定程度上缓解了器官供体不足的情况，挽救了一些患者的生命。随着器官移植技术的日益成熟，越来越多的医务人员和民众认可了这项先进的医疗技术，越来越多的患者加入到等待进行各种器官移植的队伍。在美国，每30 分钟就有一个人接受器官移植，但每 16 分钟又有一个新患者进入等待器官移植的队伍。这是现代医学发展的一个奇迹。

然而，可供移植的器官奇缺，这是全球的人体器官移植技术面临的难题。器官移植技术愈完善，供需矛盾愈激烈。长期以来，器官移植患者对供体器官的需求大大地超出实际供应。据世界卫生组织提供的数字显示，全世界急需器官移植手术的患者人数与可供器官的数量比为 20：1（这一数字不包括依靠药物维持仍在等待器官移植的患者）。据中国卫生部有关数字显示，中国每年约有 150 万人需要器官移植，但是每年仅 1 万人能够接受移植手术，中国人体器官移植供求比约为 1：150。我国每年新发生的肾功能衰竭患者有 50 万人以上，其中只有 4 000 人得以做移植手术；有 400 万个白血病患者在等待骨髓移植，而全国骨髓库的资料才 3 万份；约有 3 000 万个晚期肝病患者，但绝大部分都因等不到器官而死亡。角膜移植是在器官移植中成功率较高的手术，也因供体来源不足，而手术逐年减少。全国大约有 400 万个眼病患者等待角膜移植，但实际获得角膜来源重获光明的幸运患者每年仅有 700 人左右。大多数患者只能处于“等待供者”的状况。器官短缺一直是制约器官移植事业发展的主要原因之一。2017 年 6 月 11 日，中国迎来了首个器官捐献日。中国人体器官捐献与移植委员会、中国器官移植发展基金会发起设立了“中国器官捐献日”，期望能让更多的人知道，生命虽然有限，但是通过器官捐献，能帮助那些濒危的患者重获新生，让生命得到延续。

科学的进展是十分缓慢的，需要爬行才能从一点到达另一点。
——丁尼生

器官移植的伦理争议主要在以下这些问题。

（一）尸体的器官能否移植

尸体器官移植是指从身亡的人身上取其良好的、仍然保有活力的器官或组织摘除，移植给因脏器衰竭急需手术的患者，挽救其生命。从医学的角度来说，人体活器官是最佳的供体器官，但从活体上摘取器官无疑等于杀死或损伤一个人去救另一个人，这是违背伦理原则的。因此，一直以来，尸体器官供体是移植的主要来源。特别是我国，97%的器官供体来源于尸体器官。根据尸体器官供体死亡的类型，可分为脑死亡供体（donation after brain death，DBD）和心脏死亡供体（donation after cardiac death，DCD）。

从20世纪80年代末90年代初开始，心脏死亡器官捐献（DCD）受到移植界的广泛关注。目前，这种捐献是我国尸体供体的主要来源。为规范心脏死亡器官捐献（DCD）行为，保障器官捐献者的合法权益，中华医学会器官移植学分会根据《人体器官移植条例》等相关法律、法规，并借鉴国外经验，结合我国国情，制定了《中国心脏死亡器官捐献工作指南》（以下简称《指南》）。目的是在尊重捐献者权益的基础上，建立一个合法的、符合医学伦理的临床应用程序，以避免任何可能对捐献者、捐献者家属、器官移植受者和医护人员所造成的伤害。《指南》对DCD的定义和分类进行了界定：明确DCD指公民在心脏死亡后进行的器官捐献，以往也称无心跳器官捐献（non-heart beating donation，NHBD）。目前国际上通常采用1995年荷兰马斯特里赫特（Maastricht）国际会议定义的DCD的分类标准，有如下5类（分类Ⅴ近来被提议作为其他4类的补充）：Ⅰ类：入院前死亡者，热缺血时间未知。属于“不可控制”类型。Ⅱ类：心肺复苏失败者，这类患者通常在心脏停跳时给予及时的心肺复苏，热缺血时间已知。属于“不可控制”类型。Ⅲ类：有计划地撤除心肺支持治疗后等待心脏停跳的濒死者，热缺血时间已知。属于“可控制”类型。Ⅳ类：确认脑死亡的患者发生心脏停跳，热缺血时间已知，属于“可控制”类型。该类中的特殊类型为已诊断患者脑死亡，但家属不能接受心脏未停跳情况下进行器官捐献。在这种情况下，以心脏停跳供者捐献方式实施捐献，即撤除呼吸机，待心脏停跳后再进行器官获取。Ⅴ类：危重患者发生意外的心跳骤停，热缺血时间已知，属于“不可控制”类型。

科学始终是不公道的，如果它不提出十个问题，也就永远不能解决一个问题。

——萧伯纳

《指南》还强调了心脏死亡器官捐献（DCD）对我国器官移植事业具有重要的意义：一是能够以公众、医疗单位、政府和国际社会均能接受的方式，尽快扩大供体器官池，缓解日益严峻的器官短缺现象，促进我国器官移植事业健康有序地发展；二是规范地建立器官捐献体制，与国际接轨，使国际社会真正接纳我国的器官移植；三是对器官无偿捐献的提倡，符合我国构建社会主义和谐社会的发展思路。在不断增长的移植等待人群压力下，鉴于我国脑死亡供体（DBD）和活体供体所面临的种种困境，DCD符合我国传统死亡观念，相对易被公众接受，在一定程度上缓解了目前巨大的器官移植需求。虽然依靠DCD供体器官不能完全解决器官短缺问题，但前景还是乐观的。我国人口基数庞大，如果能达到西班牙的器官捐献水平，可在很大程度上缓解我国器官短缺问题，扩大供体器官池，使DCD成为缓解世界范围内移植器官极度匮乏的最佳解决方法之一。DCD将是最具开发潜能的供体来源，要全面推行DCD，努力开创我国器官移植的新高峰。

然而，尸体器官移植技术诉求首先遇到的是我国传统文化与习俗的质疑与抵抗。在中国传统文化中，生命是神圣的，尸体也是神圣而且必须敬畏的。儒家的“身体发肤，受之父母，不敢毁伤，孝之始也”的观点影响至深。它告诉人们：我们的身体毛发皮肤是父母给我们的，我们必须珍惜它，爱护它，这是行孝尽孝的最基本的表现。同时，“生要全肤，死要全尸”，“敬畏死者，死要厚葬”，“死者为大”，“死后灵魂不死”，要供奉七七四十九天等习俗，对人们影响根深蒂固。人死后，在一定时间内，亲属要祭拜，供奉死者亡灵，遗体捐献或器官肢解，是对死者尊严的亵渎和损害。民众一方面情感上难以接受，认为是对死者不敬、不孝、不仁、不义的行为；另一方面有恐惧心理，担心死者“阴魂不散”，不愿被毁被伤，会产生严重后果，会给生者带来灾难。因此，在中国民众中，大多数人不愿意捐献家属或者自己的遗体。这是造成中国供体器官捐献率极低的原因之一。据全球器官捐献与移植观察机构 2012 年的数据，西班牙捐献率最高，为 35.1 人/百万人，而现阶段我国公民身后器官捐献率为 0.6 人/百万人，但事实上，我们只要达到 3 人/百万人就可以基本满足临床需求。一直以来，传统观念使得中国器官捐献率远远低于世界其他国家水平。

科学是一种强有力的工具。怎样用它，究竟是给人带来幸福还是带来灾难，全取决于自己，而不取决于工具。刀子在人类生活上是有用的，但它也能用来杀人。
——爱因斯坦

（二）还有心跳呼吸的人体是否可以作为器官供体

与尸体器官移植紧密相关的重要问题是死亡标准的问题，就是如何判断器官供体已经死亡，或者说是对死亡的界定，即一个人到了什么状态可以被认为其已经走完了人生的旅程，已经不再属于现世人们中的一员，摘取器官的手术刀何时可以伸向他，摘除他的器官，为他人所用。

很早以来，人类判断死亡的方法是心跳和呼吸停止以及脉搏有无。但心脏起搏器、人工呼吸机的出现和相应技术的发展，使心跳、呼吸停止数小时后的患者能重新苏醒，“起死回生”，甚至在心、肺功能丧失后，靠心脏起搏器和人工呼吸机，人还能长时间地维持生命，从而给心、肺停止作为死亡标准的主张带来了严峻的挑战。人的各个器官是靠心跳带动的血液循环获得氧和各种营养物质，心跳停止，意味着人体内的血液循环的停止，意味着其他各个器官的坏死和功能衰竭。所以以“心死”——心跳停止作为死亡的判断标准，意味着大部分器官都已坏死和功能衰竭了，这样尽管仍然有一小部分器官，如角膜还可以移植，但大部分器官失去了移植的价值。1959 年，法国学者莫拉雷（P. Mollarel）和戈隆（M. Goulon）在第 23 届国际神经学会上首次提出“昏迷过度”的概念，同时报道了存在这种病理状态的 23 个病例，并开始使用“中枢神经系统死亡”一词。他们的报告提示：凡是被诊断为“昏迷过度”的患者，苏醒可能性几乎为零。医学界接受并认可了该提法。1966 年，美国提出脑死亡是临床死亡的标志。1968 年，在第 22 届世界医学大会上，美国哈佛大学医学院提出的脑死亡标准得到了全世界的关注。根据其界定，脑死亡就是整个中枢神经系统的全部死亡，包括脑干在内的全部脑机能丧失的不可逆转的状态，表现在四方面：①对外界的刺激和体内需求完全没有知觉，而且完全没有反应能力；②没有自主的动作和呼吸；③没有生理反射反应；④脑电波图平坦。1973 年，第 8 届国际脑波—临床神经生理学大会提出了更为详细的定义："脑死亡是包括小脑、脑干直至第一颈髓的全脑机能的不可逆转的丧失。"一旦患者被诊断为脑死亡，即使患者的其他脏器机能还可以通过人工呼吸、药物治疗、输液等维持，患者也可以被认定已经死亡，从而为器官移植提供了丰富的可移植的器官资源。值得注意的是，这两个脑死亡标准的定义都是指全脑死亡，即只有在整个脑机能丧失以后，才能认定死亡。我国在 1986 年制定了《脑死亡诊断标准（草案）》。2003 年，卫生部颁布了《脑死亡判定标准（成人）》（征求意见稿）》《脑死亡判定技术规范（征求意见稿）》。这无疑是中国推进脑死亡立法的重要一步。不过，中国是少数未通过这一法律的国家之一，因此，对从呼吸心跳尚存的脑死亡患者身上摘取器官，我国法律并不予以支持。

生活给科学提出了目标，科学照亮了生活的道路。
——米哈伊洛夫斯基

脑死亡的标准对于增加可移植器官的供体的供应量具有重大意义。然而它存在着极大的伦理争议，有人认为，这种标准不是基于患者自身利益的考虑，而是基于仍然活着的人群（家属或者受体）利益考虑的纯功利主义做法，因为被宣告脑死亡的人实际上还没死，他并没有走完生命的旅程，其生命的旅程是通过医生摘除器官的手和手术工具被人为地提前终止的。有相当多的人还是不愿意自己的亲属或长辈接受这样的结果。虽然从医学上说，脑死亡患者因其心、肺仍能保持功能，血液循环依然存在，体内器官可最大限度地保持活力，因而是最佳的器官供体，但是现实中这一死亡标准的确立及应用遭遇伦理和法律的困局。

（三）死刑犯的器官可以用吗

据有关数字显示，我们每 16 分钟就有 1 例患者需要得到器官移植的治疗，而每天会有 13 人在等待供体中死去。这种死于等待中的患者，一年超过了 4 000 人。在极其有限的器官移植手术中，大多数器官供体是在死囚被处决后从他们身上摘取的。据估计，这部分器官所占比例高达 65%。1984 年 10 月 9 日，最高人民法院、最高人民检察院、公安部、司法部、卫生部、民政部等联合颁布了《关于利用死刑罪犯尸体或尸体器官的暂行规定》。该规定认为：为了支持医学事业的发展，有利于移风易俗，基于自愿死刑犯的尸体及器官可被利用；而无人收殓或家属拒绝收殓的、死刑罪犯自愿将尸体交医疗卫生单位利用的、经家属同意利用的三种情况下，死刑罪犯尸体或尸体器官可供利用。现实中死囚自愿捐献遗体和器官的实例很多。

2014 年 12 月 3 日，中国人体器官捐献与移植委员会主任委员、中国医院协会人体器官获取组织联盟（中国医院协会 OPO 联盟）主席黄洁夫在中国医院协会 OPO 联盟昆明研讨会上宣布：从 2015 年 1 月 1 日起，全面停止使用死囚器官作为移植供体来源，公民逝世后自愿器官捐献将成为器官移植使用的唯一渠道。

学术界对死刑犯处决后的尸体器官能否加以利用存在两种截然不同的观

点。持肯定论者认为，死刑犯有处分自己遗体的权利，在可供移植器官短缺的当下，利用死刑犯的器官一方面可以救治一些因器官衰竭濒临死亡的患者，另一方面对死刑犯来说也是一种赎罪的表现。死刑犯捐献器官，应当提倡，应当鼓励，其亲属有权获得适当报酬，这样做符合立法精神，属于死刑犯对自己后事的安排，但操作必须规范，因为阳光是最好的防腐剂。持否定论的学者认为，应当禁止利用死刑犯的尸体、尸体器官。

器官的来源必须是自愿、无偿，同时必须是公开、透明、可溯源的。

死刑犯生前曾给他人和社会造成了严重伤害和损失，死后理应捐献器官来赎罪？这是对死刑犯权利的误解，死刑犯因犯罪情节严重被剥夺了生命权，却不能想当然地以为其自身的器官处分权也一并被剥夺。现代司法制度反对并废止了古代中国野蛮的完全否定罪犯人格尊严的行刑文化，维护了罪犯的基本人格权，认定死刑犯具有自身器官的处分权，明确了使用其器官必须履行规范的手续。但传统文化的惯性使其受到各种诱导与压力，“知情同意”并不完全是死刑犯本人的真实意图。死刑犯器官捐献应该在法律的尺度和程序下公开进行，强制或诱导死刑犯捐献器官违背了法律平等保护人权的精神。从伦理学角度讲，没有拒绝并不代表真正意义上的同意。应当以死刑犯为主体进行道德上的判断，而不是将死刑犯客体化，即不能以利用死刑犯的器官可以救治患者对社会有利为标准，毕竟每个人在人格上都是平等的。

为什么要全面停止使用死刑犯器官作为移植供体来源？首先，全面禁止使用死刑犯器官是保障人权的体现。人权是人的基本权利，即人作为人应该享有的自由、平等的权利。这种权利与生俱来、不可剥夺。联合国《世界人权宣言》明确宣布：“人人有资格享受本宣言所载的一切权利和自由。不分种族、肤色、性别、语言、宗教、政见、国籍或社会出身、财产、出生或其他身份等任何区别。”《中华人民共和国宪法》也明确规定：“中华人民共和国公民在法律面前一律平等。”死刑犯也是中华人民共和国公民中的一员，平等享有宪法所赋予的人格尊严，其作为人的基本权利理应得到尊重，其基本权利和自由仍受法律保护。法律虽然剥夺了死刑犯的生命权，死刑犯依法仍可自行决定是否捐献自己的遗体或器官，也有维护自己遗体的完整不受侵犯的权利，这是作为公民的一项基本而普遍的权利。其次，全面禁止使用死刑犯器官是维护公民基本权利的进步。《中华人民共和国宪法》在规定公民各项基本权利的同时，也明确规定：“中华人民共和国公民在行使自由和权利的时候，不得损害国家的、社会的、集体的利益和其他公民的合法的自由和权利。”如果死囚在其真实意愿的支配下拒绝捐献遗体和器官，是其权利和自由的正当行使，即使没有为社会和他人做出贡献，也并不损害任何国家的、社会的、集体的利益和其他公民的合法的自由和权利，并不能因为要拯救器官衰竭者生命而强行剥夺死刑犯的基本权利。再次，全面禁止使用死刑犯器官是顺应国际器官移植事业发展和改革的必然选择。减少甚至取消死刑是国际趋势，使用死刑犯器官违反了国际通行的器官移植伦理标准。随着法治进步，我国根据“少杀慎杀”原则正逐步减少死刑罪名，死刑判决逐年减少，如果不摆脱对死刑犯器官的依赖，中国的器官移植事业终将成为无源之水。

然而，若囚犯希望将器官捐出，这样的意愿应当如何得以实现？有这样一个案例：尿毒症患者马启长活下去的唯一希望是哥哥马启征能捐肾给他，马启征也很愿意捐肾救弟，但身不由己——他尚在湖北沙洋监狱服刑，司法部有不允许囚犯自愿捐献器官的规定。一年前，同情马家的沙洋监狱曾就此向上级单位汇报。但一年过去了，仍未有明确结果，而马启长的病情已日渐恶化。为什么会发生如此事件？正是由于相关条例的不完善以及上述伦理问题的存在。首先，我们需要在法理上明确：根据《中华人民共和国刑法》第 57 条规定，对于被判处死刑的犯罪分子，应当附加剥夺政治权利终身。但同时，第 54 条规定中的政治权利没有包括死刑犯捐献器官的权利。其次，死刑犯被剥夺了人身自由权，但是知情、自愿是属于思想方面的自由，并无剥夺之说。从法理上看，死刑犯满足我国《人体器官移植条例》规定的条件，享有器官捐献的权利。但是，对此存在的伦理问题则两方对立，各有说法。国内许多学者会认为，死刑犯捐献器官一旦被鼓励，其权利极可能受到侵犯，作为一派弱势群体，他们可能会在受到压迫、威胁的情况下被强制签署器官捐献协议，即使没有被逼迫，如前文中所说的，他们内心也可能期待在签署同意书后能够被考虑重新发落。知情同意这一重要原则往往在死刑犯身上无法严格实施。

可供移植的器官“供不应求”是现代器官移植发展的瓶颈。

（四）人体器官是否可以买卖

被称为“21 世纪人类医学之巅”的人体器官移植，的确给众多身患器质性病变的患者带来了福音。然而现实的情况是，美国接受器官捐赠的等候名单上每年排了大约有 8 万人，而可用的肾脏却仅有 2 万个。《华尔街日报》的一篇文章中写道，数百万人遭受着肾病的痛苦，但 2007 年全世界只进行了不到 6.5 万次肾移植手术。近 5 000 名患者就在等待中死去。据中国卫生部数据显示，中国有 150 万人等待移植手术，可每年只做了 1 万例手术；国内每年约有 100 万人等着“换肾”，约 30 万人等着“换肝”，等待心、肺、小肠、脾、胰腺等其他器官移植的约有 20 万人，而有幸能顺利进行器官移植手术的只有 1.3 万人。

由于医疗临床上对供体器官的过热需求，加之受传统观念影响所导致的国民捐献器官热情的严重不足，以及作为其必然结果的供体器官来源的严重缺乏，人体器官存在着一个由买方市场必然发展而来的卖方市场，客观上极大地刺激了人体器官交易黑市的火爆，出现了一些以金钱为目的、残害人类生命、经营器官买卖的地下暴力集团，其中有的医生失去了医德和良心也成为其团伙。用不正当的手段摘取器官案例在一些国家时有报道，如菲律宾监狱的犯人可以通过出售器官来减刑；日本一些黑社会高利贷组织经常以逼债为由，强行摘去当事人器官作为抵债。在德国甚至出现了人体器官交易市场，肾脏最高售价为 8.5 万美元，如阿丹尔曼公司推出了一个“器官一种亚洲行”的项目，包括去印度的双程机票费用，一个新的肾脏以及三个半星期的康复费，收费共 4.5 万美元。此公司还计划到第三世界国家购买肾脏，有的人将其命名为“器官黑手党”。在有的国家，买卖、诈骗甚至窃取人体器官，已成为一个有利可图、发展迅速的“行业”。如印度是世界主要的肾脏供应中心，人体器官诈骗和黑市买卖盛行，其主要特点是先进的技术、贫困的民众、恶医及一部分丧失道德的败类的罪恶结合，从而产生了一群买卖器官的残忍商人，他们专门掠夺穷人。20 世纪 90 年代，印度班加罗尔市人体肾脏诈骗案震惊了全世界：生活困难并以出卖劳动力为生的维路应招去班加罗尔市干建筑活，其中一名招工头建议维路先去卖点血维持眼下生活，维路只好答应。验血合格后，医生要维路签字，然后带他到一个房间，说给他抽血，不久维路失去知觉，等醒来后，发现自己腰部左侧缠着绷带，医生告诉他因血需要量大，不得不在腰部抽取，为此给他做了一个小手术。后来工头给了他一万卢比让其回家。回家后他感到不适，当他到诊所就医时，医生告诉他，他的一只肾已被摘除。维路大吃一惊，立即去班加罗尔市找工头，两个工头矢口否认。更可悲的是，成千上万的穷人在印度为了生计被迫出卖自己的肾脏、眼球等。有一个不足 3 000 人的村庄，竟有 400 人仅靠单肾艰难生存。1989 年 5 月，世界卫生组织呼吁制定一个有关人体器官交易的全球禁令，敦促其成员国制定限制器官买卖的法律，许多国家已相继立法，禁止人体器官交易。

禁止人体器官买卖是当前各国立法的通行做法。如法国、印度等国家的法律都规定禁止买卖人体组织和器官，1982 年智利颁布的关于适用人体器官的法律也明确规定捐献器官应是免费的。立法对人体器官买卖的明文禁止体现了各国对人体器官买卖的危害性的清醒认识，也在一定程度上宣示了现代法治的理性与文明。美国在 1984 年颁布的《国家器官移植法规》中明令禁止对器官捐赠行为给予报酬。1985 年 10 月，在比利时举行的第 37 届世界医学大会上，与会国签署了《制止人体器官交易宣言》，号召全球各国政府采取有效措施制止人体器官的商业化利用，而大部分国家和地区也都颁布了规范人体器官移植的法律，明确将人体器官买卖作为犯罪来加以处罚。《中华人民共和国刑法修正案（八）》中，也明确增设了“组织他人出卖人体器官罪”，并为之规定了严格的刑事责任［《中华人民共和国刑法修正案（八）》第二百三十四条后增加一条，作为第二百三十四条之一，中华人民共和国第十一届全国人民代表大会常务委员会第十九次会议于 2011 年 2 月 25 日通过，自 2011 年 5 月 1 日起施行］。在法律体系方面，我们出台了《人体器官移植条例》及 30 多个配套文件，为人体器官捐献与移植工作提供法律保障并依法严格管理。我国《人体器官移植条例》第三条规定：“任何组织或者个人不得以任何形式买卖人体器官，不得从事与买卖人体器官有关的活动。”其他国家也基本都有跟中国和美国一样的禁令。

既然器官需求市场那么大，为什么人体器官不能买卖呢？

第一，人体器官买卖是对人的生命权和身体权的亵渎，有违生命伦理。人的生命是神圣无价的。有买卖就有价，生命怎样定价？一个心脏、一个肾、一个肺值多少钱？人体器官不是法律上的物，因为法律上的物具有非人格性，身体器官作为人的利益的体现，是人格权的客体，因此不具有财产性，不能作为物来交易。因经济原因出卖器官是对自己生命的极不负责的行为，是把自己当作“物”来对待，这是伤害自己作为人的尊严的行为，也不是社会所能接受的自然人行使其身体权的方式。这种买卖不仅是器官出售者对自身生命价值的一种漠视，也是器官买受人对人的生命尊严的亵渎，更使得人们长期确立的生命无价、健康无价的人生价值观受到严重的挑战和冲击，因此，此行为具有极其严重的社会危害性，是一种严重违背人类生命伦理的犯罪行为。如果放任人体器官的买卖，最终危及的可能就是整个人类的生存基础。而刑法是最为保障社会安全与秩序的一种行为规范，有必要承担起防范此类犯罪发生，以维护人类社会健康发展的使命，即应当明文禁止人体器官的买卖。

正如美国著名伦理学家威廉·梅（William May）所说：“如果我花钱买诺贝尔奖，那么我玷污了诺贝尔奖的名声。如果我从政府那买豁免权，那么就损害了市民的人格。如果我买卖儿童，我就不配为人父母。如果我出卖我自己，我就失去了做人的尊严。”

第二，器官买卖风险极大，不能实现生命救治的目的。本来移植器官是为了延续器官终末期患者的生命，但是，市场上出售的人体器官供体质量上是无法保证的。中间商为了牟取暴利，往往会掩盖器官供者的真实患病情况，致使受者具有被感染和传播某些疾病的风险。出卖者为了钱往往会隐瞒自己的病史和遗传史，结果将疾病传染给了接受器官移植的人。如此不但没有减轻患者的痛苦，反而为他们带来了新的病痛和伤害。

第三，加剧了两极分化，凸显了社会不公。基于人体器官的稀缺性，如果对人体器官买卖进行市场化的运作，可能带来交易价格的暴涨，使不少患者无力购买，出价高者具有优先移植权而不以待移植的紧迫程度排序。不言而喻，从伦理上讲，它强化了富人和穷人在生死面前的不平等，亵渎了发展器官移植业造福人类的初衷。人体器官买卖只是满足了富人获得新生的梦想，满足了中间商获取暴利的愿望，却剥夺了穷人健康生活的权利，严重损害了人的尊严和人权。这样的买卖会给穷人带来无法承受的压力。富人可以任意购买器官，享受器官移植的好处，而穷人则为生活所迫不得不出售自己的器官。这与挽救生命的初衷南辕北辙，将会造成极大的不公正和社会危机。

第四，人体器官如果可以买卖，会引起一系列的刑事犯罪。只要对人体移植器官的巨大需求无法满足，就一定会有犯罪分子在巨额利润的驱使下铤而走险。在高价的刺激和引诱下，某些不法分子必然会以侵害他人的生命和健康为代价，通过欺诈、胁迫等各种非法手段来强制摘取或偷取他人的身体器官进行贩卖。同时，巨大的利润会将社会边缘的弱势群体，如流浪者、精神病患者、未成年人推向被强迫摘取器官的危险境地。这样一来，人体器官买卖必然会引发故意伤害罪、故意杀人罪以及盗窃尸体罪等其他犯罪，从而使其社会危险性远远超过买卖器官这一行为本身。所以，如果这种行为不为法律所禁止，则势必将不利于社会秩序的稳定及人们的生命健康的安全。

人类所不同于其他动物的特征就在于对善恶是否合乎正义心及类似的观念的辨认。

——亚里士多德

因此，从伦理上说，器官移植是以牺牲一个个体的利益为代价，来拯救另一个个体的生命，其合理性与合法性建立在器官无偿捐赠基础之上的利他。正如美国宾夕法尼亚大学学者雷尼·福克斯（Renee C. Fox）指出的：“人体器官的移植建立在这样的一种信念之上，即人体和无偿捐赠器官都是难能可贵的，不能商品化，尽管器官移植有时可能触犯禁忌，但以无偿捐赠为基础的移植，仍不失为一种道德而富有意义的做法。”而人体器官买卖则使器官移植沾上了铜臭和血腥的味道，根本上冲击了器官移植的合理性与合法性，使得建立在器官买卖之上的器官移植衍生为一种不道德的做法，即为了自己生存的私欲而剥夺了别人健康成长或生命的权利。

（五）活体器官移植是否合乎伦理

活体器官移植就是活人为供体的器官移植。活体器官移植在其他的国家已有许多实例，特别是活供体成对器官，如活体肾和肺脏移植的开展，世界各国报道的成功率都较高。肺脏的活体移植始于1989年，1990年Stangord小组首例活体肺移植成功。活体器官移植近十年在我国已经渐渐开展。

在寻求真理的道路上，人偶尔会摔跤的，但大多数时候会爬起来，继续前进。

——丘吉尔

由于活体器官移植需要摘取健康的捐赠人的器官，对捐赠人来说，不可避免地会造成一定的伤害，以伤害一个人的代价去救治另一个人符合伦理吗？目前器官移植的成功概率（哪怕是最成功的肾移植），尚未达到理想的安全程度，其所取得的效益与活体器官移植所造成的伤害及付出相比，远未达到人们所期望的要求。这类手术风险极高，一旦活体摘取器官移植手术失败，无论对于手术供体、手术受体及其家属，还是对于手术医生来说都将是十分残酷和极不道德的。“不伤害原则”是医学的最基础的原则，是实现医学人道主义的前提。基于此，有许多人呼吁停止活体器官移植。他们认为任何人都无权以伤害他人的健康为代价，来挽救另一个人的生命或健康，这样做是反人理、灭人性的，是一种极不道德的行为。

另外，还有家庭主义原则的伦理难题。器官移植的供体除了少部分是来自自愿捐献者外，大多数是亲属之间的捐赠。一个家庭，如果有一个成员需要器官移植的话，家庭里其他成员都似乎义不容辞地可能成为供体，这就是在活体器官移植中的家庭主义原则。当然，血脉相连，很多人都愿意为拯救亲人而牺牲自己，况且大多数家庭成员的利益是趋于一致的，他们心甘情愿地帮助彼此，如母亲甘愿为子女捐献活体器官，兄弟姊妹之间相互捐赠等。然而，一个传统的家庭中，各个家庭成员的价值观不可能完全一致，即使他们的价值趋向都是一致的，彼此间还会存在着不同的愿望。比如，他们对于未来的期望可能不一致，对自身利益的认识也可能有差别。何况，随着传统家庭的瓦解，以及人们对自身权益与价值越来越关注，各成员的价值趋向可以说越来越不可能一致。为亲人捐献器官到底在多大程度上是出于他们自己真正的愿望，而不是为了迎合家庭的利益被迫做出牺牲，就不得而知了。所以主张家庭主义的原则，可能会使家庭成员无法表达自己真实的意愿，无法使他们做出真正符合自己利益的选择和决定。尤其是在一个传统的重男轻女的家族里，如果以家庭主义为原则，妇女有可能在家庭的压力下而成为器官的提供者，在这种情况下，提倡家庭主义就会贻害无穷。所以，家庭主义原则受到质疑，成了摆在实施活体器官移植面前的又一伦理难题。

活体器官资源使用如何实现公平？目前，在世界各国，人体器官被视为一种稀有资源，活体器官由于捐献者（亲属供体除外）非常有限，再加上活体提供的器官无论在手术操作还是存活率上都优于尸体提供的器官，更是被视为“稀世珍品”，对于这样珍稀的资源如何进行分配才能体现出其公平呢？医院在实际操作中能实现公平吗？目前，各国学者主要提出了实现公平必须遵循的三个原则：首先是医学原则，即器官移植的适应证与禁忌证，它是基础性的公平原则。其次是一些伦理学原则，主要有照顾性原则，即照顾患者过去的社会贡献；前瞻性原则，即考虑患者未来对社会的作用；家庭角色原则，即重视患者在家庭中的地位；科研价值原则，即有科研价值者优先于一般患者；余年寿命原则，即考虑患者生命再生期的长短及质量。最后就是中性原则，即排队原则。毫无疑问，在器官移植过程中，如果能够遵循这些原则，就能体现一定的公平性。然而，医学原则靠科学数据的证明还是可以把握的，伦理原则却在很大程度上要依靠医生的自律，依靠医生对患者的忠诚。在实际操作中，上司权利的威逼、金钱的诱导、亲情的牵绊等干扰因素最终会导致实际的不公平。

美德是一种战争状态，我们生活于其中，就要常常与自己做斗争。
——卢梭

（六）异种器官是否可用

由于供体器官的来源紧缺，大多数器官终末期患者只能在等待中逝去。这种残酷的现实让医学家产生了从不同于人的其他动物身上获取类人的器官的设想。医学家把主攻方向转向了以动物器官代替人类器官，与人类“同种同宗”的灵长类动物如猴子、狒狒、猩猩等成为首选目标。1963 年，美国一名患者移植了猴子的肾脏，之后存活 9 个月。1968 年，英国的一名心脏衰竭而生命垂危的男童的血液循环系统同狒狒的心脏相连，存活了 16 小时。1992 年，美国一名 35 岁的男性肝病患者移植了一头狒狒的肝脏，两个半月后，患者死于真菌感染。灵长类动物器官移植于人体相继失败，于是医学工作人员又把主攻方向集中在猪的身上。因为无论从体积、形态大小、血流量以及功能机理上看，猪的器官与人类最为相似，用猪的器官代替人体的器官，移植是可行的。有的科学家认为猪比灵长类更适合人类，猪易大量培育，生长迅速，所以用猪的器官移植给人类最为理想。但必须解决移植后出现的异体排斥现象。而转基因猪的培育成功，为解决这一难题提供了契机。医学家将人类的 DNA 移植到猪的受精卵细胞中，使猪的后代携带人类的基因，这样的猪提供的器官可不受人体免疫系统的排斥，比较容易在人体适应。这样，转基因器官就可能成为人体器官最丰富的来源了。

1996 年，英国生物伦理学咨询机构批准给人移植猪器官，美国食品和药物管理局以及疾病和预防控制中心也准备颁布允许人畜器官异体移植的指导方针。我国有关机构在前期研究过程中已解决了异体移植的关键，即转基因猪的基因导入和猪卵核移植技术研究。许多发达国家政府和大公司争相投巨资开展器官移植用转基因猪项目，科学家们还计划建立这种转基因猪生产基地——“器官农场”，由它向人们提供肾、心脏、脾、胰腺、肝等转基因器官。

但是，1997 年，猪器官移植入人体再次引起国际医学界的关注。1997 年 1 月，英国政府为人体移植动物器官发出“红牌”，宣布暂时禁止这种手术。美国医学界也对这种手术提出了强烈批评。以英国著名医学教授肯尼迪为首的研究小组，对人体移植动物器官的得失进行了全面调查和论证。调查结果倾向于禁止这类移植手术。同时，英国癌症研究所近年来还发现猪身上的病毒可传递给人体。这种病毒在猪身上并无危害，但一旦在人体中扩散，将会造成瘟疫。1997年3月，美国一项研究报告指出：在健康的猪身上发现的一种病毒可以感染人体组织。这一报告为人们对人体移植猪器官的担忧提供了支持。同时，该研究还指出：有一个潜在的传染源是数千年前感染猪的一种病毒。这种病毒把它们的DNA永久植入猪的遗传基因。因此，现在健康的猪也通过遗传继承了这种DNA。伦敦癌症研究所从事这项研究的科学家罗宾·韦斯说不知道这种病毒是否会使人生病，但老鼠和猫的白血病确实跟病毒有关。目前这项研究有的国家还继续进行，如英国、德国、日本，他们培育“更换遗传基因”改良猪的实验也出现了曙光。人体移植动物器官一旦获得突破，不仅使供体器官来源得到充足保证，而且会对人的本质认识发生根本的改变。

世界医学科学的最高奖项——诺贝尔生理学或医学奖在20世纪十分青睐于与器官移植相关的研究和探索，其中1/3的获奖与器官移植相关，这说明了器官移植技术的发展对于人类社会的重要价值。

目前异体器官移植处于动物试验和临床试验阶段，多例大器官的异种移植都获得成功。但主要难题在于克服免疫排斥。因为异种的伦理道德问题将比同种的更为复杂，首先是移植器官的种类受到限制，如睾丸、卵巢这类腺体不能进行移植，否则将违背伦理道德；有些大器官如脑组织也不能移植，其他器官是否能够移植，要以该器官移植后能否引起人的特性的改变为伦理准则。其次是动物保护问题，如黑猩猩和狒狒之类的珍稀动物是国家一级保护对象，不准随意捕杀，这就给异种器官移植带来了疑难。所以，应将动物实验和临床试验的重点放在不受法律保护的容易得到的动物身上。最后，动物器官蕴藏着的病毒是否能传染给人，这也是必须考虑的道德问题。

四、人体器官移植的伦理原则

1987年5月13日，世界卫生组织在第40届世界卫生大会上通过了13号决议，发布了9条人体器官移植指导原则；2008年5月，世界卫生组织执委会讨论并形成了《世界卫生组织人体细胞、组织和器官移植指导原则（草案)》。我国于1997年10月第九次全国医学伦理学学术年会提出了《器官移植的伦理原则》，2007年开始实施《人体器官移植条例》。综合起来人体器官移植的主要伦理原则如下。

（一）知情同意原则

这是器官移植所要遵循的首要的伦理原则。知情同意对于供体而言，就是强调自愿捐献。从尸体上摘取器官和组织，一定要有生前自愿捐献的书面或口头遗嘱；对于活体捐献者，知情同意不言而喻，但目前一般来源于受者的配偶、有血缘关系的亲属和自愿无偿献出器官的健康者。为做到真正客观和公正，手术前的说明应该在医院伦理委员会或者相关机构的监督下进行，说明中至少应向供受体及其家属交代以下事项：①受体的病况和可能采取的治疗措施及预后；②某一活体器官移植术的现状；③活体器官移植术的手术过程；④器官切取时可能发生的危险；⑤有关这一手术远期疗效及并发症发生率；⑥出现并发症后可能采取的救治措施；⑦手术后需长期使用免疫抑制剂及有可能带来的毒副作用；⑧手术期费用及手术后长期的医疗费用。在供受体完全知情的条件下，还应该客观判断受术者本身或其监护人有无行为自主能力。此外还要帮助手术者排除其来自内部或外部的压力因素的影响，最终获得真正意义上的自愿。

（二）高度尊重生命价值的原则

它强调生命的神圣性和生命质量的统一，强调生命的自我价值与社会价值的统一，强调受体生命价值与供体生命价值的统一。在活体器官移植中，这一原则的中心意思是要求人们不仅要尊重受体生命的神圣性，还要求考虑受体手术后的生存时限及生活质量；不仅要尊重供体勇于奉献的高尚道德，更应该充分考虑受体与供体生命的神圣性和手术后的生活质量。尊重生命价值，就必须严格遵守供体和受体选择的医学标准和社会标准，保证手术后生命的质量。供体本人健康与否，直接关系到活体器官移植术的成败，手术前必须对供体施行全面的体检，只有当满足以下条件时方可最后确定为供体：全身无重大器质性病变和传染病；全身主要脏器功能良好；全身无感染性疾病；肝脏储备功能良好，既往无肝病史，又无长期酗酒史；血型及组织相容性良好；拟切取器官及其主要血管和胆管形态结构正常，无重大变异，年龄在 20 ～ 50 岁之间。要严格注意适应证和禁忌证。华中科技大学同济医学院制定的《器官移植的伦理原则》对医学标准做了 3 条界定：①在生命器官功能衰竭而又无其他疗法可以治愈，短期内不进行器官移植将告死亡者；②受者健康状况相对较好，有器官移植术适应证，机体心理状态和整体功能好，对移植手术耐受性强，且无禁忌证；③免疫相容性（ABO 血型相配，HLA 配型，交叉配合及淋巴毒试验）相对较好，移植手术后有良好的存活前景。这表明对生命价值的高度尊重。

> 保护健康，就是保持一切价值的源泉即劳动能力本身。
>
> ——马克思

（三）效用（利益）原则

应恪守不伤害原则，使受体与供体所获的利益必须远远大于风险，达到手术的目的。器官移植是一种高风险行为，它的成功和收益往往伴随着失败与痛苦。对受体而言，无论移植的是活体器官还是尸体器官或转基因器官，都有不同程度的风险。统计显示，活体与尸体供体单侧肺移植的存活率相当，即存活半年的为 76%，存活 1 年的为 65%，存活 3 年的为 53%，存活 3 年以上的为 50%，有的能存活 6 年以上。由于移植肺不能满足其功能代偿的需要，所以不管是活体肺，还是尸体肺都给受体带来一定的风险。尽管有一定的风险，但受者还是受益较多的，特别对活体器官如肺、肝、肾等的移植，可以减少因等待尸体器官供给不足而死亡的人数。近年来活体器官应用的数量增加，为受体提供更多的肺、肝、肾等的移植机会，同时也减轻了由供体器官短缺所带来的精神压力和心情的苦恼，特别是活体的肺、肝、肾等的移植容易进行，而且由于局部缺血的时间短，是受体最佳的选择。效用原则，就是要求器官移植手术使接受治疗者所获的利益必须远远大于风险，获得新生的机会。当然，100% 的利益是不可能的，但是必须利大于弊。基于所期待的利益，去承受一定的风险也是必需的。

对于供体来说（一般指活供体），也存在风险与受益。对活供体的器官摘除，存在着不可避免的风险性，如何使其风险性控制在最小限度，是医生恪守的伦理原则。供体的主要风险表现在：一个肾被摘除已有众多例，供者一般都能正常活动与重新工作，而肺叶切除的危险对患者来说其死亡率小于1%，因为供体的肺功能正常，营养情况良好，并且没有大量的烟尘、病症和其他严重肺部疾患。医生指出，手术后并发症不常见，一般6周后恢复正常活动和重新工作。但由于肺叶切除，肺组织总量减少，可能对肺功能带来影响，这有待于进一步临床观察总结，手术后随访，积累资料，进行研究后综合做出结论。又如，供体将健康的部分肝脏移植给受体，在进行肝切除过程中有一定的危险性，手术后肝组织减少对肝功能近期、远期一定会有一些影响，但这同样要进行术后随访，以待进一步研究总结。法国医生瓦洛指出，一般成年人的肝脏重1～1.5 kg，可以切除40%而不会危及生命。若献出500 g肝脏，就可以挽救一名17岁的青年患者的生命，而人体肝脏的再生能力强，献肝者的肝脏很快就能恢复正常水平。活体肝脏移植成功，为千万患者带来了希望，这就进一步说明了现代医学切除部分肝脏，并不危及活体供体的生命，从而否定了过去把肝脏视为不可捐献器官的传统观念。对于供体来说，在不危害自己生命及降低自己生活质量的前提下，自愿把自己的器官捐献给一个生命垂危的患者，使其能够生存，这本来就是一个最大的利他行为，将会得到社会舆论的好评。这种重义轻利的高尚道德观将使供体在精神上得到极大的满足与自豪，体现了人的价值自我实现，是活供体精神上获得的一种利益。

（四）禁止商业化原则

任何组织或者个人不得以任何形式买卖人体器官，不得从事与买卖人体器官有关的活动。1987年5月13日，第40届世界卫生大会通过了13号决议，发布了9条人体器官移植指导原则。其中，指导原则5规定：“人体及其部件不得作为商品交易的对象。”因此，对捐献的器官给予或接受支付（包括任何其他补偿或奖赏）应予禁止。指导原则6规定：“为提供报酬或收受报酬而对需要的或可得到的器官进行广告宣传应予禁止。”上述指导原则被有的学者概括为“禁止人体器官商业化原则”。2008年5月，世界卫生组织执委会第123届会议上讨论了人体细胞组织和器官移植问题，形成了《世界卫生组织人体细胞、组织和器官移植指导原则（草案）》，其中的指导原则5指出：“细胞、组织和器官应仅可自由捐献，不得伴有任何金钱支付或其他货币价值的报酬。购买或提出购买供移植的细胞、组织或器官，或者由活人或死者近亲出售，都应予以禁止。”我国自2006年7月1日起施行的《人体器官移植技术临床应用管理暂行规定》第27条规定：“人体器官不得买卖”；2007年5月1日施行的《人体器官移植条例》第3条规定：“任何组织和个人不得以任何形式买卖人体器官，不得从事与买卖人体器官有关的活动。”

另外，器官移植还要严格执行保密原则和伦理审查原则。从事人体器官移植的医务人员应当对人体器官捐献人、接受人和申请人体器官移植手术患者的个人资料保密。在手术实施之前要按照规定接受伦理审查委员会的严格审查。

第二节　人类胚胎干细胞研究和克隆技术发展的伦理问题

2018 年 1 月 25 日，国际权威学术期刊《细胞》以封面文章形式在线发布了中国在体细胞克隆技术上取得的新成果：由中国科学院神经科学研究所、脑科学与智能技术卓越创新中心的非人灵长类平台诞生了两个体细胞克隆猴，分别是 2017 年 11 月 27 日出生的“中中”和同年 12 月 5 日出生的“华华”。“中中”和“华华”的诞生犹如 1996 年 7 月 5 日由威尔穆特团队在英国爱丁堡市罗斯林研究所创造的克隆羊“多莉”一样，是世界生物技术领域的另一个春雷，既有突破意义，也有传承意义。正如中国科学院院长白春礼所言，此次突破实现了领跑和“弯道超车”等目标，标志着中国将率先开启以体细胞克隆后作为实验动物模型的时代。这将进一步促进人类胚胎干细胞研究与利用，给人类治疗疾病与健康长寿带来了新希望，同时也带来一系列新的伦理难题。

一、人类胚胎干细胞研究的伦理问题

（一）干细胞及其研究的社会价值

1. 干细胞的概念与类型

干细胞的“干”译自英文“stem”，意为“树”“干”和“起源”。所谓“干细胞”（stem cell）是指生命有机体在生长发育中起“主干”作用的原始细胞。生物机体在发展过程中，因细胞往往高度分化而完全失去了再分裂的能力，最终衰老死亡。机体在发展适应过程中为了弥补这一不足，保留了一部分未分化的原始细胞，即干细胞。干细胞就是一种具有多向分化潜能和自我复制功能的早期未分化细胞，一旦生理需要，它按发育途径通过分裂而产生高度分化，以自我复制和产生大量更专门化的细胞为其增殖方式，存在于早期胚胎、骨髓、脐带、胎盘和部分成人细胞中，它能够被培育成肌肉、骨骼和神经等人体组织和器官，从而构成机体各种复杂的组织器官。干细胞有三种类型：全能干细胞、多能干细胞和专能干细胞。

真正的科学教会我们去怀疑，教会我们放弃无知。
——贝尔纳

（1）全能干细胞（totipotent stem cell）具有形成完整个体的分化潜能。也就是说这种干细胞具有分化成各种细胞的功能，再由这些细胞构成人体组织和器官，最终可以发育成一个完整的人。如母亲的卵细胞与父亲的精细胞结合成受精卵，这就是初始的全能干细胞，受精卵继续分化为许多全能干细胞（又称“胚胎干细胞”）。受精卵及其头三次分裂产生的 8 个细胞有分化为完整个体的能力，可无限增殖并分化为全身 200 余种细胞类型，然后形成机体所有的组织和器官，取其中一个植入子宫，就可生长发育成一个完整的个体。

（2）多能干细胞（pluripotent stem cell）也叫组织干细胞，它是由胚胎干细胞进一步分化而成的。当囊胚进一步分化出外层细胞和内层细胞时，外层细胞会继续发育形成胎盘和其他对发育过程至关重要的组织，而此时的内层细胞则向器官的形成分化，它们将分别发育人体所有器官。内细胞团具有分化出多种细胞组织的潜能，这些细胞是多能性的，能产生多种类型的细胞，但并非是构成胎儿所需全部细胞类型，它们不能发育成完整个体。

（3）专能干细胞（multipotent stem cell）即成体干细胞（adult stem cell），有能力形成数量有限的专门细胞，可取代那些损耗和受损的完全分化的细胞。细胞继续发育就会变得越来越专门化，大部分最终执行单一功能。细胞的这一专门化过程被称为“分化”过程，这个过程一般是由细胞核控制的。专能干细胞的功能是取代那些由于损耗和受损的完全分化的细胞，如骨髓干细胞补充不同类型的血细胞，其他类型的干细胞更新内脏内膜。

干细胞研究始于20世纪40年代，主要是造血干细胞的研究。1998年以来，人类干细胞研究有重大突破。2001年11月25日，美国马萨诸塞州先进细胞技术公司宣布该公司的研究人员用克隆技术将人类卵细胞中的DNA取出，获得卵空壳，然后将体细胞的遗传物质植入卵空壳内，使之发育到早期胚胎状态，从而获得含有6个细胞的人类早期胚胎，这是治疗克隆研究的重大突破。日本京都大学研究帕金森病的医学专家在2005年1月3日利用干细胞移植治疗帕金森病的方法，已在猴子身上成功完成初步试验，表明移植胚胎干细胞用于治疗疾病确实可行，但仍有待于进一步改进。

2. 干细胞研究的价值

（1）对探索人类发育规律具有重大意义。首先，在发育生物学的基础研究上，干细胞研究可以帮助我们弄清和理解人类发育过程及其中复杂事件的机理；其次，它对人类一些严重的疾病如癌症和遗传性疾病等，可以描绘出导致这些致死疾病的基本错误，并为寻找这些疾病的治疗方法和途径奠定理论基础。

创新是引领发展的第一动力。
——习近平

（2）开辟治疗一些难治重症疾病的新途径。通过干细胞研究可以找到以往无法治疗的一些疾病的治疗办法，诸如对心脏病、糖尿病、肾病、帕金森病等严重的人类尚无满意治疗手段的疾病，可以通过“细胞治疗”或“组织工程治疗”，即“治疗性克隆”的方法，开辟新的治疗途径。

（3）改进研制药品和进行安全性实验的方法。如新药或新方法可以首先用人类干细胞系进行实验，当细胞系实验表明药品安全并有益时，才进行动物和人体的进一步实验。这虽然不能取代在整个动物和人体上进行的实验，但可以使药品研制的进程成流线型，使药品研究的周期缩短，药品试验更加安全。

（二）人类胚胎干细胞研究的伦理争论

人类胚胎干细胞的研究，也像其他许多刚兴起的高科技一样，在诞生初期总是有人欢呼也有人咒骂。国际上有人反对这项研究，认为这是“死亡工业”；大多数科学家是支持这项研究的，美国80位诺贝尔奖获得者发出集体呼吁，认为这是一项人类文明发展的光明事业。目前干细胞研究的伦理争论围绕着胚胎干细胞研究的目的和来源而展开。

1. **人类胚胎干细胞研究目的的争论**

人类胚胎干细胞研究目的分为两种：一是以克隆人为目的的研究；二是以治疗性克隆为目的的研究。目前，各国政府和科学家对以克隆人为目的的研究多持反对意见。2005 年 2 月 18 日，联合国大会法律委员会通过一项政治宣言《联合国关于人的克隆宣言》，要求各国禁止有违人类尊严的任何形式的克隆人。对该宣言，中国投了反对票。中方表示，中国代表团之所以对宣言投反对票，是因为宣言的表述含混不清，宣言提到的禁止可能会被误解为也涵盖治疗性克隆研究，这是中方所不能接受的。而由于治疗性克隆具有巨大的医疗价值，大多数科学家和患者都热情支持以此为目的的研究。

治疗性克隆为广大患者带来了福音。所以，支持治疗性克隆研究已经成为一种普遍的社会共识。

所谓“治疗性克隆”，就是将取自患者细胞的核转入去核的母细胞中重新激活并建立多能干细胞系，再将这些细胞诱导成患者所需的细胞、组织或器官，解决器官的再生、修复或移植问题。这项技术的最大优点是利用患者自体细胞克隆的干组胞和组织，其 DNA 编码和基因型均与患者完全一致，这样以前器官移植治疗方法中经常出现的异体免疫排斥反应问题可得到根本解决，使像癌症、遗传血病等顽疾绝症有希望得到有效的治疗与治愈。由于从早期人类胚胎中提取的干细胞拥有形成所有 200 余种人体细胞类型的能力，它也就有可能成为 21 世纪最重要、最理想的人体器官替代物的原料。这项技术的成功应用甚至可能标志着人类医学史上一次质的飞跃，但仍有伦理争议，核心问题是人类胚胎与急需治疗的患者利益的冲突问题，这涉及人类胚胎的地位问题。

支持治疗性克隆研究的意见有两种：第一种意见认为，早期的胚胎（14 天以内）谈不上尊重的问题，因为这时候的胚胎还不是人的生命，而解除千万个癌症患者和需要器官移植的人的痛苦，挽救生命，才是对人类生命的最高尊重；第二种意见认为，是否允许治疗性克隆的争论，并不是简单地选择“善”还是“恶”的争论，而是“道德与道德”之间的争论，是“两种道德”之间的争论。人类对早期人类胚胎无疑拥有尊重与保护的义务，因此以经济或其他医疗之外的科研为目的的胚胎研究是不道德的，是绝对要禁止的。但这种保护在某种特定的情况下也允许有例外，那就是它必须服从于一个更高的道德目的，这个目的就是解除人类遭受病魔摧残的痛苦，挽救无数患者宝贵的生命。也就是说，在患者急需医治这一特殊的情况下，胚胎的生命应让位于患者的生命。从对早期人类胚胎的使用的角度来看，这一行为的确损害了人的尊严；然而这一牺牲换来的人的生命的挽救从另一个角度来看却体现了对人类生命的一种最高的尊重。“治疗性克隆”争论的核心问题是人类胚胎与患者利益的冲突问题，首先是“人”的定义问题。

持反对意见的人认为，从胚胎中提取干细胞在道德上是错误的，因为它毁坏了一个人的生命，人的生老病死是自然的，不应由人类进行干预。国际上一些宗教组织和反堕胎组织人士强烈反对采用人类胚胎进行研究。2004 年 6 月 4 日，梵蒂冈教皇保罗二世对访问意大利的美国总统布什说：“一定不要给那些只有科学能告诉我们一切。
——罗素

进行胚胎干细胞研究的科学家拨款，因为他们毁灭生命，破坏伦理。”在美国，人类受精和胚胎由美国生殖医学会（ASRM）负责管制，近年来受到干细胞研究进展的触动，虽然对人类胚胎干细胞用于医学研究解除了禁令，但对胚胎干细胞的来源，只限于不孕夫妇在治疗中多余胚胎的捐赠和流产死亡的胎儿，而由体细胞转移术获取胚胎干细胞至今仍被划为禁区。在英国，人类胚胎由人类生育与胚胎学管理局（HFEA）负责，受 1990 年通过的《人类受精和胚胎学法令》严加管制，体外人类胚胎的研究可在胚胎存活 14 天内进行，除此以外均属违法。在德国，20 世纪 90 年代初制定了《胚胎保护法》，禁止以研究为目的杀死人类胚胎。因此德国科学家一直未涉及人类胚胎基因应用研究，由于担心德国在生命科学领域落后于世界的先进水平，德意志研究联合会曾向政府建议放松对人类胚胎研究的管制。时任德国总统约翰内斯·劳却表示坚决反对，认为“人类不应追求进步而不惜一切代价”，“人类的尊严高于经济利益”。

2. 关于人类胚胎干细胞来源的争论

无论进行何种目的的干细胞研究，都必须有干细胞来源。没有干细胞的来源，干细胞研究就无法进行。人类胚胎干细胞主要有三个具体来源：①胚胎干细胞（ES）是从人工授精中捐献的多余胚胎中获取；②胚胎生殖细胞（EG）是从死亡胎儿尸体的原始生殖组织分离出来；③从体细胞核转移术（SCNT）所创造的胚胎中分离所得。所有这三种来源都涉及一个敏感问题，即人类胚胎。这里的焦点在于胚胎是不是人，胚胎是否具备“道德人格”和道德地位，在这个核心问题上存在着一些分歧和争论。

不少国家，特别是西方国家，都以法律形式禁止堕胎并禁止胚胎实验，他们认为人类胚胎是神圣的，人类胚胎实验是对人的不尊重，是侵犯了人权。但是，有一种意见是持有条件的支持态度，基本观点如下。

第一，要考察研究的动机和目标，同治疗不育症而采取人工授精技术一样，为了救治人类严重疾病而进行胚胎干细胞研究，是具有潜在治疗意义的研究，同不育研究本质上一致，两者无一使研究胚胎得益，但两者均可使未来的人类得益，两者也同样要损失和伤害一些胚胎，但这是预期中的代价而非本有目标，因此不违背“不伤害”，并符合“两害相权取其轻”的伦理原则。以此目的进行的胚胎实验，应该是合理的。

第二，要具体分析胚胎是否具有道德人格地位。英国沃诺克委员会建议，胚胎研究可以在卵子受精后 14 天内进行，因为此时胚胎发育在二胚层阶段，又称前胚胎，尚属一般生物细胞，没有神经系统和大脑，既无知觉也无感觉。因此胚胎发育在 14 天内是不具道德意义的人，这一观点已被科学界普遍接受。

第三，以人类疾病治疗为目的的人类胚胎研究，包括胚胎分离和培养干细胞，并不意味着对胚胎的不尊重。我们的医师和科学工作者要十分珍惜人类胚胎，严禁随意损毁和伤害胚胎，反对滥用胚胎，凡进行胚胎实验均应严格审核。

多数人认为，目前所进行的胚胎干细胞实验研究有其合理性，这在于有些胚胎最终也是要被丢弃的，这些特殊的胚胎可以用于研究，以造福人类。这样的胚胎干细胞来源主要从选择性流产后死亡胎儿的胚胎组织获得EG细胞和临床治疗不孕症后的剩余胚胎获得ES细胞两种。这两种来源不存在损毁胚胎的问题，它最大的伦理难题在流产阶段或实施人工授精的过程中就已经得到解决，因为它利用的是手术后的废弃物。但能否或怎样利用这些胚胎还应尊重受术妇女的意愿，而且应注意在利用的过程中存在的伦理风险，这种风险在于它可能导致急于功利的医生和无良妇女之间的胚胎买卖。对于利用志愿者捐献的配子或通过体细胞核移植所产生的胚胎进行的研究或应用，其现实合理则在于人们相信人类可以把研究控制在特定的伦理界限之内。

关于捐献胚胎产生干细胞和不育症夫妇捐献辅助生殖多余的胚胎，可以视作与组织捐献相类似的正常行动。

2000年4月，美国73名著名科学家，其中包括61名诺贝尔奖得主，联合要求国会解除对胚胎干细胞研究的禁令。2000年8月16日，英国政府同意了首席医学官唐纳森关于《干细胞研究：负有重责的医学进展》的长篇报告及生命伦理学委员会的建议，宣布允许人类胚胎早期克隆用于医学目的。英国政府在同意有限的人体胚胎克隆实验的同时，强调不可以克隆婴儿，并以严格的立法来约束科学家的研究行为。2001年8月9日，美国政府开始准许用政府经费进行人体胚胎干细胞研究。德国联邦议院在2002年1月30日通过法案，准许德国科学家在严格限制下进口胚胎干细胞用于科研目的。在英国，克隆羊“多莉”之父威尔穆特教授认为，克隆人体胚胎研究十分重要，可为治疗糖尿病、心肌梗死、肝硬化、帕金森病等疾病开辟新路。

（三）人类胚胎干细胞研究和应用的伦理原则

多数国家的政府、科学界、医学界和疾病患者支持和赞成以医学治疗为目的的人类胚胎干细胞的研究及技术应用，同时主张要遵循一定的伦理道德原则。其中有三条原则比较一致：一是研究所取得的材料——卵子、体细胞等，必须是志愿者自愿提供的，提供者有知情权。二是胚胎细胞保存的时间不能超过14天，超过了这个时间限度，即可被认为动机不纯，有克隆人的嫌疑。三是不能将克隆的胚胎细胞植入人体子宫。

2002年，中国卫生部医学伦理学会专家委员会起草了《人类胚胎干细胞研究的伦理原则和管理建议》，提出了人类胚胎干细胞的研究，对于有效地治疗人类多种疾病、维护和促进人类健康具有的潜在价值。由于该项研究可能引发若干社会伦理和法律问题，因此研究应遵循一定的规范，这有利于研究顺利、健康地开展。政府应该支持并鼓励非政府机构的人类胚胎干细胞研究。

人类胚胎干细胞的研究和应用应遵循以下伦理原则。

1. 尊重原则

胚胎是人类的生物学生命，具有一定的价值，应该得到人的尊重，没有充分理由不能随意操纵和毁掉胚胎。胚胎干细胞研究对于治疗人类多种疾病具有潜在价值，因此有理由允许和支持利用胚胎进行干细胞研究。

2. 知情同意原则

必须告知人工流产下的胎儿或体外受精成功后剩余的胚胎的潜在捐献者、配子或体细胞的潜在捐献者有关干细胞研究的信息，获得他们的同意，并给予保密；同样，将来在将干细胞用于临床时，也必须将有关信息告知受试患者及其家属，获得他们的同意，并给予保密。

3. **安全和有效原则**

在使用人类胚胎干细胞治疗疾病时，必须经动物实验有效，并设法避免给患者带来伤害，临床试验应遵循国家药品监督管理局有关新药临床试验和基因治疗的规范。

4. **防止商品化原则**

应提倡捐赠进行人类胚胎干细胞所需的组织和细胞，禁止一切形式的生产、制造、销售、买卖配子、胚胎和胎儿组织的行为。

二、 克隆技术发展的伦理问题

（一）克隆技术及其科学和社会价值

如上所述，干细胞是一种具有多向分化潜能和自我复制功能的早期未分化细胞。它具有分化成各种细胞的功能，可无限增殖并分化为全身200余种细胞类型，然后形成机体所有的组织和器官，最终可以发育成一个完整的生命有机体。

1997年，“克隆”这个词汇伴随着一只苏格兰小绵羊“多莉”的诞生轰动了整个世界。因为“克隆羊”的诞生，意味着“克隆人”将成为可能。许多人认为克隆犹如悬挂在人类头顶上的一把达摩克利斯之剑。一方面，它能造福人类，给人类社会带来许多益处；另一方面，它也能伤害人类，给人类带来灾难。显然，克隆技术给世界带来的震荡是罕见的。

有人称这项技术为当今“生物的原子弹”和“伦理炸弹”，也有人认为这一次人类打开了“潘多拉的盒子”。

1. **“克隆”的定义**

“克隆”一词最早源于希腊文Klon，原意是指用苗或嫩枝，通过无性繁殖或营养繁殖的方法形成植物。现代的“克隆”一词，是英文Clone的音译，是指人工诱导下的无性繁殖之意，它是一种以单个细胞为材料的无性繁殖方式。只要是以一个细胞得到两个以上的细胞、细胞群或生物体，就可以称之为克隆。所谓“克隆技术”，就是一种无性繁殖技术，是指在基因研究的基础上，以细胞融合的方式完成生物单一亲代的无性繁殖的技术。它具有两大特征：一是克隆与被克隆两代间遗传物质完全相同，即具有相同的基因型；二是可产生大量相同基因型的个体，即产生细胞群或个体群。如今克隆技术已被广泛应用于植物、动物、微生物的生产实践和科学研究之中，甚至有些科学家已经在进行人的克隆研究。

美国《科学》周刊认为，克隆羊“多莉”之所以荣登十大科学发现榜首，因为“多莉”代表着一个令人震惊的科学进步，同时也带来了重要的伦理学问题。

2. **“克隆”的科学和社会价值**

克隆羊“多莉”的产生是生物学理论和技术的一项重要突破。克隆羊“多莉”的诞生，标志着成年哺乳动物无性繁殖的成功，打破了“用成年动物细胞无法培养成胚胎”及“动物细胞分化过程中发生了不可逆的变化”的理论，开辟了对哺乳动物进行遗传学操纵的新途径。新途径可以用于研究老年期基因组功能改变的生物后果，特别是端粒体缩短对衰老的影响；研究将基因改变后导入卵细胞对子代产生的影响，以及研究神经细胞等永远排除在细胞周期外的细胞导入卵细胞后的生物后果。

动物克隆的成功将带来巨大的社会应用价值。人类通过克隆技术和遗传操作可以得到大量转基因动物，用来大量生产重要的药物。更重要的是，转基因动物可以为人类提供器官移植所需要的组织和细胞。因为避免了免疫排斥，白血病、癌症、艾滋病等患者的痛苦将得到彻底的解脱。例如，一个人得了白血病，需要新的健康的骨髓，目前只能从极少的骨髓类型匹配的其他人体抽取健康骨髓注入患者体内，代价很大。转基因动物可以为患者提供大量的类型匹配的健康骨髓，既经济，又安全。动物克隆有利于生物医学对人类疾病的诊断和治疗研究，如将人类基因引入动物产生供移植用的组织和器官，用转基因动物产生人类的凝血因子等。动物克隆技术的应用，还会促进畜牧业、饲养业、制药业等产业的蓬勃发展。这是因为大多数哺乳动物类的胚胎发育过程非常相似，从而在技术上有相通性。

克隆技术在胚胎发育理论和基因工程技术上都是划时代的突破，所以被誉为生命科学史上的一个里程碑。

动物克隆有利于保持和发展具有优良性状的动物品种，抢救濒危动物。例如，一旦某种濒危动物只剩下一只，甚至即使该动物已经灭绝但仍留下组织和细胞，都可以通过克隆技术来挽救并使其再生。

（二）克隆人的伦理争论

1. 支持克隆人的观点

支持克隆人技术的包括一些科学家。他们认为克隆人研究有利于人类的发展，其理由如下。

动物克隆技术的成功，使人类克隆自己一步步成为可能，它如一颗“炸弹”，引发了纷纷扬扬的世纪伦理之战。

第一，有利于人类优质发展。人类的基因库已经被公认为人类共同的宝贵财富。有了克隆技术，就可以在这个库中进行有目的的选择，利用和组合优势基因，筛选和淘汰劣势基因。

第二，促进科学的进步和发展。人类认识无止境，科学无禁区，任何阻止科学进步的企图都是徒劳无益的，克隆人技术的发展和克隆人的出现是不可避免的。这种研究将使人类认识和掌握人类遗传和发育的全过程，甚至更多的奥秘，突破最后的禁区，促进人体科学、生物医学发展。通过行政或法律的手段阻止人类克隆的研究是对自由探索的威胁和对人类自由精神的粗暴践踏。

第三，可以满足怀念故人、“复活”故人的愿望。故人不可起死回生，但若对他进行克隆，克隆人拥有着与故人近似相同的外形，可以唤起人们对故人的回忆与思念，满足对故人深切的怀念之情。

第四，让单身男女能够拥有后代。美国哲学家德沃金和意大利医生安蒂诺里认为，每个人都拥有生殖的权利与自由，生育后代甚至被看成是自己人生意义与价值的一个最重要的部分，因而生殖权是“天赋人权”之一。而享有生殖权者不仅限于已婚男女，而且也涵盖“单身贵族”。克隆自己是这些单身男女实践其生殖权益的途径之一。另外，从某种意义上说，人类有权处理自身的DNA。每个人的DNA是他的私有财产，每个公民均有权决定何时、以何种方式来复制它。

第五，可以“复制天才”，塑造极具天赋或美貌的个体，满足人类“制造”科学家、艺术家、政治家、企业家、世界冠军作为自己子女的愿望。

2. 反对克隆人的观点

然而，反对克隆人的呼声更高，甚至引起各国政府的惊慌。在克隆羊“多莉”报道后，美国政府首先发表声明，时任美国总统克林顿宣布：禁止政府资金用于一切与人体无性繁殖有关的研究。接着，法国、德国、日本、意大利、阿根廷、印度尼西亚等国政府和欧盟以及世界卫生组织也都表示反对克隆人的研究。我国卫生部于2001年11月30日明确表示了对研究克隆人的态度，即不赞成、不支持、不允许、不接受任何克隆人实验。各国科学家对克隆人采取了坚决抵制的态度。克隆羊“多莉”之父威尔穆特谴责克隆人的做法，认为这“完全是一种犯罪行为”。洛克菲勒大学佩里教授说：“在动物克隆实验屡屡失败的今天，抢先进行克隆人实验是不道德的。”人们主张禁止克隆人，认为它会带来许多社会伦理问题。

目前，克隆技术还不成熟，成功率非常低，后代容易得遗传缺陷，在这样的技术条件下，贸然进行人类的克隆，无疑是不人道的。

第一，克隆人挑战人的尊严。克隆人在科学上或许很有价值，但它会带来许多社会伦理问题。批评者普遍认为它使人丧失尊严。每个生命都是独一无二的，都有独特的个人尊严、品性和与生俱来的权利，克隆的人恰恰剥夺了这一点。人在实验室里的器皿中像物品一样被制造出来，是对人类生命意义的污辱，这样无性繁殖的人不是真正的人，而只是有人形的自动机器。

第二，克隆人挑战传统性爱观。克隆人将完全改变人类的基于性爱的生育方式，使性爱与生育分离，从而破坏男女基于性爱而获得后代的情感，并由此改变人类的基本性伦理关系。人类在生儿育女的过程中实现着自己的价值，完善自己的本质，它是一种高尚的道德行为。正是通过生育才把人们的性快感、爱的交往和生育愿望联结起来。克隆人的出现也会改变人们的性道德。由于人的繁衍不再依赖于两性的结合，性将成为人们纯粹追求感官满足的内容，以婚姻为核心的性伦理道德方面的一切有关性的规范都可能失去约束力，人们性行为的随意性会大大增加，这种随意性将会导致诸多的社会问题。

第三，克隆人挑战人类传统的家庭、生育观念和模式。一是人伦关系如何确定。克隆人与细胞核的供体既不是亲子关系，也不是兄弟姐妹的同胞关系。他们类似于“一卵多胎同胞”，也可说是一种“自己生自己”的生育模式，但又存在年龄差，这在伦理道德上、法律上的继承关系将如何定位？假设克隆人解决了“生物学父母亲”的界定问题，试问克隆人有无在“生物学父母”“代理母亲”和“社会父母”中选择父母和更换父母的自由？从医学伦理角度审视，可以发现这些父母都是不完全的父亲和母亲，可说是父将不父，母将不母，子将不子，地道的“三不像”。二是财产关系如何传承。在这种组合的家庭中，人与人的关系不是传统的亲子关系，那么抚养克隆人的义务和权利归属于谁？克隆人对谁的遗产具有继承权？这种人伦关系的模糊、混乱和颠倒很容易导致心理上和感情上的扭曲，播下家庭悲剧的种子。三是是否导致家庭的解体。由于无性繁殖人的出现，人类繁衍不再需要男女两性参与，夫妻关系和家庭关系将解体。自然生殖过程在夫妇关系中的重要性降低了，生育与男女结婚

克隆技术将导致传统“双亲”家庭模式的解体。

紧密联系的传统纽带将被扯断，随之而来的将是传统家庭的解体，传统的家庭观以及权利与义务观将受到猛烈的冲击。家庭，作为社会的细胞一旦混乱，社会结构就会受到很大的冲击。家庭是社会精神文化产生、发展的重要单位和源泉，人类许多美好的感情、优良的品德、良好的思想和行为，最初是从家庭中培养发展起来的。单亲血缘关系和非婚姻生育极有可能使养育单亲化。“克隆人”从小就可能得不到完整的双亲家庭的温暖和抚育，在社会生活中，他们的行为和心理如出现偏差，难以及时得到矫正。这对孩子身心的健康成长是很不利的。

第四，人类生命的质量是否受影响？无名或匿名体细胞核的大量应用加上卵子库的开放，有可能孕育出一批批同父同母群、同父异母群和同母异父群，甚而近亲配偶群，并随着时间的推移形成恶性循环，增加人类基因库的负荷，影响人类生命质量。

第五，克隆人可能导致人类性别比例失调。人类在自然生育中性别比例基本保持1∶1，这是携带X染色体的精子和携带Y染色体的精子与只携带X染色体的卵子有同等机会相结合之故。含XX染色体的受精卵发育成女孩，含XY染色体的受精卵则发育成男孩。克隆人技术使来源于男子体细胞核的胚胎发育成男孩，来源于女子体细胞核的胚胎发育成女孩，无需进行性别鉴定便可知是男是女。因此，如果在一个有性别偏向观念的区域和国家，克隆人技术的应用，很容易使人口性别比例发生失调和偏差，特别在比较落后的国家和农村地区。性别比例失调将导致一系列严重的社会和道德伦理问题。

第六，克隆人技术与优生思潮相结合，有可能给人类留下无穷的后患。如果克隆人是为了优生，那么，这种优生克隆规划由谁来实施？如果由国家来实施，那么国家就要建立一个委员会来将国民加以分类，分为值得克隆的优良国民与不值得克隆的劣等国民。这样做就离纳粹的“优生”不远了，或者说那是在完成希特勒未完成的事业。如果由家庭或夫妇来决定克隆家庭哪个成员或哪个孩子，也存在类似的问题：将家庭成员或自己的孩子分成值得克隆的优良者与不值得克隆的劣等者。人的面貌可以复制，而人们往往希望把自己变得漂亮一点，这样，势必“千人一面”“万众一新”。由于人有自己的尊严，每个人都是独一无二的个体，如果克隆出无数同样的人，人的独立性、生命个体的尊严就无法体现，而社会的稳定正是建立在人的多样性差异而造成的互补关系之上的。

有人认为，克隆技术将终止人类这种多样性进化的可能，也就终止了人类社会的发展，最终导致人类自身的毁灭。

第七，克隆作为无性生殖手段，如果应用于人类，必将导致人类基因的纯化，降低人类适应环境变化的能力，使人类基因单一地遗传下去，出现许多基因结构单一的人群，可能诱发新型疾病的蔓延，这将产生不可控制的恶果，成为人类的灾难。如人类都“优生”成为理想之人，很可能一种怪病毒就可使全人类遭到灭顶之灾。因此，人克隆人不是一种明智的选择。另外，克隆技术在科学上还有诸多不确定因素，在动物实验中尚且屡屡失败，复制人的过程将使体细胞在培养基中培养，其理化环境极可能造成负面影响，导致胚胎畸变，将对人类贻害无穷。

第八，克隆技术一旦被滥用，会产生一系列危害社会的严重恶果。例如，克隆大批凶杀犯罪分子，甚至克隆出人猴杂种、人猪杂种、人身马面、牛头马面等怪物，甚至可能被用于制造新型武器，其后果将比核武器更为可怕，社会将会陷入无穷无尽的灾难之中。

第三节　基因诊断与基因治疗的伦理问题

从古至今，人类从未停止对未知领域的探索。科技的进步为基因的研究提供了有利的工具。

基因由人体细胞核内的 DNA（脱氧核糖核酸）组成，变幻莫测的基因排序决定了人类的遗传变异特性。人类基因组研究是一项生命科学的基础性研究。它对于破解人类自身基因密码，以及促进人类健康、预防疾病、延长寿命具有极其重要的意义。有科学家把基因组图谱看成是指路图，或化学中的元素周期表；也有科学家把基因组图谱比作字典。人类 10 万个基因的信息以及相应的染色体位置被破译后，将成为医学和生物制药产业知识和技术创新的源泉。人类基因组研究计划最直接和最容易产生效益的地方就是基因诊断和基因治疗。当然，这种研究和应用同时也给人类带来严峻的伦理挑战。

一、基因诊断伦理

（一）基因诊断概述

基因诊断也叫 DNA 诊断、分子诊断，是指从患者体内提取 DNA 或 RNA，应用分子生物学和分子遗传学的技术，直接检测出基因分子结构水平和表达水平是否异常，从而诊断疾病的一种方法。DNA 诊断分析静态的基因结构，检测特定基因的 DNA 序列中所存在的点突变、缺失和插入等变异情况，及特定 DNA 的拷贝数变化。RNA 诊断分析动态的基因表达，对待测基因转录物进行定量，检测其剪接和加工的缺陷以及外显子的变异等。

基因诊断具有针对性强、特异性高、灵敏度高、取材用量少、来源广、适应性强、检测范围广等特点。基因诊断不再以疾病的表型为主要依据推测疾病的发生及机制，而是以基因为探查对象，直接检测基因结构做出诊断。基因是任何生物遗传性状的物质基础，因此对基因结构的直接检测可以针对胎儿做出遗传病的产前筛查，或针对普通人群做出疾病诊断或发病前的早期诊断。基因诊断运用分子杂交技术和聚合酶链反应等方法，特异性强，灵敏度高。基因探针适用于任何来源、任何种类的基因，待检测目的基因可以是一个特定基因或基因组合，也可以是内源基因或外源基因。它不仅可以对患者所患疾病做出判断，还可以对表型正常但携带有某种特定疾病基因或者特定疾病的易感者做出预测。

目前，基因诊断已经逐渐由产前诊断、单基因疾病的诊断扩大到多基因常见病的诊断。检测疾病主要有三大类：①感染性疾病的病原诊断，主要有结核病、柯萨奇 B3 病毒感染的心肌炎、乙型肝炎病毒（HBV）、丙型肝炎病毒（HCV）、艾滋病病毒（HIV）等；②各种肿瘤的生物学特性的判断，主要有胃癌、乳腺癌、大肠癌、骨肿癌、视网膜母细胞瘤等；③遗传病的基因异常分析，主要有苯丙酮尿症、地中海贫血、糖尿病、血友病、亨廷顿舞蹈病、进行性肌营养不良等。[①] 基因诊断能大大提高疾病诊断的针对性、准确性和可靠性，也能确定疾病的易感性、发病类型和阶段等，能更早发现疾病隐患，为基因治疗、个性化医疗和精准医学的发展奠定基础。尽管基因诊断有许多有益之处，但是在临床应用和诊断方法的推广使用上仍存在伦理和法律的问题。

这是一个极其重要的领域：基因科学。它研究的，是人类自己；它改变的，也是人类自身。

（二）基因诊断引发的伦理争论

1. 基因诊断涉及患病胎儿的出生权问题

产前基因诊断可以发现胎儿是否患有先天性疾病或携带将来有可能发病的基因，但是我们对携带先天性遗传病或缺陷基因的胎儿是继续保留还是舍弃？患病胎儿与健康胎儿是否享有同等的出生的权利？站在生命质量的立场上，有先天性遗传病或严重畸形的胎儿出生会给家庭、社会带来重大负担，患病胎儿出生之后将面对肉体和精神上的折磨，应该劝父母选择流产。然而，患病胎儿如果与健康胎儿一样也有出生和生存的权利，父母的选择权和患病胎儿的出生权应该哪个优先？另外，产前基因诊断会不会导致更多父母选择放弃携带缺陷基因的胎儿，甚至有些人为了挑选优秀基因而进行选择性流产？有缺陷基因真的对人类毫无意义，没有特殊功能吗？

2. 基因诊断造成的心理影响问题

基因诊断不仅能够对受检者所患疾病做出判断，还可以对有某种特定疾病基因的携带者或者特定疾病的易感者做出预测。2013 年，好莱坞电影明星安吉丽娜·朱莉通过基因检测得知自己是 BRCA1 突变基因携带者，患上乳腺癌和卵巢癌的概率分别是 80% 和 50%，所以她毅然接受了预防性的乳腺切除手术。诚然，基因诊断可以使受检者了解自己是否携带某种遗传病基因，及早采取措施治疗和预防疾病。但如果受检者获知自己有很大概率罹患暂时无法得到有效治疗的遗传性疾病，这个检测结果反而会增加受检者的心理负担，导致心理焦躁和恐惧，甚至会破坏正常生活。而且基因检测结果是基于概率的预测，必然存在误判，有可能会使人造成不必要的恐慌。那么对于身患绝症的患者做基因诊断是否符合医学伦理学要求？是否应该对某些携带某种疾病基因或者特定疾病的易感者却未有健康问题的人做基因诊断呢？

3. 基因信息的知情权与隐私权冲突问题

基因诊断的具体运用不可避免地涉及个人的基因信息，而基因信息中包含了反映个人真实情况的大量隐私。然而，人们往往会面对这样的难题：一方面要切实保护公民的基因隐私，另一方面又要通过了解基因信息来维护家人健康，促进科技进步和保障社会民生。受检者的基因信息可能直接反映出整个有

① 陈晓阳，曹永福. 医学伦理学［M］. 北京：人民卫生出版社，2010：236.

血缘关系的家庭基因信息，对其近亲具有重要医疗参考价值。如果受检者不愿意公开信息且医生为其保密，就违背了不伤害其家人的原则。基因信息的隐私权与用人单位、保险公司等经济利益相关者的知情权也可能相冲突，引起尖锐的基因歧视问题。另外，基因信息的隐私权还可能与社会公共事业或公共服务相冲突，如新生儿遗传病筛查、基因技术的科研活动、运用基因检验技术的刑侦活动等。在从事有利于科技发展、社会安定的公共活动或服务中，是否要保护公民基因隐私权以限制基因技术的发展与应用？在采集和研究公民的基因信息时，是否必须获得公民的知情同意？

这场革命一旦降临，将彻底改变中国乃至整个人类的未来。

4. **基因检测引发的基因歧视问题**

基因诊断可以检测出个人的基因特征，如果基因检测成为一项常规甚至必要检查，那么被检出有基因缺陷或易感某些特定疾病的人将不可避免地会遭遇歧视。基因歧视已经成为一个备受关注的社会热点问题。2010 年，三名大学毕业生因在广东省佛山市公务员考试体检中检查出携带地中海贫血基因而遭拒录，三人不满人事部门的健康歧视，将佛山市人力资源和社会保障局告上法庭，成为“中国基因歧视第一案”。随着基因检测技术的普及和成本的下降，有的用人单位已经开始对其求职者或职工进行基因检测，也有保险公司开始以投保者的基因检测结果作为参考。如果基因检测被普遍运用到各行各业，个人的基因信息被泄露和公开，许多人因携带缺陷或致病基因而招致保险公司拒绝投保、用人单位拒绝录用、追求配偶困难等歧视问题，对个人和家庭都将造成巨大影响。基因具有血缘相关性，因此基因歧视还会波及家庭、家族乃至更大的人群，可能会引发基因歧视浪潮甚至是基因的种族歧视。

（三）基因诊断的伦理原则

1. **知情同意原则**

基因诊断应遵守知情同意原则。《世界人类基因组与人权宣言》规定，每个人均有权决定是否要知道一项遗传学检测的结果及其影响，并且这种权利应受到尊重。受检者知情包括以下主要内容：检测目的、检测步骤、检测对个人和家庭的风险、检测结果和遗传咨询的不确定性、个人撤回权力等①。在进行基因诊断或基因检测前，医务工作者必须让受检者或其家属充分了解基因诊断的相关信息，让受检者自主决定是否接受，并让受检者签署基因诊断同意书，绝对不能以隐瞒、欺骗、诱导、强迫等方式实施基因诊断。应该大力宣传普及遗传学知识，使更多的人了解基因诊断和基因检测的医学意义。

2. **基因尊重原则**

基因诊断、基因检测技术不但能够发现若干疾病或缺陷基因，甚至还可以探测到人的性格、行为、智力、长相等与基因相关的信息。然而，无论具有何种基因特征，每一个人的人格尊严都应该得到尊重，不受侵犯，尊重个体独一无二的基因特点和基因的多样性特征。《世界人类基因组与人权宣言》规定，

---

① 李中琳. 医学伦理学［M］. 郑州：郑州大学出版社，2012：219.

人类基因组意味着人类家庭所有成员在根本上是统一的，也意味着对其固有的尊严和多样性的承认，象征性地说，它是人类的遗产。将宣言的精神转化为保护个体基因不受歧视的行之有效的制度和措施，是从事基因技术研究工作者应尽的伦理责任。医务工作者也应该平等地对待携带疾病或缺陷基因的患者或准患者，尊重其人格尊严和基本权利，遵守医务工作者的职业道德和法律，努力保护个体基因不受歧视。

3. **保密原则**

通过基因检测获得的关于受检者的基因信息一旦泄露，会对受检者造成极大的人格和利益损害，引发尖锐的基因歧视问题。保护基因隐私是防止基因歧视的有效途径。医务工作者在获得受检者的基因检测结果后，必须遵循保密原则，对个体基因信息进行编码加密，避免信息的泄露和不正当使用。基因检测机构应该制定严密的保密机制和流程，最大限度减免因工作失误导致的个人基因信息泄露。

一个基因科学+人工智能的时代，正以前所未有的速度和影响，向我们迎面而来！谁率先在这些重大领域取得突破，占得先机，谁就将抓住第四次工业革命的历史机遇，乘势而上。

4. **有利原则**

基因诊断、基因检测技术在临床的应用应该是以保护受检者（可能是患者或准患者）的利益，促进其健康，增进其幸福为目的。医务工作者不应以营利为目的诱导个人参加基因检测，应该充分考虑受检者身心健康状况，给予是否进行基因诊断的建议。医务工作者需及时、全面向受检者本人报告基因检测结果，以便其根据结果做出早期治疗措施。在特殊情况下，医务工作者考虑受检者及其家人在得知信息后会受到极大的损害，可对这类检测结果暂时保密。由于受检者与其直系亲属具有部分相同基因，若发现其直系亲属有高风险患严重疾病，医务工作者有责任告知受检者及其直系亲属。另外，从社会价值的层面看，基因检测技术不应沦为商家营利或基因取舍的手段，应该进一步规范应用，成为一项提高疾病防治水平、促进国民整体健康的惠民工程。

二、 基因治疗伦理

（一）基因治疗概述

基因治疗是指运用DNA重组技术，用外源正常基因纠正或补偿患者细胞内有缺陷的基因，从而达到治疗疾病目的的新型疗法。根据宿主病变的不同，基因治疗的策略包括基因修复、基因代替、基因失活和基因增强。基因修复指原位修复有缺陷的基因，使其得到正常表达；基因代替指用功能正常的基因取代变异基因，使致病基因得到永久的更正；基因失活指导入外源基因除去干扰，抑制有害的基因表达；基因增强指将目的基因导入病变细胞，目的基因的表达产物可以补偿缺陷细胞的功能或使原有的功能得到加强。①

根据基因治疗的靶细胞不同和治疗目的的不同，基因治疗一般可分三种形式：体细胞基因治疗、生殖细胞基因治疗、增强基因工程。体细胞基因治疗是

① 陈竺．医学遗传学［M］．北京：人民卫生出版社，2005：224.

将正常基因转移到体细胞，以改变体细胞的基因缺陷，达到治疗目的的治疗方法。目前，体细胞基因治疗技术已在临床上得以运用。随着 DNA 重组技术的不断进步和临床试验的伴随开展，体细胞基因治疗的范围不断扩大，不但涉及多种先天性遗传性疾病，如血友病、腺苷脱氨酶缺乏症、囊性纤维化、血红蛋白病等，还涉及许多严重威胁人类健康的难治性基因疾病和传染病，如恶性肿瘤、心血管疾病、艾滋病等，为根治人类难以攻克的疾病带来了新的希望和挑战。生殖细胞基因治疗是将外源正常基因转移到生殖细胞中，矫正有缺陷的基因，从而达到治疗目的的治疗方法。从理论上讲，生殖细胞基因治疗不但治疗患者本人，还使其后代不再患这种遗传病，是一种根治遗传病的治疗方法。但由于技术缺乏稳定性和安全性，并涉及诸多伦理问题，生殖细胞基因治疗技术尚未进入临床试验阶段。基因增强工程则是要通过基因技术达到非医学目的，向生殖细胞或体细胞插入正常基因，增强人体某一性状或特征，甚至向改良人种的方向发展，这项技术的提出和研究引起了广泛的伦理争议。总的来讲，基因治疗技术就是一把双刃剑，在为人类解除病痛、带来希望的同时，也伴随着社会伦理问题的产生。研究基因治疗发展所带来的伦理问题，对促进基因治疗技术的健康发展、更好地造福人类具有重大意义。

如果说，以前几次技术革命，顶多是人的手、脚等身体器官的延伸和替代，人工智能则是对人类自身的替代，基因科学则连人类自身都要改变，它对人类社会家庭乃至整个社会的冲击，将是前所未有的。这既是一场无法估量的机遇，也是一场充满不确定性的大风暴。

（二）基因治疗的伦理争论

1. 基因治疗临床试验中的伦理问题

体细胞基因治疗已经展开多项临床试验，在伦理学上基本是肯定的，但在技术安全性和不确定性、受试者的权利保护、医疗资源分配的公平性等问题上仍存在伦理争议。

（1）基因治疗的不确定性问题。基因治疗作为一种新的治疗技术，目前还无法保证治疗的绝对安全有效，且存在许多疗效的不确定性和治疗的高风险性，对患者带来难以预计的伤害。1999 年 9 月，美国宾夕法尼亚州年仅 18 岁的高中生杰辛格因鸟氨酸氨甲酰基转移酶（OTC）缺乏症而接受重组腺病毒介导基因治疗后不幸死亡。2000 年，法国科学家利用莫罗尼小鼠白血病病毒治疗儿童 X－连锁重症联合免疫缺陷症获得初步成功，然而到了 2003 年，有 5 名受试者被发现患有白血病。这两起不良事件给基因治疗带来沉重打击，使人们意识到基因治疗临床试验的高风险性。基因治疗的风险性主要表现在：基因导入系统尚不成熟，载体结构不稳定，治疗基因难以到达靶细胞；常见复杂性疾病是由多基因突变引起的，此类患者难以从基因治疗中获得一劳永逸的疗效；外源基因在靶细胞表达方面的可控性差，有可能激活致癌基因的潜在危害。进行生殖细胞基因治疗还可能将危害传播至后代，产生难以预知的深远的负效应或连锁效应。然而，基因治疗技术在治疗严重危害人类健康的疾病方面比传统疗法独具优势。近几年，随着基因编辑技术的发展，基因治疗在诸如癌症、艾滋病等疑难疾病治疗方面取得重大突破，使大量受试者在基因治疗临床试验中受益。受试者既要考虑到基因治疗的不确定性，评估可能存在的风险，又要权衡治疗疑难疾病的有效疗法，积极选择最佳治疗方案，在“不伤害”

和“有利”之间找到平衡点①。基因治疗临床研究者也必须按照法律和伦理规范，充分评估新技术的安全性和有效性，考虑一切可能导致的影响和后果，才可进行临床试验和推广。

（2）受试者的权利保护问题。目前基因诊断处于临床试验阶段，属于医学试验研究，不同于医学临床治疗。作为试验的医学关注的是生理生化病理机制和规律，显然并不是直接受惠于作为个体的患者，而是希望建立一种理论，作为理解治疗技术的基础②。受试者可能因为不清楚基因治疗临床试验的目的、安全性和有效性等信息，混淆医学治疗和医学研究，在做出知情选择过程中对基因治疗的性质产生误解，错误估计基因治疗的风险性和利益性，认为自己将在治疗试验中获得直接的治疗利益。这些误解可能会阻碍受试者与研究者在基因治疗临床试验过程中的正常沟通与合作。

自古以来，科学技术就以一种不可逆转、不可抗拒的力量推动着人类社会向前发展。

（3）医疗资源分配的公平性问题。基因治疗作为一种新型高端生物医学技术，研发成本高，占用医疗资源多，研究周期长，治疗也伴随着不确定性和高风险性，而且有些治疗仅适用于极少数人群（如罕见患者群），有人质疑究竟有没有必要付出如此高昂的代价去研究和发展这项高端技术。而且，基因治疗的医疗费用十分高昂。如西方世界首个批准上市、用于治疗脂蛋白脂肪酶缺乏症（LPLD）的基因治疗药物格利贝拉（Glybera），使用该药物进行一次疗程的价格竟高达 100 多万美元。由于治疗费用高昂，基因治疗可能会成为富人的专利，穷人则因支付不起医疗费用而失去治疗机会。基因治疗技术的社会公平性饱受质疑。

2. 生殖细胞基因治疗的伦理问题

生殖细胞基因治疗比体细胞基因治疗面临更多尚未解决的技术难题，治疗的不确定性和风险性更大，而且有可能会对人类的后代造成许多不可预料的、不可纠正的负面影响和连锁反应，还涉及基因歧视、人权受损等诸多社会伦理问题，目前尚未进入临床应用。从 20 世纪五六十年代开始，人们对生殖细胞基因治疗的相关伦理讨论就没有停息过。诚然，生殖细胞基因治疗从理论上讲，可能是根治和预防基因缺陷所导致的人类疾病的唯一方法，而且从对患者有利和不伤害角度出发，患者父母希望免除将遗传病传递给子女及其后代，使后代免于先天性疾病的折磨，父母应有为子女及其后代健康做出决定的权利。然而，生殖细胞基因治疗目前仍具有高风险和不确定性，预判基因改变所带来的负面效应也比较困难，一旦技术上发生问题，这种不可预测的负效应不仅影响受试者，还将影响他们的后代，甚至可能会产生不可预计的连锁反应，如在后代中出现非人类的性状和特征。如果被修改的基因序列进入人类种群，改变又不可逆转，那么影响的范围就会更加广泛。除此以外，还会衍生出诸多道德伦理的争论，例如，对胚胎做基因治疗是否道德？父母是否有权剥夺后代的自决权并用人工技术改变后代的遗传遗产？能否用人工技术改变人类自然进化进

① 李中琳．医学伦理学［M］．郑州：郑州大学出版社，2012：216.

② 胡庆澧，陈仁彪，张春美．基因伦理学［M］．上海：上海科学技术出版社，2009：86.

程？允许通过生殖细胞基因治疗优化后代会使未来社会产生什么道德伦理问题？等等。总的来讲，在重大的技术和伦理难题解决之前进行生殖细胞基因治疗的临床应用，在伦理上是得不到辩护的。

科学技术是一把双刃剑。

3. 基因增强工程的伦理问题

基因增强工程是人类用基因技术修改人类非病理特性来编制出理想的自我及后代，如改变人的健康和智力水平，设计人的身高、体重、性别、长相、性格等。这项技术让人期待，但长期以来也伴随着非常多、非常复杂的伦理争议和忧虑。除了与生殖细胞基因治疗面临同样的伦理问题外，基因增强工程主要还有以下争论焦点。

（1）基因增强技术的发展可能导致技术滥用，对人类社会造成危害。基因决定论和优生学曾在一些西方国家里风靡一时，因此难以保证所有基因增强技术的研究和应用都出于造福人类、促进人类发展的善意，如果不加警惕，任人滥用，可能会用于改良人种、种族清洗甚至创造非人生物等，产生极其严重而广泛的社会影响。

（2）基因增强工程会改变人类进化进程。在正常情况下，人的遗传特征是其父母遗传物质组合自然随机配置的结果，用基因技术改造人的遗传基因，“这无疑意味着是医生或研究人员要扮演上帝的角色”。[①] 人类扮演上帝的角色对人类发展是好是坏？人们对这个问题争论不已。人类对基因的选择并没有公认的标准，很多时候无法判断基因的优劣和取舍。基因的缺陷具有两面性，如体内携带镰状细胞贫血症基因的人就对疟疾具有抗病能力。除了基因技术的不确定性外，人类社会还存在文化、价值、伦理等因素，使基因增强的利弊和价值问题更加复杂。人为改变人类进化进程会产生许多难以估计的后果，如可能会破坏人类的多样性。如果基因设计出现和普及，人人都去提高智力、美化长相、优化体质，未来社会将出现越来越多具有“好基因”特征的人。

（3）基因增强工程可能会加剧社会的不公平。基因增强技术一旦用于临床甚至走向商业化，人们按照自身价值和偏好打造理想自我和后代，有缺陷的人将会因为这些价值观的泛滥而遭遇更不平等的待遇和歧视。而且，富人本来拥有更多社会资源，如果还能创造更加优秀的后代，可能会加剧社会的贫富分化。

（三）基因治疗的伦理原则

1. 尊重原则

基因治疗研究者应尊重患者或受试者的基本权利。受试者在决定是否接受基因治疗时，应享有知情同意权和自主选择权。研究者不能隐瞒、欺骗受试者，尊重受试者的知情同意权，通过提供相关信息使受试者考虑参加试验的利弊和风险，了解自己在试验或治疗过程中的权利，帮助他们做出知情选择。研究者还应该尽量避免让受试者在知情同意过程中误解基因诊断的性质，决不能

---

① 甘绍平．基因工程伦理的核心问题［J］．哲学动态，2001（1）：33－35.

引导受试者在没有真正了解试验的情况下签署知情同意书。研究者必须将试验项目的基本信息、风险性和利益性、伤害赔偿、信息保密、额外费用、特殊情况等翔实地向受试者介绍，让受试者真正知情，做出自主决定，并在治疗前通过严格的审查程序。尊重受试者知情的自主的同意是合乎伦理的研究行为的基石①。另外，研究者也应该做好受试者相关治疗信息的保密工作，防止信息泄露。

这场由基因组科学、蛋白质科学、脑与认知科学引发的生命与健康的革命，使人不分种族、国家、区域、肤色、语言、性别，不分财富占有多寡、教育程度高低、所握权力大小，首次毫无例外地共同成为这场革命所要服务的终极目标，并得以共同享有这场革命的丰硕成果。

2. **科学性原则**

基因治疗研究者在开展基因治疗时必须有审慎、严谨的科学态度，要遵守科学规律和伦理规则，遵守确保基因实验安全的规范和法律，严格按照基因治疗的相关程序开展实验，并在治疗后开展长期的追踪检测。研究者也应该自觉规避科学技术的负面影响，承担起对科学技术后果评估的责任，包括对自己工作的一切可能后果进行检验和评估。绝对不能急功近利、不顾后果开展科学研究，让受试者受到不必要的伤害或对社会造成负面影响。一旦发现研究存在弊端或危险，应改变、调整或中止研究工作。当一项技术尚未成熟，其安全性尚未被谨慎验证，其负面效应不可预知和控制时，研究者不应该盲目推广和应用。

3. **优后原则**

基因治疗有安全性和高风险性，疗效有不确定性，在技术操作上也有复杂性和特殊性，但基因治疗对于许多严重危害人类健康的疾病又独具优势，因此在开展研究前必须对治疗疾病种类进行选择。当某些严重疾病至今仍没有找到有效治疗方法，或目前所有疗法都收效甚微，没有其他疗法可供选择的情况下才能够考虑临床中采用基因治疗的方法。癌症是基因治疗首选病种，还有神经系统疾病、遗传病、艾滋病、心脑血管疾病等。因为基因治疗目前尚有许多的不确定因素，有些效果和反应是不可预见的，所以如果在临床上已经有多种有效治疗的方法而对患者采用基因治疗的方法，是不合乎伦理的。

4. **治病救人原则**

基因治疗的研究和应用的根本目的是治病救人，而不是期望通过基因技术增强人类的某些功能或改变某些特征，或者借此获取经济利益，研究者必须端正自身的治疗研究目的。在当前的科技水平、法律规定和伦理共识下，科研工作者必须认识到，进行任何基因增强临床人体试验都是不道德的，在不具备条件的情况下进行任何生殖细胞基因治疗的临床应用也都是不道德的，而且任何临床试验都必须在监管和评估下进行。基因治疗技术不应该盲目加快研究进程或推广，因为只有技术足够成熟，基因治疗真正具备治疗基因疾病的功能，在严谨的安全性验证和道德评估之后，才能够与医学治病救人、促进和维护人类健康的目的相一致，真正造福人类。

① 胡庆澧，陈仁彪，张春美．基因伦理学［M］．上海：上海科学技术出版社，2009：91.

【关键概念】

1. 移植术：是指将某一个体有活力的细胞、组织或器官即移植物用手术或其他的方法移植到自体或另一个体（异体）的体表上或体内某一部位。人体器官移植是指用于人体上的移植术。

2. 干细胞：是一种具有多向分化潜能和自我复制功能的早期未分化细胞。

3. 治疗性克隆：是将取自患者细胞的核转入去核的母细胞中重新激活并建立多能干细胞系，再将这些细胞诱导成患者所需的细胞、组织或器官，解决器官的再生、修复或移植问题。

4. 克隆技术：是一种无性繁殖技术，是指在基因研究的基础上，以细胞融合的方式完成生物单一亲代的无性繁殖的技术。

5. 基因治疗：是指运用 DNA 重组技术，用外源正常基因纠正或补偿患者细胞内有缺陷的基因，从而达到治疗疾病目的的新型疗法。

6. 基因诊断：也叫 DNA 诊断、分子诊断，是指从患者体内提取 DNA 或 RNA，应用分子生物学和分子遗传学的技术，直接检测出基因分子结构水平和表达水平是否异常，从而诊断疾病的一种方法。

【理论重点】

1. 器官移植的伦理原则。
2. 人类胚胎干细胞研究和应用的伦理原则。
3. 基因诊断的伦理原则。
4. 基因治疗的伦理原则。

【延伸阅读材料】

1.《世界卫生组织人体细胞、组织和器官移植指导原则（草案）》。

2.《关于印发干细胞临床研究管理办法（试行）的通知》。

3.《哈工大牵头启动十万人基因组计划绘制国人“健康地图”》，新华网，2018 年 1 月 4 日。

【自测练习题】（请扫二维码）

（编者：第一、二节　张莹璐　吴素香　中山大学新华学院
第三节　邢立宇　中山大学新华学院）

生，人之始也；死，人之终也。
终始俱善，人道毕矣。
——荀子

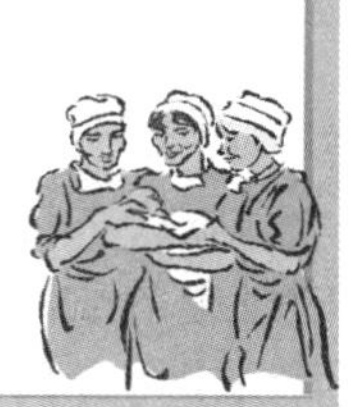

第八章　临终关怀与死亡伦理

【案例】林某，男，69岁，2016年4月因中风瘫痪在床，被评定为肢体一级残疾。林某因此情绪变得暴躁，整天大吵大闹，甚至出现拆床板等极端的行为。2016年9月林某纵火自杀未遂，导致70%的身体面积三级重度烧伤，病情非常严重，通过救治生存的希望微小，家人也陷入极度痛苦之中。

林某居住的小区的社工组织接到社区任务以后，立即采取危机介入模式对其危急状态进行调适和帮助。一方面充分调动社区资源，积极协助患者家属解决紧迫的医疗费用问题，为患者及其家人输入希望，提供有力的支持；另一方面，社工通过定期的家访，陪伴服务对象，以积极的倾听、关注及回应、眼神的鼓励等，向患者表达关心与爱护，积极进行心理疏导，给予其心灵上的关怀和慰藉，解除其心理压力和痛苦，提供物质上、心理及情感上的支持，陪伴患者宁静地有尊严地度过人生的最后时光。

1. 案例中的患者得到的服务是临终关怀吗？
2. 案例中的患者能否安乐死？
3. 在我国安乐死为什么没得到立法？

第一节　临终关怀的伦理问题

生命神圣而又短暂，人因而恋生怕死。当生命走到末途，死亡不可避免的时候，免不了痛苦、恐惧和悲伤。如何在生命的最后阶段，减轻痛苦，依然保持人的尊严和从容，这在人类社会文明不断进步、医学科学技术日益发展的今天，已经成为临终者的最后愿望。临终关怀就是满足这种愿望，给予临终者最后关怀的新兴学科。这是20世纪60年代以后兴起的一种新型医疗设施和卫生保健服务，它提倡对临终的患者及其家属提供全面的关怀和服务，满足患者临终前的生理、心理等方面的需要。临终关怀的兴起，反映了现代医学模式的转变，也反映了人类社会物质文明和精神文明的巨大进步。

一、 临终关怀的含义和特点

（一） 临终关怀的含义

人之情，莫不恶死而乐生。
——《黄帝内经》

临终关怀一词源于英文 hospice，原意是“招待所”“济贫院”“小旅馆”。中世纪的欧洲使用此词，是指对朝圣者或旅游者提供的重新补充体力的驿站，后引申为专门收容不治之症的场所。那些因为病重濒死而住在 hospice 中的人，会得到教士和修女的治疗和照顾，死后也会得到妥善的处理。中世纪的 hospice 多隶属于宗教团体，是一种慈善机构。

现代意义上的临终关怀是一种“特殊服务”，即对临终状态的患者及其家属所提供的一种全面照护。何谓临终状态呢？当生命活动趋向终结，而死亡又尚未到来，此时的生命状态就称为临终状态。它可以因疾病所致，也可因意外事故或伤害造成人体主要器官的生理功能趋于衰竭所致，一切治疗措施均已不能使患者状态出现好转。临终状态可以是几个小时，比如以意外事故或伤害所造成的主要器官的严重损害（如心脏、肺、脑的外伤）或急性病的发作（如猝死等），也可以是几个月，甚至更长时间（如慢性消耗性疾病）。目前，有部分学者认为，当患者被诊断为危及生命的疾病，已处于濒死阶段，预计其生存期少于 6 个月者，为临终患者。

（二） 临终关怀的特点

（1）临终关怀的本质是对无望救治的患者的临终照护，它所倡导的是一种不同于一般医学行为的人性化关怀的理念。临终关怀中心（病房）与一般医院（病房）不同。一般医院所关注的是延长患者生存时间，采用手术、药物等医疗和护理手段使患者免于死亡；而临终关怀中心（病房）则是以提高患者临终生命质量为宗旨，以姑息性、支持性治疗为主要手段，以减轻患者的疼痛、控制或缓解患者及其家属心理和生理上的痛苦、维护生命与人格最后阶段的尊严为主要目的。

人的生命是神圣的、宝贵的。然而，当生命走到末途，死亡不可避免的时候，人类常常面临着巨大的痛苦、恐惧和悲伤。

（2）临终关怀是一种“全面的关怀”，它从医疗、护理、心理、伦理和社会等各方面关怀和照护患者，使患者临终阶段的生存质量得到提高，能够在舒适和安宁中走完人生的最后旅程。它不仅服务于患者，为患者提供家庭式的爱抚与关怀，而且服务于家属，使家属得到慰藉和居丧照护。

（3）临终关怀是一门以临终患者的生理、心理发展和为患者及其家属提供全面照护的实践规律为研究对象的新兴学科。临终关怀可分为临终医学、临终护理学、临终心理学、临终关怀伦理学、临终关怀社会学、临终关怀管理学等分支学科。

二、临终关怀的伦理原则和伦理意义

（一）临终关怀的伦理原则

1. **人道主义原则**

尊重临终患者做人的权利与尊严，包括尊重他们选择安乐活的权利，也包括尊重他们选择死亡时的安乐状态的权利。尽可能地了解及满足患者的各种需要，特别是控制患者的疼痛及其他临终症状，尽可能对患者提供更多的爱心、同情与理解，尽可能使他们处于舒适的状态。

2. **以舒缓治疗、护理为主的原则**

对临终患者最后阶段的一切处置，目的是让患者经过舒缓治疗和护理过程，疼痛等临终症状得以缓解和改善，从而获得一种舒适安宁的临终状态。因此，对临终患者的治疗与护理，不是为了延长患者的生命时间，而是本着以舒缓疗护为主的原则，对患者提供全面的照护，以提高患者临终阶段的生命质量，维护患者临终时作为人的尊严与价值。

3. **全面照护的原则**

这是指要对患者提供包括生理、心理、社会等方面的全面照护与关心，还包括要为患者及其家属提供24小时全天候的服务。既要照顾患者，又要关心患者家属；既要为患者生前服务，又要为患者死后提供丧葬服务等。

（二）临终关怀的伦理意义

1. **体现了生命神圣、质量和价值的统一，是人道主义在医学领域的升华**

医学是以维护人的生命和促进人类健康为宗旨的。但是，有一些患者，如晚期癌症患者延长的是痛苦的生命，他们是这样描述他们的疼痛的——锥心刺骨，生不如死。因此，临终关怀的服务宗旨之一就是最大限度地解除患者的痛苦，使患者临终前舒适一些。另外，心理抚慰和止痛药物一样重要，绝症患者在巨大的精神压力下焦虑抑郁，死亡的恐惧如影随形。因而临终关怀的另一个宗旨，就是给予心灵慰藉。“点一盏心灯，让生命泊于安宁”，这是李嘉诚宁养院医护人员的心愿写照。每天，他们走街串巷，上门为患者带去止痛针剂，对家属进行心理辅导。有一位宁养院的主治医师讲了这样一件事：有一名年轻妇女患了乳腺癌，医护人员上门送止痛药品，却遭遇冷眼：“我不吃，反正就要死了。你们能安什么好心，说不定是想拿我做实验呢。”一次次上门，一句句温情话语，终于打开了患者的心结。她说：“我明白了，人早晚都有一死，活一天，就要高兴一天。”

临终关怀的兴起，反映了现代医学模式的转变，反映了医疗卫生可以多层次多渠道地发展及全社会参与的趋势，也反映了人类物质文明和精神文明的巨大进步，更重要的是，突出了人的权利，尤其是患者及其代理人的权利。

——孙慕义

在20世纪的印度，有一位对所有穷苦人都无条件尊重、被称为“全世界穷人之母”的著名慈善家特蕾莎修女。有一天，她要去巴特那医院开会，路过车站的广场边时，看到一个垃圾桶旁边有名老年妇女在痛苦地挣扎并呻吟着。她赶紧走上前，发现老年妇女浑身爬满了蚂蚁和老鼠，头上被老鼠咬了一个洞，伤口布满了苍蝇和蛆虫，特蕾莎不顾一切地抱起这名老年妇女，直奔医院。后来，她几经努力，办起了临终关怀院，帮助那些最贫困、最痛苦的临终患者。其中就有一名老人在临终前，拉着特蕾莎的手，用孟加拉语低声说："我一生活得像条狗，而我现在死得像个人，谢谢你，修女。"为表彰特蕾莎修女所做出的努力，诺贝尔委员会把1979年度的和平奖授予了这位身高不足1.5米的修女，并在授奖时这样赞美她"最孤独的人、最可怜的人和快要死了的人都得到了她的同情与帮助，而这种同情与帮助不是以恩赐的态度，而是以尊重人的与生俱来的尊严与价值为基础的"，称她"为黑暗中的人群点燃希望的明灯"。

对于人来说，死亡是令人恐惧的黑色，而临终关怀，却让死亡有了一点点安详和美丽。因为在它的帮助下，患者终于解除了肉体上的痛苦，克服了心灵上的恐惧，能够在一个舒适的环境中有尊严地、从容地、安详地走完人生的最后一程，让生命享受最后一缕温暖的阳光。

2. 体现了人类文明的进步，它是21世纪造福于人类的一项伟大事业

21世纪是人类社会进入人口老龄化社会的世纪。1997年，在联合国社会发展委员会第35届会议上，提出各国"要铭记21世纪老龄化是人类前所未有的，对任何社会都是一项重大的挑战"。这一年，国际老年学学会的主题是"21世纪的人口老龄化：同一个世界、共同的未来"。国际公认的老年型社会通用的标准是，60岁以上人口占总人口的比重达到10%（或65岁以上人口占总人口的比重达到7%）为人口老年型社会（或地区）。按照这个标准，我国的上海市、江苏省、北京市、浙江省和天津市都已分别在1979年（10.2%）、1986年（10.06%）、1987年（10.36%）、1989年（10.7%）和1989年（10.4%）进入人口老龄化社会。1999年，全国达到老龄化社会的标准，北京市60岁以上的老人已达到12%。目前全国60岁以上的老年人口以每年3.2%的速度增长，到2025年我国60岁以上的老年人将达到2.8亿，占总人口的18.4%左右；2050年将达到4亿左右，占总人口的1/4以上。由此可见，人口老龄化是21世纪人类社会的主要特征，是21世纪的人类必须面对的一个严峻挑战。

临终关怀理念强调的是生命的质而非生命的量。

老年人（群体）对社会的需求与依赖更加强烈，使医疗、保健、临终关怀的任务加重。依靠原有的医疗保健设施是难以满足每个老年人的需求的，尤其是对于社会地位低、经济状况较差的老年人，获得必要的卫生保健服务就更加困难了。另外，在现代化建设进程中，人们重视时间和效益，或者是没有时间尽孝，或者是人情味变薄，"孝"的观念被冲淡了，因而有一些老人子女虽多却无人照顾，使其产生失落感，尤其是一些丧偶的老人多被孤独和恐惧所困扰。近年来，老年人自杀的案例并不鲜见，老年人缺乏关怀成为一个不可忽视的社会问题。

由此可见，发展临终关怀事业，将有利于满足临终老年人在生命最后阶段生理、精神等方面的需求；有利于减轻家庭成员精神、心理和经济的负担；有利于家庭和谐、发展，为社会创造更大财富；有利于为社会和人类节省人力、物力资源，使资源分配更加合理，促进经济发展和社会主义现代化建设。

3. **避开安乐死的道德难题**

有的学者认为，临终关怀使安乐死的争论变得没有意义。因为我们知道，要求安乐死的患者都是生命垂危的重症绝症患者，他们往往饱受病痛的折磨，生不如死，精神上濒临崩溃，对医治深感绝望，觉得做人的乐趣与尊严已丧失殆尽。临终关怀遵照人道主义、姑息舒缓、全面疗护的原则，尽量减轻患者肉体上的痛苦，注重患者生命末期的生活质量和价值，给患者精神上以安慰，使他们消除对死亡的恐惧，正视死亡，感受人世间最后的温暖，享受了生命最后的阳光，坦然从容地面对生命的归宿。因而，得到临终关怀的患者，没有要求安乐死的。

三、 临终关怀的回顾

（一） 国外临终关怀的发展

临终关怀的历史，在西方最早可追溯到中世纪西欧修道院为重病濒死的朝圣者、旅游者所提供的护理照顾。中世纪西欧修道院的传教士为徒步朝圣者兴建了许多供临时休息的场所，教士、修女出于宗教的慈善心，为这些人提供饮食、衣物和护理照顾。当时享有盛名的阿尔卑斯山中的圣伯纳德的奥古斯都僧侣，迄今为止仍为旅游者提供照顾和服务。

西方的慈善救济院，最早是从中世纪基督教开始的，圣约翰慈善院在英国威林附近，他们给朝圣者、穷人、患者和临终者提供关怀和照顾，这是近代救济院的开始。1600 年，法国传教士在巴黎成立慈善修女院，开辟院舍，专门收容孤寡老人、贫病者以及濒死无助的患者，这种宗教上的慈善道德事业，也初次显露出现代临终关怀的雏形。

临终关怀作为医疗卫生领域的一门新学科，始于 20 世纪 60 年代。它的倡导者和奠基者是英国的桑德斯博士。桑德斯在做护理工作期间，因为对濒死患者未能给予照顾而深感内疚，出于崇高的慈爱之心和道德情感，她毅然投入到临终关怀事业中。1967 年 7 月，她在英国伦敦东南的希登汉创立了圣克里斯多弗临终关怀机构（St. Christopher's hospice），对临终患者提供各种全面的专业化服务，使患者能在临终关怀中心得到温暖体贴的照护，开创了现代临终关怀的伟大事业，成为世界各国医护人员效仿的楷模。1974 年，美国康涅狄格州的纽黑文临终关怀中心开始接收临终患者，到目前为止，在美国已有近 2 000 家各种类型、规模不一的临终关怀中心或医院。

临终关怀医院的主要目标是让患者带着尊严、自由和自尊，尽量减少痛苦，心里不再害怕，在朋友的簇拥中平静地死去。

现代的临终关怀医院，其服务形式已远远超出中世纪欧洲为旅游者、朝圣者提供休息的模式，不同于 19 世纪末欧洲的富人帮助穷人或宗教机构对贫病者的慈善行为，也不同于我国的宗教与敬老传统相结合的照顾即临终慈善关怀的形式，而是具有了医学意义上的为提高人的生存的尊严和质量、全社会参与的综合的服务机构。为人类生命的最终阶段创造舒适的环境及满足其应有的需求，科学、完整的照护方案在世界各国的临终关怀院中得以实施。

从 1967 年圣克里斯多弗临终关怀机构成立至今，临终关怀事业在世界各地蓬勃发展。据不完全统计，目前已有 70 多个国家和地区有专门的临终关怀服务机构。除以上提到的美国、英国以外，还有加拿大、俄罗斯、南非、荷兰、印度、以色列、瑞士、新西兰、印度尼西亚、马来西亚、新加坡、泰国、日本及我国的香港、台湾地区等都开展了临终关怀的实践和研究。目前，在美国、英国、日本等发达国家，临终关怀已发展成为一门独立的学科。

（二）中国临终关怀的发展

我国是一个文明古国，2 000 多年前的春秋战国时期，人们对老者和濒死者就有关怀和照顾的观念和习惯。当时的“庇护所”，是对临终患者关怀的雏形。以后的“养病房”“安济房”“普善堂”“救济院”，都带有慈善和照顾患者、老人的意向。临终关怀在古代中国的最初意义是指尽量满足临终者的需要，以使他尽量没有遗憾地、无牵无挂地离开人世。如将他远方的亲人召来相见，或说上几句宽慰的话，或尽量满足他的各种吃穿要求等。这样的临终关怀，只局限于家庭对临终者的照顾或仅仅是出于一种生前尽孝的伦理观念，因而有很大的局限性。

我国是在 20 世纪 80 年代末才开始临终关怀的正规研究的。1988 年 7 月，天津医科大学在美籍华人黄天中博士资助下，率先成立了天津临终关怀研究中心，在我国首先开展了临终关怀的研究和实践，使我国有了临终关怀培训及教育专门机构。1990 年 10 月建立了临终关怀病房。同年 10 月，上海诞生了我国第一所临终关怀医院——南汇护理院，目前上海以“护理院”为名的临终关怀医院已发展到几十家，使临终关怀在我国迈出了可喜的一步。

北京松堂关怀医院是国内著名的临终关怀医院。它筹备于 1987 年，1990 年正式接待患者。该院首创实施了治疗医生与心理医生相结合的治疗方案，护士护理与 24 小时生活护理相结合的护理方案。1998 年，李嘉诚基金会在汕头捐资兴建了第一家宁养院，意在“解除晚期癌症患者疼痛，使他们能安宁而有尊严地走完人生旅途”。为惠及更多癌症患者，2001 年以来李嘉诚基金会每年捐资人民币 2 500 万元，在中国推动实施全国宁养医疗服务计划，使宁养院成为中国内地上门免费为贫困癌症患者提供镇痛治疗、心理辅导、生命伦理等方面照护的临终关怀机构。目前，宁养院在国内已扩展到了 30 多家，累计为 7 万多名贫困癌症患者提供了有效止痛治疗服务和临终关怀。

守在日落的那一边，宁养医疗服务抚慰流逝中的生命。……让他们在最后的日子里，也能活得有尊严。

——李嘉诚

我国的临终关怀事业刚刚起步，比起发达国家差距还很大。但我们相信，在各级政府和广大公民的支持下，我国的临终关怀事业会有一个大发展。

第二节　死亡的伦理思考

死亡是一切生物发展的必然归宿，也是迄今为止人类无法控制的谜。生命只有一次，活着的人从未经历过死亡，而已经死亡的人又无法将这种感觉告诉我们，迄今为止，世界上尚没有哪一个人能够真正恰当地描述出死亡的感觉。所以，死亡是神秘的、不可捉摸的。不过，可以确定的是，死亡是人在自我意识消失基础上的自我生命的终结。这通常被认为是死亡的本质。

一、 死亡的类型及标准

（一） 死亡的类型

一般来说，死亡可分为自然死亡与非自然死亡两种类型。

1. **自然死亡**

也称“老死”，即年长者（一般达到社会那个阶段平均寿龄之上）身体机能退化衰竭自然而死，也常称为寿终正寝。在道教教义中称是“至善”之死，也即“成仙”，是功德圆满，自然化归。而佛教的自然死便是去了西天极乐界成佛，称僧尼死为“圆寂”“归寂”“涅槃”，谓诸德圆满、诸恶寂灭，以此为佛教修行理想的最终目的，表示已达修行的最高境界。

2. **非自然死亡**

即指因特殊事故或原因导致生命中断，也称非正常死亡。它分为被动死亡和主动死亡两种形式。

（1）被动死亡，指非生命主体意愿之死亡。它可分为四种情形：一是天灾，如地震、火灾、特大山洪泥石流等致死；二是人祸，如因战争、恐怖袭击、谋杀、被毒害等突发事件而死；三是死刑犯，因为触犯刑法而被处以极刑；四是罹患绝症，无法治疗，因病而死。

（2）主动死亡，指由主体自我选择的死亡。有两种情形：一是自杀，因为疾病、挫折、失败、失恋等对生命与前途感到绝望，自觉生不如死，自我情愿选择和实施结束生命（包括辅助自杀）；二是牺牲，在某种特殊情况下为了追求某种更高的价值而舍弃生命，即舍生取义。如当生命与道义发生矛盾的时候，“杀身成仁”。

（二） 脑死亡标准及其伦理意义

1. **传统的死亡标准——心脏死亡**

什么是死亡？生物学认为，死亡是生物机体的器官、组织、细胞等整体衰亡，是生命活动和新陈代谢的终结。死亡是生命过程的一部分，是不可逆转的。显然，生物学的死亡观是“纯”科学的，它把人体、人的生命视为客体，仅从躯体的生存与死亡着眼，完全撇除了人的社会属性和人的精神属性的一面。

在传统的死亡概念中，心肺功能是生命最根本的特征，心脏是“神明之府”，是主宰人的一切活动的中枢，如果“心跳”停止，自主呼吸消失，生命最本质的特征也就结束了，那就意味着死亡。因此，传统的医学死亡标准是心肺和循环功能的丧失，即呼吸、心跳、血液循环的完全停止。这就是通常所说的“心死”。

人生在世，总免不了三灾八难，生老病死，对于生死的思考和探索，永远伴随着人类，成为文化的一道重要而独特的风景。

——沈铭贤

2. 新死亡标准——脑死亡

人脑是由延髓、脑桥、中脑、小脑、间脑和端脑等 6 个部分组成，延髓、脑桥和中脑合称脑干。人体的呼吸中枢位于脑干，因此脑干功能受损会直接导致呼吸功能停止。人体一些部位的细胞在受到伤害后可以通过再生来恢复功能，而神经细胞一旦坏死就无法再生。所以，当一个人的脑干遭受无法复原的伤害时，脑干就会永久性完全丧失功能，以致呼吸功能不可逆地丧失。随后，身体的其他器官和组织也会因为没有氧气供应，而逐渐丧失功能。

脑死亡（brain death）是指整个中枢神经系统的全部死亡，包括脑干在内的全脑功能不可逆转和永久的丧失。脑死亡分为原发性脑死亡和继发性脑死亡两种类型。原发性脑死亡是由原发性脑疾病或损伤引起，继发性脑死亡是由心、肺等脑外器官的原发性疾病或损伤致脑缺氧或代谢障碍所致。

“脑死亡”概念首先产生于法国。1959 年法国学者莫拉雷（P. Mollaret）和戈隆（M. Goulon）在第 23 届国际神经学会上首次提出“昏迷过度”的概念，并开始使用“脑死亡”一词。1966 年，美国提出脑死亡是临床死亡的标志。1968 年，在第 22 届世界医学大会上，美国哈佛大学医学院脑死亡定义审查特别委员会提出了“脑功能不可逆性丧失”作为新的死亡标准，并制定了世界上第一个脑死亡诊断标准，也称“哈佛标准”，主要有：①不可逆的深度昏迷；②自发呼吸停止；③脑干反射消失；④脑电波消失（平坦）。凡符合以上标准，并在 24 小时或 72 小时内反复测试，多次检查，结果无变化，即可宣告死亡。但需排除体温过低（<32. 2℃）或刚服用过巴比妥类及其他中枢神经系统抑制剂两种情况。同年，由世界卫生组织建立的国际医学科学组织委员会规定死亡标准为：①对环境失去一切反应；②完全没有反射和肌张力；③停止自主呼吸；④动脉压陡降；⑤脑电图平直。其基本内容与哈佛标准相同。1971 年，美国提出脑干死亡就是脑死亡的概念。英国皇家医学会于 1976 年制定了英国脑死亡标准，提出脑干死亡为脑死亡，比不可逆昏迷前进了一步。1979 年，英国明确提出患者一旦发生了脑死亡，便可宣告其已死亡。1995 年，英国皇家医学会提出脑干死亡标准。1980 年，中国学者李德祥提出脑死亡应是全脑死亡，从而克服了大脑死（不可逆昏迷）、脑干死等脑的部分死亡等同于脑死亡的缺陷，这一观点已获中国学者共识。

对死亡的熟思也就是对自由的沉思。谁学会了直面死亡，谁就不再被奴役，就能无视一切束缚和强制。谁真正懂得失去生命并不是件坏事时，谁就能坦然对待生活中的任何事。

——蒙田

脑死亡不仅在医学界得到公认，而且许多国家为之制定了相应的法律标准，已获得法律认可。从国外脑死亡的立法情况看，脑死亡的法律地位主要有以下三种形态：第一种是国家制定有关脑死亡的法律，直接以立法形式承认脑死亡为宣布死亡的依据，如芬兰、美国、德国、罗马尼亚、印度等 10 多个国家；第二种是国家虽没有制定正式的法律条文承认脑死亡，但在临床实践中已承认脑死亡状态，并以之作为宣布死亡的依据，如比利时、新西兰、韩国、泰国等数十个国家；第三种是脑死亡的概念为医学界接受，但由于法律上缺乏对脑死亡的承认，医生缺乏依据脑死亡宣布个体死亡的法律依据。脑死亡相关法律的建立是一个逐渐完善的过程，是与医学科学关于死亡的认识变迁相依而存的。这一过程从 20 世纪 70 年代开始一直绵延至今。1970 年，美国堪萨斯州率先制定了关于脑死亡的法规《死亡和死亡定义法》。芬兰是世界上最早以国家法律形式确定脑死亡为人体死亡的国家，它的判定标准是在1971年公布的。1978年，美国统一州法全国委员会通过《统一脑死亡法》。1981年，美国总统委员会通过了《确定死亡：死亡判定的医学、法律和伦理问题报告》，明确规定脑死亡即人的个体死亡标准之一（人的中枢神经系统死亡标准）。1983年，美国医学会、美国律师协会、美国统一州法律全国督察会议以及美国医学和生物学及行为研究伦理学问题总统委员会通过《统一死亡判定法案》，该法案已经有31个州和哥伦比亚特区采用，另外有13个州接受该法案的基本原则制定本州的脑死亡法律，阿拉巴马州和西弗吉尼亚州2个州接受了1978年的《统一脑死亡法》。日本于1997年10月起实施的《器官移植法》规定：脑死亡就是人的死亡。加拿大和瑞典的脑死亡法律强调，当人所有脑功能完全停止作用并无可挽救时，即被认为已经死亡。此外，还有阿根廷、澳大利亚、英国、法国、西班牙等10多个国家制定了脑死亡法律，承认脑死亡是宣布死亡的依据。德国议会1997年通过了新的器官移植法案，首次承认脑死亡。该国有关发言人指出，这样至少可保障医生不再在法律的真空中工作，始终让达摩克利斯之剑高悬在他们头上。

中国台湾地区于1987年通过了《脑死亡法》，但目前临床采用的是脑死亡和呼吸死亡标准并存的方式。1999年5月，中华医学会、中华医学杂志编委会在武汉组织召开了我国脑死亡标准（草案）专家研讨会，就《中国脑死亡诊断标准（讨论稿）》以及制定脑死亡诊断标准的目的、尊重人的生命与死亡尊严的必要性等进行了讨论。2003年我国卫生部制定的《脑死亡判定标准》（成人）（征求意见稿），其主要内容如下。

（1）先决条件：①昏迷原因明确。②排除各种原因的可逆性昏迷。

（2）临床判定：①深昏迷。②脑干反射全部消失。③无自主呼吸（靠呼吸机维持，自主呼吸诱发试验证实无自主呼吸）。以上三项必须全部具备。

（3）确认试验：①脑电图呈电静息。②经颅多普勒超声无脑血流灌注现象。③体感诱发电位P14以上波形消失。以上三项中至少有一项阳性。

（4）脑死亡观察时间首次判定后，观察12小时复查无变化，方可最后判定为脑死亡。

在我国，传统的宗族观念和先人崇拜意识的影响浓厚，家属特别是子女在感情上难以接受仍然具有体温、心脏跳动的长辈亲人为死者。这在实践上给脑死亡立法和实施带来了较大的困难。

> 通过对死亡的了解，会使人更懂得珍惜人生，更知道生命的意义、责任和人性的慈爱之美。
>
> ——郑石岩

3. 实行脑死亡标准的伦理意义

（1）有利于科学地确定人的死亡，更好地维护人生命的尊严。传统的医学死亡标准是心肺和循环功能的丧失，即呼吸、心跳、血液循环的完全停止。随着当代医学科学技术的发展，心肺复苏、体外循环等医疗器械的临床应用，一些已经脑死亡或处于不可逆昏迷状态的患者，一次又一次在抢救中“死而复生”。医学科技创造着人类“复活”的奇迹，而患者被延续的是毫无质量、毫无意识、毫无尊严的“生命”。其实，对患者和家属来说，延续的是毫无意义的负担和痛苦。

与传统的心死亡标准相比，脑死亡标准更具科学性。脑死亡后，即使心跳、呼吸仍在继续，但这个人的意志、信念、知觉、知识等自我意识已完全消失，那么，这个人也就随之消失了。这更准确体现人的本质特征，也就更有利于维护人的尊严，更好地尊重人的生命价值。

（2）有利于节约卫生资源。医学科学技术可以使“心死”的人“复生”，继续维持“植物性”生命，但是这种维持是需要大量的人力、物力和财力，耗费大量的医疗卫生资源的，并且给患者的单位、家庭及亲属、朋友增加极大的负担。一个已经脑死亡的患者，在凭借机器和药物的情况下，发展到心死亡，平均约有 7 天时间。其间，医务人员不得不进行大量无效的“抢救”工作，而一个脑死亡者，每天要花数千元以维持呼吸、心跳。对脑死亡的患者来说，这种做法既不科学，也无价值。我国由于经济发展水平的限制，医疗卫生经费和资源极其有限，人民群众的卫生保健水平仍然很低。因此，脑死亡标准的确立，将有助于把卫生资源从原用于无价值的生命向用于有价值的生命方向流动，更合理地分配有限的卫生资源，并且减少社会及死者亲属的精神和经济负担。

（3）有利于器官移植技术的开展。器官移植技术的发展，给千千万万的器官终末期患者带来福音。但是，器官来源匮乏一直使患者享受现代医学科技的福泽受到极大的限制。据有关资料表明，我国每年因疾病等待器官移植者多达 10 万人，然而，能找到供体施行移植者仅为 2 000 人，只占需求人数的 2%。按传统的心肺死亡标准，所摘取的器官移植后难以成活。脑死亡者作为器官移植的供体，其社会意义很大。脑死亡的患者，心搏、呼吸、血压均存在，全身器官的功能还可维持一定时间，这时取得的器官是鲜活的，有极高的移植价值。因此，脑死亡标准的确立，必将缓解器官移植供体来源的困难，极大促进器官移植技术的开展，使更多器官终末期患者得到再生的机会。

不言而喻，人生每迈出一步都要付出一定的代价，都必须与困难作不懈的斗争，都会备尝世间的艰辛。就此意义而言，生命之旅实即痛苦之旅。

——许志伟、徐宗良

二、 自杀的道德争议

何谓自杀？法国著名社会学家涂尔干认为：“任何由死者自己完成并知道会产生这种结果的某种积极或消极的行动直接或间接地引起的死亡叫做自杀。”① 也就是说，自杀指死者自己采取行动，无论直接的或间接的、积极的或消极的，达到了预期死亡的结果。

为什么要自杀呢？涂尔干在《自杀论》一书中，认为自杀有以下四种原因：①利己型自杀。这种自杀者产生于极度的个人主义，对社会与他人毫不关心，生活空虚并失去目标，离群孤独痛苦而自杀。②利他型自杀。这种自杀者产生于过分地屈从于一种社会目标和意义。如在军队里，士兵被训练得不看重自己的价值，失去了自我，失去了生活的乐趣，他们被一种“社会价值”所扼杀，因而军人的自杀率高于普通百姓。③失范型自杀。这种自杀者由社会混

① 埃米尔·涂尔干. 自杀论［M］. 冯韵文，译. 北京：商务印书馆，2001：11.

乱所导致，在社会动荡多变中人与社会的关系被破坏，失去工作、亲人、财富、情感（失恋）等，无法适应这种变化造成的种种痛苦而自杀。④宿命型自杀。这种自杀者是由于精神控制过度造成的，个人失去了任何希望，相信某种外在力量主宰自己的命运而自愿结束自己的生命。如宗教徒自杀。①

我们从实际情形看，不同年龄的人自杀的原因不尽相同。

青少年自杀的原因主要是：①学业压力。比如功课过多，考试压力大，成绩不理想。②恋爱失败。青少年易对恋爱着迷，充满憧憬，也会对异性产生好奇，渴望被爱。一旦被异性拒绝，或恋人提出分手，有的青少年会不堪打击，沮丧之余，容易一时想不开而自杀。③人际关系不好、不善于处理各种关系、性格孤僻、自闭或抑郁症患者容易自杀。④溺爱。中国家庭对孩子过度溺爱，一家人围着一个“小皇帝”或“小公主”转，家长过度娇惯、保护孩子，造成了孩子任性、自私、依赖惯性，情感很脆弱，自身承受能力太差，很难接受压力。这种孩子特别容易两极分化，要么过度以自我为中心，要么过度自卑，在生活中遇到一点现实打击，都会以自杀、自残、报复等过激行为进行自我否定。有专家指出，溺爱是“自杀”现象的温床。

成年人自杀的原因主要是：①工作压力。当今社会处处充满竞争，工作节奏快，事务繁忙，压力大，有些人不堪重负而选择逃避。②就业压力。就业市场化给青年人择业带来了机遇与自由，但也带来重重压力。特别是近年来世界风起云涌的金融海啸以及危机四伏的裁员减薪潮使职场环境不好，给人们制造大量压力，缺乏适应力的人难以适应而选择放弃。③情感婚姻危机。上海市心理学会心理咨询与治疗专业委员会在一项“综合医院 121 例自杀急诊住院患者调查分析”中发现，突遭“生命难以承受之重”而选择自杀的人群中，青壮年占了多数。而在这些案例中，婚恋危机成了“头号杀手”，女性自杀者占近八成。

老年人自杀的原因主要是：①因病厌世。老年人患上疾病的机会增多，特别是患上帕金森病、老年性痴呆或瘫痪等疾病，生活无法自理，继而因病厌世。②家庭关系恶劣。有些家庭视老人为负累，年轻人对老人不耐烦，呼呼喝喝，久之关系恶劣，老人感觉不受尊重和关注，觉得自己的存在是多余的，是年轻人的包袱，便有自弃的行为。③孤寂抑郁。随着社会的快速发展，越来越多的空巢老人过着孤寂的生活。本来老年人就普遍存在内心孤独感，而空巢孤寂的生活环境又使他们很容易患上抑郁症。据了解，老年人抑郁症的患病率显著高于年轻人，它会使老年人的躯体疾病病情加重和慢性化。并且许多老年人并未意识到抑郁症是一种可以治疗的疾病。很多子女对父母抑郁症的表现还停留在“人老化的正常表现”的认识中，因而没有认真给予治疗。专家介绍，90% 的老年自杀死亡者或自杀未遂者从未因其心理问题寻求过任何帮助。据有关材料显示，目前每年至少有 10 万 55 岁以上的老年人自杀死亡，占每年自杀

一个人若连自己的生命也不尊重，那么他什么邪恶也可以做。若我们不尊重自己的生命，就不会尊重任何事物；若要尊重“生命是神圣的”这个普通原则，我们就必须尊重自己的生命的神圣性。

——许志伟、徐宗良

① 埃米尔·涂尔干. 自杀论［M］. 冯韵文，译. 北京：商务印书馆，2001：11.

人群的 36%，老年人已成为中国自杀率最高人群。[1]

如何看待自弃生命的行为，历来有许多争议。现在大多从道德的层面来评论自杀。那些认为自杀乃合乎道德之行为的理由是自杀是个人行为，一个人拥有自己的生命，他有选择继续生存还是放弃的权利。当一个人确定生不如死而情愿选择结束生命的时候，应该尊重他的选择。

另外一种观点是，自杀是反道德的行为。这种观点的理由有以下几方面。

第一，自杀虽是个人行为，但对人的每一行为都可以进行道德评价。道德是调节人们行为的一种社会规范与准则，是判断一种行为正当与否的观念标准。道德价值评价的标准是善与恶。20 世纪欧洲伟大的人道主义者、诺贝尔和平奖获得者、法国著名伦理学家阿尔贝特・史怀泽在《敬畏生命》一书中说："善是保持生命、促进生命，使可发展的生命实现其最高的价值，恶则是毁灭生命、伤害生命，压制生命的发展。这是必然的、普遍的、绝对的伦理原则。"[2] 显然，这就是说，善待生命就是道德的；反之，就是恶，就是非道德的。

第二，自杀违背了生命神圣的伦理原则。生命神圣观强调人的生命具有至高无上的价值，人的生命权利神圣不可侵犯。生命对我们每一个人来说都只有一次，它是宝贵的，具有至高无上的价值，怎能轻言放弃！人生是一个过程，一个幸福与悲怆、成功与失败、欢乐与痛苦交织的过程。这一路，有时风和日丽、彩虹满天，有时疾风骤雨、阴霾弥漫，而无论何时何地都必须坚持生命至上的原则。因为一时的困难、一时的失败放弃了生命，就放弃了一切。

第三，自杀在某种意义上是非道义的行为。人是社会性的动物。马克思说："人的本质不是单个人所固有的抽象物，在其现实性上，它是一切社会关系的总和。"[3] 人是具体的、生活于现实中的人。每一个行为都不可避免地要与周围所有的人发生各种各样的关系，如生产关系、性爱关系、亲属关系、同事关系等。现实中的人，必定是生活在一定社会关系中的人。我们每一个人，都有父母、亲人、朋友以及社会种种关系中的人，自杀就是对这些亲人和社会关系的否定和抛弃，在一定程度上会给他们带来伤害。另外，人的社会性还体现在人都承担一定的义务，即社会责任。如为人子女，就有赡养父母的责任；为人父母，就有养育子女的责任。自杀，就意味着放弃，意味着逃避自己的社会责任，这当然是非道义的。

生活本身既不是祸，也不是福，它是祸福的容器，就看你自己把它变成什么。

——蒙田

三、安乐死的道德问题

（一）安乐死的概念

安乐死是一个外来词，源于希腊文 euthanasia，原意是指无痛苦的、快乐

① 刘华清. 小村庄老人接连自杀　当地老人：这是解脱方式［EB/OL］. news. shou. com/20131213/n391742484. shtml.

② 史怀泽. 敬畏生命［M］. 陈泽环，译. 上海：上海社会科学院出版社，1992：9.

③ 马克思恩格斯选集：1 卷［M］. 2 版. 北京：人民出版社，1997：60.

的死亡。而现代概念中的安乐死是指患不治之症的患者在垂危状态下，由于精神和躯体的极端痛苦，在患者及其亲友的要求下，经过医生认可，用人为的方法使患者在无痛苦状态中有尊严地结束生命过程的方式。安乐死的对象应是身患绝症、生命垂危、濒临死亡而且痛苦不堪、无法忍受疾病折磨的患者。

安乐死有广义和狭义之分。广义理解的安乐死，包括一切因为身心健康的原因致死，让其死亡以及自杀。狭义理解的安乐死则把其局限于不治之症而又极端痛苦的人，即对死亡已经开始的患者，不对他们采取人工干预的办法来延长痛苦的死亡过程，或为了制止剧烈疼痛的折磨而采取积极的措施人为地加速其死亡过程。

我国有的学者给安乐死下过具体的定义："在不违反晚期绝症患者的意愿或受其委托的前提下，出于对患者的同情和帮助及对其死亡权利和个人尊严的尊重，不给或撤销引起疼痛或痛苦的治疗或采取措施使患者以无痛苦的方式结束生命。"这个定义把自杀、任其死亡不作为安乐死予以排除，使安乐死概念更为确切完整。

根据安乐死在实施中"作为"与"不作为"，人们把安乐死分为主动安乐死和被动安乐死。主动安乐死也称积极安乐死，是指医务人员或其他人在无法挽救患者生命的情况下，采取措施主动结束患者的生命或加速患者死亡的过程。结合患者的意愿和执行者的不同，主动安乐死又可分为：自愿——自己执行的主动安乐死；自愿——他人执行的主动安乐死；他人执行的主动安乐死三类。被动安乐死也称消极安乐死，是指对那些确实无法挽救的患者，终止维持患者生命的措施，任其自行死去。

安乐死自古有之，只是形式不同而已。远在史前时期就有加速死亡的措施。在古希腊、古罗马，允许患者结束自己的生命。到了中世纪，由于受宗教的影响，安乐死是绝对禁止的。但在文艺复兴后，安乐死又渐渐为人们所肯定和倡导。1516年，英国的莫尔在其名著《乌托邦》一书中提出由牧师向痛苦而又没有希望的人提出建议，劝其自杀或"接受神的意志"致死。倡导人道主义的培根主张控制身体过程或延长生命，或者无痛苦地结束它。他赞扬延长寿命是医学的崇高目的，同时又认为安乐死也是医学技术的重要领域。从20世纪二三十年代起，安乐死在欧美各国一度流行。但是"二战"期间，德国纳粹势力接过安乐死的口号，拟订强迫"安乐死的纲领"，将20多万人（其中大多数是犹太人）投入了纳粹帝国的"安乐死中心"，以安乐死为名而行惨无人道的种族灭绝之实。从此，安乐死成了人们的心头之痛。20世纪六七十年代以来，随着生物医学技术的发展以及人们对死亡认识的变化，安乐死又成为各国热烈讨论的话题。

使生如夏花之绚烂，死如秋叶之静美。
——泰戈尔

（二）安乐死的伦理争论

安乐死在西方国家首先倡导，并为之争论探讨长达半个多世纪。对于被动安乐死，虽然有争议，但容易得到人们宽容。主动安乐死则是安乐死问题的焦点。安乐死是否道德？这是医学界和医学伦理学界讨论的重要课题。综合来看，大致有三种观点。

1. **支持派观点**

一些赞成者从人权的观点出发，支持安乐死。其理由如下。

（1）死亡是每个人自身发展的必然归宿，每个人都有生和死的权利。人们追求“优生”、健康长寿，当然也希望能“优死”“好死”。当一个人身患重疾绝症十分痛苦，而现时医疗技术又难以改变患者死亡的趋势时，根据患者的愿望和家属的要求，实施安乐死既可以减轻患者的痛苦，也有利于家庭的幸福，这是符合人道主义原则的。

一个人活着的意义，不能以生命的长短作为标准，而应该以生命的质量和厚度来衡量。
——娄滔

（2）承认安乐死的合法性体现了对人的生命权（包括生存权和死亡权）的尊重。当患者感到生不如死时，死亡比生存对他更人道。因此，安乐死应当作为人类生产文明化的一个环节，是社会文明化的一个重要标志。

（3）实施安乐死对社会而言符合社会公益原则。它有利于我国有限的卫生保健资源的合理利用。如果把有限的资源花在无可挽救、苟延残喘的绝症患者身上，实际上是违背了社会公正与效用的原则。故实施安乐死从社会角度而言也是可取的。

（4）合法地实施安乐死对患者家属来说，可以解除他们心理与经济上的负担。

2. **反对派观点**

（1）安乐死是违背人道主义原则的。生命是人最基本的权利。患者越接近死亡，求生欲望越强。因此，安乐死是否反映了患者的愿望是难以确定的，特别是患者处于昏迷、意识不清时，其他人包括家属都不能代为做主。况且患者的肉体痛苦与精神痛苦很难界定，以安乐死作为唯一的解脱患者痛苦的方式，舍弃其他途径，简单地提早结束生命是不人道的。

（2）安乐死会带来医道与人道的冲突。安乐死和医务工作者的救死扶伤、治病救人的崇高医德、医道相违背，是一种变相杀人。安乐死会造成伦理原则的冲突和观念上的混乱，会使医务工作者在医疗实践中发生角色混淆，心理上也不堪承受，还容易使患者产生医务工作者草率医治、不负责任的担忧，削弱医患之间信任合作的基础。

（3）就安乐死的对象来看，判定某些患者身患绝症，这是不科学的。因为随着医学科学的发展，一些所谓的“绝症”也可能不“绝”。如果对这些患了现在看来是绝症的患者实施安乐死，实际上是剥夺了这些患者继续生存的权利和机会。同时，对这些人实行安乐死，人们不再去攻克一些疑难病，势必影响医学科学的发展。

（4）安乐死不符合我国的法律。对患者实行安乐死容易为一些别有用心的人所利用。在我国，只有司法部门才有量罪结束他人生命的权利，其他任何部门都没有这个权利。

3. **区别对待的观点**

安乐死要有严格对象，不可滥施。那些确实患有现时看来是“绝症”的患者，自身感到十分痛苦，在自愿前提下，对其可以实行积极（主动）安乐死；有些患者虽无治愈希望，但其本人有强烈的求生欲望，则不能实施安乐死；对于有些患者家属为了减轻负担或不愿看到患者痛苦的情形，要求对患者实行安乐死，医生应尊重患者的意愿，不实行安乐死；对自愿的安乐死也要采取慎重的态度，要有充分的证据，如患者已不能恢复健康且极度痛苦，结束生命确实对患者有利，确实又是最好时机等，否则就不能给以安乐死，这样做可以避免错误，为抢救患者留有余地。

（三）国际安乐死的立法状况

国外关于安乐死的立法有判例法、习惯法和成文法。安乐死成文法运动始于20世纪的英国。二战后，安乐死立法运动重新兴起。1969年，英国国会辩论安乐死法案，但没有通过。此后，安乐死立法进展缓慢。当今世界，安乐死全面合法化的国家仅荷兰一国，绝大多数国家不予正式认可任何形式的安乐死。只在瑞典、丹麦、美国、英国、新西兰和以色列等大约不到10个西方发达国家，可在特殊情况下认可被动安乐死，但必须通过司法程序裁决，才具有合法性。

1. 荷兰

1968年，荷兰社会开始注重安乐死问题。2000年11月，荷兰议会下院以多数票通过了关于“没有希望治愈的患者有权要求结束自己生命”的《根据请求终止生命和帮助自杀（审查程序）法》。2001年4月10日，荷兰议会上院正式通过安乐死法案，荷兰成为世界上第一个安乐死合法化的国家。该法案不仅承认消极被动的安乐死，更为重要的是有条件地承认主动安乐死。《根据请求终止生命和帮助自杀（审查程序）法》对荷兰的刑法进行了修改，按照严格法律程序，医生对符合安乐死条件的患者实施的帮助自杀，不再被视为犯罪。

为了避免滥用安乐死，造成非正常的死亡，《根据请求终止生命和帮助自杀（审查程序）法》规定了医生在实施安乐死时需符合非常严格的条件：①患者必须在意识清醒的状态下自愿接受安乐死并多次提出相关请求，医生必须与患者建立密切关系，以判断患者的请求是否出于自愿或深思熟虑。②根据目前的医学经验，患者所患疾病必须是无法治愈的，而且患者所遭受的痛苦和折磨被认为是无法忍受的。③必须已经就患者的病情以及预后通知了患者。④医生和患者必须就每种可能的治疗手段进行讨论，共同确信没有其他合理的解决办法。⑤主治医生必须与另一名医生进行磋商以获取独立的意见，而另一名医生则应该就患者的病情等情况写出书面意见。⑥已经用适当的医疗护理帮助了患者。⑦必须向政府提交一份提供患者病情及实施安乐死或协助自杀的条件已经满足的报告。

2. 美国

在安乐死立法运动中，美国是一个积极的国家，但各州对安乐死的立法不尽相同。从总体上看，有些州反对安乐死，认为不管从法律上还是道德上都是不能接受的；而有些州已经认定特殊条件下的安乐死是合法的，在安乐死的确认方面有着严格的程序。美国自20世纪70年代以来，有38个州通过了《死亡权利法案》，要求医生尊重患者的安乐死愿望。但到目前为止，安乐死在美国大部分地区仍属于非法行为，只有俄勒冈州于1994年通过了《尊严死亡法》，允许内科医生在特定条件下协助患者自杀。

3. **其他国家**

1995年6月16日，澳大利亚北部地区议会通过了《临终患者权利法案》，允许医生按照一定的准则结束患者的生命。但是1997年3月，澳大利亚联邦参议院经过辩论，推翻了《临终患者权利法案》。瑞士法律规定，对一个遭受痛苦、注定要死亡的重病患者施行安乐死是合法的，已经允许医生在患者提出“清晰和准确”的安乐死请求时采取帮助性自杀措施。日本1962年12月通过法院判例给以安乐死有条件的认可，并逐渐形成了日本安乐死判例法，对安乐死对象进行严格规定。丹麦、新加坡、加拿大都允许患者拒绝继续接受治疗。

4. **我国安乐死立法**

从20世纪80年代中期以来，安乐死在我国引起医学界、法学界、伦理学界、社会学界和公众的关注和讨论。1988年7月和1994年10月，在上海召开了两次全国安乐死学术讨论会，就安乐死的医学、社会、伦理、法律等问题进行了广泛的讨论。

从发展趋势上看，随着我国人口老年化增加以及医学技术的进步，实施安乐死引发的法律与伦理的冲突仍将不断出现，我国对死亡的权利、安乐死的社会、伦理和法律问题的讨论将会持续相当长的时间。

随着安乐死讨论的深入，广大公众对安乐死逐渐了解。1986年，中国社会科学院在武汉、北京等地进行的安乐死民意调查结果表明，赞成安乐死或采取安乐死术的人占调查总人数的62%。上海黄浦区部分街道对60岁以上老人进行调查，赞成安乐死的占89.4%，有94.5%的人希望立法。1994年10月，陈蕃等人发出《关于建立“自愿安乐死协会”倡议书》，并拟就了《中国自愿安乐死协会章程（草案）》，受到社会的关注。

在司法实践中，对于安乐死，特别是在尚未立法的情况下，实行主动安乐死是为我国现行法律所不允许的一种违法行为，一旦有人控告，实施者就要受到法律制裁。怎样解决安乐死带来的法律与伦理上的冲突？安乐死问题引起了国家立法机关的重视。从20世纪80年代后期起，特别是近年来，在全国人民代表大会上，人大代表曾多次提交安乐死的立法议案。但鉴于有关安乐死立法仍存在广泛的争论，目前世界上也没有取得一致认识，虽然有的国家制定了有关法律，但为数还很少，大多数国家对此持慎重态度。安乐死是一种具有特殊意义的死亡类型，它既是一个复杂的医学、法学问题，又是一个极为敏感的社会、伦理问题，因此制定“安乐死”法规目前条件尚不成熟，今后要大力开展“死亡教育”，为“安乐死”立法做准备。

【关键概念】

1. 临终关怀：现代意义上的临终关怀是一种“特殊服务”，即对临终状态的患者及其家属所提供的一种全面照护。

2. 临终状态：当生命活动趋向终结，而死亡又尚未到来，此时的生命状态就称为临终状态。

3. 脑死亡：指整个中枢神经系统的全部死亡，包括脑干在内的全脑功能不可逆转和永久的丧失。

4. 安乐死：在不违反晚期绝症患者的意愿或受其委托的前提下，出于对患者的同情和帮助及对其死亡权利和个人尊严的尊重，不给或撤销引起疼痛或痛苦的治疗或采取措施使患者以无痛苦的方式结束生命。

【理论重点】

1. 了解临终关怀的特点和伦理原则。
2. 认识临终关怀的伦理意义。
3. 认识脑死亡的伦理意义和安乐死的伦理难题。

【自测练习题】（请扫二维码）

（编者　吴丹莹　中山大学新华学院
陈　维　嘉应医学院）

> 绝美的风暴，多在奇险的山川；
> 绝壮的音乐，多是悲凉的韵调；
> 高尚的生活，常在壮烈的牺牲中。
> ——李大钊

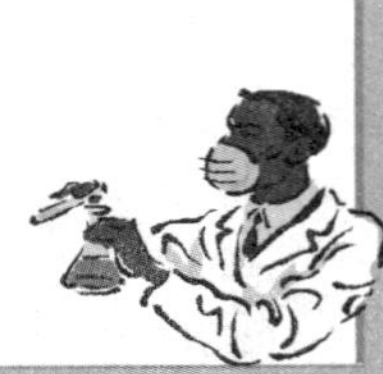

第九章　医学科学研究伦理

1. 本案中的研究人员有哪些错误？
2. 涉及人的生物医学研究应遵循什么科研道德规范？
3. 选择弱势群体参加研究的伦理要求是什么？

【案例】2012年8月，《美国临床营养杂志》发表了题为《“黄金大米”中的β-胡萝卜素与油胶囊中的β-胡萝卜素对儿童补充维生素A同样有效》的研究论文，引起了社会的关注。该论文由美国塔夫茨大学某教授，联同湖南省疾病预防控制中心、中国疾病预防控制中心营养与食品安全所和浙江省医学科学院的三位研究者共同合作完成。该试验从2008年5月20日至6月23日在湖南省衡南县江口镇中心小学实施。他们选择80名6～8岁学龄儿童为受试者。这些儿童被随机分为3组，其中1组25名儿童于6月2日随午餐每人食用了60克“黄金大米”米饭，其余时间和其他组儿童均食用当地采购的食品。“黄金大米”米饭系美国塔夫茨大学某教授在美国进行烹调后，未按规定向国内相关机构申报，于2008年5月29日携带入境。6月2日午餐时，他们将加热的“黄金大米”米饭与白米饭混合搅拌后，分发给受试儿童食用。2008年5月22日，课题组召开学生家长和监护人知情通报会，但没有向受试者家长和监护人说明试验将使用转基因的“黄金大米”。现场未发放完整的知情同意书，仅发放了知情同意书的最后一页，学生家长或监护人在该页上签了字，而该页上没有提及“黄金大米”，更未告知食用的是“转基因水稻”。①

第一节　医学科研伦理及其意义

医学科学研究（以下简称“医学科研”）是医学科学发展和临床诊治水平提高的重要基础，医学科研伦理为医学科研把握方向，提供道德支持，是医学科学发展的强大动力。因此，医学工作者掌握并遵循医学科研的伦理规范，发

① 陈旻，李红英．临床研究伦理审查案例解析［M］．北京：人民卫生出版社，2016：135．

挥医学科研伦理的道德价值，具有重要的实践意义。

一、 医学科研的特点

医学科研是指以人的生命现象作为研究客体，运用医学科学的手段和方法，认识和揭示生命的本质、结构、功能及其发生、发展客观规律的探索性实践活动。医学科研和自然科学的其他学科一样，都要遵循科学研究的一般规律与规则，运用一般科学研究的方法和手段。但医学不是纯自然科学，医学科研还具有一定的特殊性。

（一）研究对象的社会性

医学研究的对象是人的生命有机体。人是自然的存在物，又是社会的一个特定角色，每个人都具有自然属性和社会属性。研究人的生老病死，认识和揭示人的生命运动本质和规律，不仅要考虑其自然属性，研究生命的生物特性，还要考虑其社会属性，研究生命的社会性。人是有意识、有主观能动性的，人的生命有机体的生理活动受到社会生活条件和文化背景、心理活动、年龄、性别等多种因素的影响和制约，在一定范围内具有不确定性。如果医学科研忽略人的社会性对生命有机体的影响，就可能达不到预期的医学目的，获得科学性的认识。

科学是属于全人类的财富，是照亮世界的火把。
——巴斯德

（二）研究目的的特殊性

医学和其他自然科学学科相比，在研究的目的和价值观方面有所不同。一般科学研究，在很多情况下只是为了发现，即为了说明世界中某一现象的客观规律，如牛顿的经典力学、爱因斯坦的相对论，他们并不是为了某种具体的目的而去研究的。但医学不同，医学科研只有一个独特的目的，即治疗疾病，增进健康。正是这一目的，决定了从事医学科研的人必须具有良好的道德素质要求。

（三）研究成功标准的双重性

医学研究成功的标准与目的是紧密联系的。一般地说，某一种理论对于存在，即对其所要反映的对象是符合这一事物的客观规律时，那么说明了其研究是成功的。但医学研究不一样，医学研究目的决定了医学研究成功的标准具有双重性——既要符合事物本身发展的规律，同时还要符合社会发展的规律和伦理要求。如果违背了社会的伦理道德要求，违背了社会的整体利益，那么这样的研究成果就无所谓成功了。

（四）研究过程的复杂性

人的生命是物质世界长期演变、进化的产物，与非生命现象具有共同的存在根据和规则，但作为高级的物质存在方式，人的生命现象又具有不同于非生命现象的客观属性，因此，人的生命现象不能简单地还原、归结为一般物质的本质及其规律性。已有的生物医学科学研究表明：人的生命现象具有特殊机制及其规律，与非生命现象相比，人的生命的本质及其物质结构、功能、进化规则、个体差异等要复杂得多，是世界万物中最难把握的现象。对其进行研究，干扰因素多，可重复性验证困难，过程的连续性、可控制性和客观性差得多。因此，对人的生命现象的研究，既需要在实验室观察、实验和归纳，还要通过在人身上进行人体实验才能完成。人体实验是医学科研的必需的环节，而实验和治疗在某一对象或病例上取得成功，并不意味着某一对象或病例揭示的认识就是客观真理，它还有待于从更多的对象或病例的统计中得到证明，医学统计的范围与数量愈多，排除偶然性因素更多，则认识的真理性愈大。正是因为医学科研与其他自然科学特别是基础自然科学的研究的这些区别，我们不能把医学科研当作一般的自然科学研究。

二、 医学科研的伦理规范

对医学的研究与一般自然科学的研究不同，它不只涉及进行研究的技术、方法和手段问题，还涉及人们的社会生活、心理活动、伦理道德以及社会责任等方面的问题，因此，医学科研伦理在医学科研活动中发挥着重要作用。医学科研伦理是指在医学研究的实践中调节科研人员与受试者、科研人员之间、科研人员与社会之间应遵循的行为规范和准则，它贯穿于医学科研活动的全过程，对医学科研人员起着价值导向和行为约束作用。

在科学上没有平坦的大道，只有不畏艰难沿着陡峭山路攀登的人，才有希望到达光辉的顶点。

——马克思

（一） 目的明确，动机纯正

医学科研的根本目的，是促进人类身心健康，造福于人类。医学科研，首要的就是科研的目的和动机的确定。目的把握方向，动机支配行动。纯正的动机和崇高的目的是医学科研道德的灵魂，它决定科研课题的选择，支配科研人员的言行，激励科研工作者发扬勇于创新、直面挑战、百折不挠、奋斗不息的精神，保证医学科学沿着正确方向发展。1900 年，美国医生拉奇尔为了研究黄热病的传播媒介，专门到了黄热病流行猖獗的古巴。拉奇尔认为，蚊子可能是传播黄热病的元凶，决定用自己的身体做实验，让蚊子叮咬自己，结果染上了黄热病，在古巴献出了自己年轻的生命。我国的李国桥教授为了摸清疟疾的流行情况，足迹遍及海南和云南的 20 多个县，深入穷乡僻壤，为了研究疟原虫的生长规律和最佳治疗时机，曾两次引疟上身，验证了恶性疟原虫每裂殖周期引起两次发热的理论和事实。英国细菌学家弗莱明从葡萄球菌被抑制的现象追踪发现了青霉素。但在弗莱明之前，斯葛特就看见过葡萄球菌被抑制的现象，可他当时觉得恶心，没有进行深入研究，因而与医学史上这一划时代的发现失之交臂。

事实证明，在科研课题的选择上，选什么题，如何选题，常常涉及医学科研的方向和为什么人服务的问题。研究者不能过分地强调个人的意愿、兴趣、名利，对没兴趣、无名利、难突破却是国家急需研究的课题不能弃之不顾。医学研究空白不少而资源有限，选择研究课题，必须符合医学发展的规律和实际，应该与国家经济发展的实际和医学技术的实力相符合。研究者应当在充分掌握科学发展的现状，获得一定的科学依据后确定选题，选题应当具有充分的科学性，才会在医学科研各种关系的处理中遵循对人民负责的道德要求。

（二）尊重科学，实事求是

医学科研必须对人类健康和社会负责，因此尊重科学、实事求是是医学科研工作中应遵循的最基本的伦理规范。尊重科学就是尊重事实，遵循事物发展的客观规律，老老实实按科学规律办事。实事求是就是不弄虚作假，不欺世盗名，不畏权威，敢于坚持真理，勇于修正错误。我国著名的呼吸内科专家钟南山院士在2003年抗击“非典”（SARS）的战斗中，就为我们树立了尊重科学、实事求是的楷模。2003年2月18日，有关权威机构传来消息，在广东送去的两例死亡病例肺组织标本切片中，发现了典型衣原体，并建议对同类病例使用抗生素进行治疗。当天下午，广东省卫生厅召开紧急会议。轮到钟南山院士发言时，他摇摇头说，大量的事实证明，临床症候与治疗用药均不支持这个结论。他不同意典型衣原体是非典型肺炎病因的观点，认为典型的衣原体可能是致死的原因之一，但不可能是致命的原因。经过钟南山有理有据的论证，会议最后采纳了他的意见。会后，有朋友悄悄问他：“你不怕判断失误吗？有丝毫不妥，都会影响院士声誉的。”钟南山平静地说：“科学只能实事求是，不能明哲保身，否则受害的将是患者。”3月6日，钟南山再次通过媒体对衣原体之说提出疑问，明确表示，在临床治疗过程中按衣原体思路进行治疗是无效的。在钟南山等专家据理力争下，广东省决策层采纳了他的意见，并坚持和加强了原来的防治措施，因此广东省“非典”（SARS）患者病死率在全国最低，治愈率最高。

医学科研是一个复杂的过程，一般需要通过实验研究、临床观察、调查分析等途径，对收集到的信息进行综合分析判断和反复验证。许多医学科研的成果都是在试验基础上经过认真严密的综合、分析、概括、总结后产生的。试验取用的各种材料、数据等是否精确、可靠、真实，将影响试验的进展及结论的正确性，在临床使用时可能会影响患者的健康，甚至危及生命安全。因此，医学科研应严格按照试验设计的方案，完成全部试验步骤，不能借口任何原因取消或停止其中的项目或步骤，或者按照自己的主观愿望和要求，随心所欲地修改其中的数据，甚至伪造资料，撰写一些虚假的结果，这些行为均违背了医学科研的伦理要求。如果在搜集、积累、挑选各种病例资料时，只是选择有利于证明自己观点的那部分，而对于不利于自己论点建立的那部分，有意地加以排除或者抹杀，或者在综合分析材料时不负责任地滥加推论，甚至撰写论文，公开发表，对医学科研产生误导，更是不符合医学科研伦理的行为。

一个人要发现卓有成效的真理，需要千百万个人在失败的探索和悲惨的错误中毁掉自己的生命。

——门捷列夫

（三）团队协作，谦虚谨慎

医学科研成果的取得，离不开个人的作用，有时在一些研究课题中，个人的作用还相当大，个人在研究中的地位和作用应当得到充分的尊重和肯定。但是我们在肯定个人作用的同时，又不能忽略集体的力量，个人是不能离开集体的，尤其是现代医学科学的研究。随着新知识、新技术、新学科的不断涌现，个人的力量显得单薄和狭窄，研究者不能固守单一的学科阵地，而是要有开阔的视野，寻求多学科、多方面力量的通力合作才能取得成果。这种合作，包括互通情报、交流思想、配合试验和协同研究等。只有充分发挥科研工作者的合作精神和团队精神，相互尊重、顾全大局、合理谦让、资源共享、平等互助、协同作战，才能增强团队的凝聚力，创造和谐的科研环境，解决矛盾，协调冲突，促进科研工作的顺利进行。

在医学科研中还要具有谦虚谨慎、甘当配角的精神。对重大课题的攻关，往往需要数个单位和科室密切协作，其中必有主持单位和协作单位之分，同一科室的科研人员也有不同的分工。因此，在某一科研项目的研究上，无论是主持单位还是协作单位，是主角还是配角，只是分工的不同，并无高低优劣之分，彼此间应本着为共同完成科研项目的精神，互相配合，努力工作，才是应有的道德风尚。

在科研成果公布的时候，常会碰到名字排列顺序的问题。主要参加者和主要指导者应该排列首位，学术上的成果不应以职位高低、资历深浅为标准。要实事求是地看待著作或文章的署名，做过贡献的不给署名，未曾参与的却要署名，都是不道德的。

生物医学科研伦理要求每一个参与者应当互相尊重，在荣誉和利益面前应当表现出谦让的精神，根据实际工作情况来确定署名的排列顺序，反对争名夺利。

（四）合理保密，反对垄断

医学科研中的保密问题应做具体的分析。医学科研是为人类健康服务的事业，其每一进展和成果都是为了繁荣医学、造福人类。从这个意义上讲，医学科研成果是向全世界公开的，没有绝对的保密。但由于现实社会生活和世界局势的复杂性，医学科研活动常常受到社会、政治、经济等因素的影响，在一定时期或一定范围内存在保密的问题。

在西方国家，资产阶级为了私利和高额利润，把医学成果或新的发现作为秘密收买并垄断、隐匿，不让新成果为人类服务。这样不仅严重阻碍医学科学的发展，而且一旦让居心叵测的人掌握，可能利用医学研究的新成果残害无辜群众。这种违背人类的健康利益的做法，是不道德的。在市场激烈竞争的条件下，社会主义国家的医学研究在一定时期内也有自己的保密范围，一些新发现、新成果，研究者拥有知识产权，研究成果保密是完全必要的。但社会主义医学研究中的保密是为了整个国家和人民的利益，保证某项研究排除外界的干扰，在有限的时间内顺利地完成，同时也是为了保护知识产权，保护国家和个人利益。在医学研究者之间，研究工作中如果有的内容需要暂时保密，出于对其权益的尊重，也是允许的。研究者之间、部门或单位之间也要承担道德义务，不要任意泄露别人要求暂时保密的有关研究内容。社会主义医学研究中的保密，并不排斥互相之间进行学术情报的交流。正当的保密是符合科研道德的。

（五）转让成果，造福社会

应该把有益于人类和社会的医学科研成果及时转让和推广，造福社会。研究者转让成果应抱着对社会、对患者极端负责的态度，让更多的患者受益于该项技术，绝不能把尚未成熟的成果转让出去，或者转让的时候留下一手，让受让方蒙受损失。在确定转让价格时研究者不能漫天要价，转让双方都应对市场行情有较全面而合理的调查，对生产该项成果所需的各项费用合理地匡算和规划，既能肯定研究者的价值，让科研单位获益，又使企业通过吸纳新技术，在生产上获得利润，使双方在转让中互利互惠。成果转让要严格按照法律规定办理，如果技术成果是研究者在单位任职期间承担单位的研究任务或使用本单位的物质条件（如资金、实验室、物质资料等）所获取的成果，属于工作范围之内的研究成果，按法律规定是属于单位所有，个人不得私下向外转让，更不能向外泄露属于国家机密的研究成果，否则不仅不道德，甚至还必须负法律责任。不是本单位的任务，也没有利用本单位的物质条件，在业余完成的技术成果在法律上可以属于个人，当然能以个人的名义进行成果转让。

（六）满足现代需要，防止危害未来

知识经济方兴未艾，高新技术突飞猛进，医学研究领域不断拓新，器官移植、试管婴儿、精子银行、重组 DNA 等新成果相继问世。这给医学难题的解决带来福音，同时也带来一系列伦理问题、社会问题、法律问题、环境生态问题。1988 年，我国妇产科专家苏延华曾十分忧虑地说："如果一哄而起，滥用人工授精，那么，到 20 世纪末中国将会出现几千万畸形儿、低能儿。以此类推，每隔 25 年，将出现一连串的乘法效应。"对这些难题，医学研究者必须以对人类极端负责的精神，树立新的伦理道德观，把满足现代需要与防止危害未来相统一，兴利除弊，努力促进医学科学的发展。

三、 医学科研伦理的意义

医学科研为人的生命和健康利益服务，医学科研伦理是医学科学工作者完成科研任务、取得科研成果的重要保证。医学科研活动每一个环节的展开，都会把科研工作者推到道德的十字路口，在医学科研伦理平台上接受道德检验，其道德的抉择决定为其开红灯还是开绿灯。因此，培养医学科学工作者高尚的医学科研道德对医学事业的发展具有重要的意义和作用。

> 科学上没有平坦的大道，真理的长河中有无数礁石险滩。只有不畏攀登的采药者，只有不怕巨浪的弄潮儿，才能登上高峰采得仙草，深入水底觅得骊珠。
>
> ——华罗庚

（一）激发医学科研工作者的创造性和奉献精神

医学科研的对象是"人"，其成果也是要造福于"人"。现实生活中的人总是处在一定社会关系之中，社会因素、心理因素、人为因素不能不对人体健康产生影响。因此，医学与伦理一开始就互为依存，医学科研本身要求医学科学工作者必须具有高尚的医德和社会责任感，而高尚的医德和社会责任感又是促进医学科学事业不断发展的动力。纵观医学发展史，凡重大医学科学成就和技术成果的取得，都是医学科学工作者学术上的精深造诣和高尚道德的结晶。他们成功的不竭动力，都是源于他们为医学事业无私奉献的崇高精神和坚韧不拔、严谨治学、勇于探索、坚持真理的高尚品质以及强烈的事业心和责任感。如我国明代医药学家李时珍拒绝当朝廷太医，宁愿遍访名医宿儒，搜集民间验方，风餐露宿，冒死饮毒，亲尝药性，用毕生精力和心血写就《本草纲目》。我国已故著名热带病专家钟惠澜教授夫妇，在 20 世纪 60 年代为研究黑热病，

冒着生命危险在自己身上进行犬黑热病病原体的注射试验，首次证明了犬、人、白蛉三者在黑热病流行中的关系，为消灭黑热病做出了重要贡献。比利时医学家维萨里冒着被教会和政府以“盗尸犯”罪名通缉的危险，5 年如一日，夜晚到无主荒冢寻取残骨，到绞刑架下寻取罪犯遗尸进行解剖研究，终于写成了世界上第一本《人体之构造》，给予人们全新的人体构造知识，宣告了近代医学的兴起。

（二）保证医学科研的正确方向

科学技术是一把“双刃剑”，将它造福于人类时，其力量是巨大的；把它用于不道德的目的，其灾难也是深重的。第二次世界大战期间，德国、日本法西斯分子利用活人做缺氧实验、压力实验、冷冻实验、细菌实验、放射线绝育实验、双胞胎器官移植及性别转移实验等。美国在广岛、长崎扔下原子弹，瞬间吞噬千万无辜的生命。1945—1946 年，国际军事法庭审判的法西斯德国首要战犯中，竟有 23 名是医学专家，其主要罪行是把医学科研用于为法西斯侵略扩张服务。可见，医学研究者的道德素养直接涉及人类的祸福。高尚的医学科研道德能使医学研究者在科研活动目标确定、选择题目、制订计划、具体实施、成果应用等各个环节端正科研动机，确保医学科研及成果造福于人类。

路漫漫其修远兮，吾将上下而求索。

——屈原

（三）创造良好的医学科研环境

在知识经济和现代信息技术飞速发展的时代，部门之间、学科之间相互交叉渗透，医学科研必须摒弃科学家个人独立研究的模式，通过本学科或跨学科、本单位或跨单位以至国际的协作才能完成。因此医学科研过程已不再是科学家寂寞、孤立地探索真理的过程，而成为一项集体创造性活动的过程。与这一过程相适应的是，医学科研伦理的作用更加凸显。如果医学科研人员之间没有切实可行的伦理规范调节系统，没有较高的道德修养，就会出现以自我为中心、各自为政、不识大体、不顾大局的行为，从而阻碍医学科研工作的顺利进行。因此，医学科研伦理是联系科研人员的一条纽带，医学科研工作者崇高的科研道德是创造良好的科研环境的重要条件，它可以产生开展科研活动的强大凝聚力，把所有参加科研的工作者的心紧紧联系在一起，协调解决好各种矛盾和冲突，使大家在同一目标下，共同努力，团结协作，为完成科研任务不遗余力。

（四）获取医学科研的丰硕成果

医学科研成果的获得不仅受物质条件的影响，还取决于科研人员自身素质。医学科研人员的素质包括三个方面的内容，即知识结构水平、个性心理品质和科研道德。其中科研道德是核心，它决定医学科研人员才能发展的方向，同时还关系所获取的医学科研成果的价值。因此，医学科研道德是医学科研人员获取医学科研成就的重要条件。医学研究者要促使科研成果用于人民的健康利益，不能为个人或集团牟取私利。居里夫妇经过 45 个月的艰苦奋斗，终于提炼出了镭，并发明了生产镭的专门技术。镭具有很高的医学和物理学价值，价格昂贵，大家争相购买。在贫穷与富裕的选择中，他们毅然无偿地公布了全部技术成果，这种无私精神和高尚情操使居里夫妇成为世界著名的科学家楷模。韩国首尔大学的黄禹锡为了牟取个人私利，在进行干细胞研究中违反伦理规范采集“卵子”，对研究数据进行造假，最后身败名裂，从韩国民族英雄变成了韩国的耻辱。

第二节 人体实验和尸体解剖的伦理

人体实验和尸体解剖在医学科研中有着极其重要和特殊的地位。无论是基础的医学研究，还是临床的诊断、治疗和预防都离不开人体实验和尸体解剖。正确认识人体实验和尸体解剖的伦理原则，遵循人体实验和尸体解剖的道德要求，对维护人类自身健康和促进医学科学的发展具有十分重要的意义。

一、人体实验概述

（一）人体实验的含义和类型

医学的进步基于科学研究，而科学研究最终在某种程度上取决于人体实验。

——《赫尔辛基宣言》

人体实验是以人体做受试对象，用人为的实验手段，有控制地对受试者进行观察和研究，以判断假说或真理的医学行为过程。在这里，人体的概念可以是一具尸体或一个活体、个体和群体等构成的特殊系统。实验的概念则包括统计、解剖、观察、测量、试验等几个研究层次并存的方法。实验的内容包括：采用现代物理学、化学和生物学的方法在人体上对人的生理、病理现象以及疾病的诊断、治疗和预防方法进行研究的活动；通过生物医学研究形成的医疗卫生技术或产品在人体上进行试验性应用的活动。

人体实验可以分为天然实验和人为实验两大类型。

天然实验是指利用自然现象发生过程（如战争、饥荒、疾病和地震等）对疾病进行流行病学、诊断、治疗和预后的研究。这种实验是一种自然演变过程，多是回顾性的，不以科研人员的意志为转移，因此天然实验也称总结实验。从医学发展的历史看，无论在西方还是中国，古代的医学典籍中记载的许多医学知识，大多数是人们整理归纳他们所见到与记录的疾病的现象，推测疾病发生的原因，并根据这种认识用手头能找到的一切方法去治疗疾病，这种治疗方法虽然是盲目的摸索，但也曾取得一些十分有用的经验，如罂粟的止痛、金鸡纳霜（奎宁）的治疟等。但是靠“拾取”这种偶然发现来积累经验，医学的进步就会十分缓慢。只有当医学引进科学实验的方法，有意识地向自然“索取”知识时，医学才能大踏步地前进。

人为实验是指科研人员有目的地对受试者进行有控制的观察和实验研究。人为实验多是前瞻性的。其中“人”既可以是患者，也可以是健康的受试者。人为实验可以分为研究性人体实验和治疗性人体实验。研究性人体实验是属于纯科学性的，往往是为了证明一个理论或证明一种假说而在人体上进行探索，参与实验的受试者没有直接受益；治疗性人体实验是根据受试者治疗疾病的需要，确定实验的目标、内容和方法，使受试者直接获益。这两种不同性质的人体实验都是医学发展所必需的，对医学的发展具有重要意义。

人为实验有自体实验、自愿实验、强迫实验、欺骗性实验和临床治疗性实验等形式。自体实验是医务工作者为了获得医学信息和探索反应，在自己身体上进行的实验。自愿实验是受试者在知情同意的情况下，自愿接受的医学实验。强迫实验是违背受试者的意志，通过政治或暴力的手段，强迫受试者参加的人体实验。在强迫实验这种情况下，受试者的平等地位、人格尊严、合法权益均被剥夺，受试者和实验者双方存在尖锐的对立和医德冲突。强迫实验侵犯了受试者的人身自由和利益，也触犯了法律，是非人道的实验，是对神圣的医学科学事业的亵渎。欺骗性实验是为了达到实验目的，利用欺骗的手段在受试者身上进行的人体实验。欺骗性实验由于违背了医学伦理学中知情同意的原则，也是不道德甚至是违法的。临床治疗性实验是以患者的临床治疗为目的的人体实验。临床治疗性实验常用于这样两种情况：一是当病因不明、检测手段用尽时，医生往往被允许用药物、手术等逐次对症治疗，从而观察疗效，以判明病因。二是病情严重的患者接受传统的治疗无效后，再试以新的治疗方法；或患者未被施以传统的治疗方法，即被试以完全创新的治疗方法。

（二）人体实验的价值

1. 人体实验是医学发展的基础和前提

在医学发展史上，人体实验与医学相生相伴。早在医学的萌芽期，人类祖先就用尝试各种植物的方法来辨别其毒性和治疗作用。“神农尝百草之滋味，一日而遇七十毒”，堪为最早的医学人体实验。明代医药学家李时珍在总结用药经验、探讨药物性能时，也曾多次在自己身上做实验。我国著名的医学家汤飞凡为分离沙眼病原体，将其接种到自己的眼结膜上，终于证实了沙眼衣原体的致病作用。18 世纪，英国医生琴纳在自己 7 岁的儿子身上实验成功用接种牛痘的方法预防天花。1929 年，德国医生福斯曼在自己身上实验心导管术，证实了心导管术不仅可以测量心脏各腔室的压力、血氧含量，而且可以进行心血管造影，由此促成了介入心脏病学的诞生。正是一代代医学家自觉或不自觉地、公开或半公开地，甚至是秘密地进行人体实验，才为医学的发展奠定了科学基础。

据有关学者统计，1959—1962 年间，瑞士对 100 种新药进行动物实验，研究其毒性和效用，经人体实验发现只有 75% 的结果与动物实验的结果相同，动物对药性的反应与人体有很大差别。

2. 人体实验是医学研究成果临床应用的中间环节

医学科研虽然都是通过动物实验获得成功后取得的成果，但任何动物实验都不可能完全替代人体实验。因为人与动物存在差异，人类有不同于一般动物的心理和生理特征，某些人类特有疾病也不能在动物身上复制，所以医学研究成果在推广应用于临床之前都要经过人体实验，证实它确实对人类无害并有益于某种疾病的治疗时，才能在临床上应用和推广。1942 年，美国西部军营流行传染性肝炎，原来是接种黄热病疫苗引起传染性肝炎流行。因为制造黄热病疫苗时需加入人血清，其疫苗在动物实验时，由于多种动物对肝炎病毒不敏感，没有引起传染性肝炎，研究者即认为经动物实验证明没有问题，遂投入军队预防接种，结果造成2.8万人罹患传染性肝炎，62人死亡。

二、 人体实验的伦理争论

尽管人体实验是医学科研所必需的，但必须承认人体实验本身具有一定危险性，而人的生命只有一次，拿人的生命来进行实验在道德上如何评价，存在不同的看法。

一种观点认为，人体实验结果无论成败，都能为医学发展积累经验、提供教训，对医学发展都具有科学价值。但失败的人体实验会损害受试者的利益，我们不能为了某一部分人的健康利益而去损害另一部分人的利益，这是不符合人道主义精神，与《赫尔辛基宣言》的精神也是相矛盾的。

另一种观点认为，任何事物都是在矛盾中存在的，进行人体实验也一样。有利必有弊，利弊是相依存的，不存在只有利无弊或只有弊无利的事物，关键是要看利大还是弊大，利大于弊就可以支持。以提高诊断治疗水平、改进治疗措施、探索发病机制、维护人民健康和推动医学事业发展为宗旨的人体实验，是符合人道主义的伦理要求的，应该支持。而那些因政治、经济、战争目的而进行的人体实验是不人道的，应该反对。实际上，在医学研究活动中，实验者的动机是一种心理活动，具有内在性特点而不易判断。因此，对人体实验动机和目的的评价就必须首先考虑受试者的现实利益和治疗意义，其次才是考虑医学知识的进展和积累。如果一个实验是为了追求研究者个人的名利，这种实验虽对医学科学发展有利，但对受试者造成伤害，那么这样实验就是不道德的。

还有人认为，进行人体实验，有可能会对受试者造成损伤，但为了更多人的健康，为了全人类的大局，又必须进行人体实验，即付出代价。完全没有代价的人体实验，目前在医学科研方面还做不到，问题是所付出的代价在什么程度范围内才是道德的，这就要根据得失做具体分析。人体实验的代价由于实验的内容、方法和结果不同而不同，一般可分为有得有失、得大于失、得失不明及得小于失四种情况。人体实验中的“得”是指实验结果对受试者、对医学事业发展、对人类健康和社会进步产生有益影响，“失”是指对受试者身心健康造成损伤和对社会产生不良的影响等。评价人体实验得失的代价，首先要考虑的是受试者自身的损伤程度，其次是对社会产生的影响，最后才是对医学发展的贡献。凡是“得”大于“失”的人体实验都具有较大的价值，应当努力实施。凡是“得”小于“失”，或者有“失”无“得”的人体实验，对受试者损伤较大，其价值应予以否定，并禁止进行。

三、 人体实验的伦理原则

根据《纽伦堡法典》和《赫尔辛基宣言》的精神，目前世界范围内进行人体实验的伦理原则，主要归结为以下几点。

（一）医学目的原则

《赫尔辛基宣言》要求，人体实验的目的必须是为了研究人体的生理机制和疾病的原因、机理，通过促进医学科学的发展改善人类生存的环境、造福人类。只有出于医学目的进行人体实验，才是符合医学伦理的基本原则。

出于政治、军事目的的人体实验，已经被历史证明是严重违背人类伦理的。1945 年第二次世界大战结束后，国际军事法庭在德国纽伦堡对法西斯德国的首要战犯进行国际审判。令人惊讶的是，战犯中竟然有多名医学专家。他们的罪行是对战俘和平民进行了灭绝人性的人体活体实验，这些实验大部分出自非医学目的。日本法西斯在第二次世界大战中也进行了大量的非医学目的的人体实验。例如，将鼠疫菌、白喉菌、伤寒菌等通过食物，或注射入受试者体内，确定哪种感染途径能最快使人死亡，以便为细菌武器制造提供数据；把人倒吊起来，看过几个小时人才死亡；把大量的毒气送进肺内，看有什么反应等。这些惨无人道的非医学目的的人体实验被揭露出来，震动了整个世界，遭到了强烈的道德谴责。

出于经济、个人目的等非医学目的的人体实验，也要以医学目的性原则作为前提和必要条件。忽视医学目的性原则而单纯追求个人自我价值实现或经济效益的人体实验行为也是违背医学伦理的。

（二）维护受试者利益原则

在医学研究中，医生的职责是保护受试者的生命、健康、隐私和尊严。

——《赫尔辛基宣言》

在人体实验中，受试者的利益高于一切，实验必须站在维护受试者利益的立场上。《赫尔辛基宣言》指出，在涉及人类受试者的医学研究中，对人类受试者安康的考虑应优先于科学和社会的利益。

为维护受试者的利益，首先要做到，坚持安全第一。对于任何一项人体实验，都要预测实验过程中的风险，如果实验有可能对受试者造成身体上和精神上较为严重的伤害，那么无论这项实验的科学价值有多大、对医学的发展和人类的健康具有多么重要的意义，这项实验也不能进行。必须先进行毒副作用实验，只有在明确其毒副作用后，方可进行有效性实验；要通过动物实验，获得充分的科学数据，并且确认动物实验的结果无明显毒害作用，才能在人体上进行实验。实验过程必须有充分的安全措施，保证受试者身体上、精神上受到的不良影响能降低到最低限度；在实验中一旦出现严重危害受试者安康的情况时，无论实验多么重要，都应该立即终止；人体实验必须在有关专家和具有丰富医学研究及临床经验的医师参与或指导下进行，寻找比较安全的科学途径和方法。其次，必须进行受益与代价评估。每个涉及人体的生物医学研究项目，必须对预计的风险和压力相对于预计的给实验对象或他人的好处进行仔细评估。只有当研究目的的重要性超过实验给受试者所带来的风险和压力时，涉及人体的生物医学研究才得以进行；医学研究只有当研究结果有可能有益于参与研究的人们时才是合理的。

（三）知情同意原则

知情同意指向受试者告知试验的各方面情况后，受试者自愿确认其同意参加该项临床试验的过程。1946 年的《纽伦堡法典》明确规定“受试者的自愿同意绝对必要”。坚持知情同意原则在人体实验中包括三个方面的要求：一是研究者要用适合于受试者理解水平的语言，以口头或书面告知其足够的信息，这些信息包括实验的目的、方法、资金来源、可能的利益冲突、预期效益、潜在的风险、可能产生的不适和受试者在任何时候有拒绝或退出实验而不受惩罚的权利；二是研究者必须确保受试者已经对上述信息有了充分的接受和理解；三是保证受试者在没有被强迫和不正当影响的情况下，自主自愿地做出是否参与实验的决定。同意可以用口头、书面等许多方式表示。但作为通例，一般是签署书面同意书。如果受试者是无行为能力的人，就由其法定监护人或其他充分授权的代表签署。

知情同意，是人体实验的基本伦理原则，它体现了对受试者自主性和权利的尊重。受试者与研究者在医学科研中的地位是平等的，研究者不能以任何势力对受试者进行压制或强迫。受试者同意参加人体实验是以知情为前提，以自愿为条件的，用任何手段取得的同意都是不道德的。国内外发生好多起医疗机构隐瞒真相，给患者做有害的人体实验，导致患者死亡的案例，就是违背了知情同意原则。

（四）科学性原则

人体实验从设计到实施，都必须遵循普遍认可的科学原理和实验方法。实验者在进行实验前应制定科学的实验方案，实验方案内容包括实验的目的、计划、步骤、现实意义、受试者情况（包括心理状态、家庭是否支持和配合等）、安全保护措施等。上级主管部门对实验方案要有严格的审批监督程序。只有经过有关专家组及上级主管部门按规定审批监督程序严格审查、批复的实验方案才能实施。在实验过程中仍要随时接受应有的检查和监督，有异常情况需要随时报告，及时纠正或者妥善解决，尽量减少和避免违反医学伦理原则的事情发生。实验结束后必须做出科学报告，报告要尊重实验所得的各种事实和数据，保证数据的完整、准确、无误，忠于事实、忠于结果。科研资料要妥善保管，严禁任意篡改事实和数据，欺瞒造假，捏造实验过程。

人体实验不仅受实验条件和机体内在状态的影响，同时也受社会、心理等因素的影响。为了保证人体实验结果的客观性，在进行人体实验时必须设置对照组。实验对照要严格注意实验组和对照组的齐同性和可比性。对照组的受试者，应该接受一种已证明有效的干预措施。安慰剂只有在以下几种情况下才可使用：第一，没有已证明有效的干预措施时；第二，在不给予已证明有效的干预措施至多只会使受试者暴露于暂时的不适或延迟症状的缓解时；第三，当用已证明有效的干预措施作为对比不能产生科学上可靠的结果，而使用安慰剂不会增加任何使受试者蒙受严重或不可逆性伤害的风险时。

古往今来，凡成就事业，对人类有作为的，无不是脚踏实地，艰苦攀登的结果。

——钱三强

（五）公平原则

公平原则包括两层含义：一是人体实验受试者的纳入和排除必须是公平的。只有以医学标准选择受试者，以医学上的适应证和禁忌证来确定哪些人适合参加实验，哪些人不适合参加实验，才是公平的。所以不允许用非医学标准来选择或排除受试者。二是受试者参与研究有权利得到公平的回报。医学研究只有当研究结果有可能有益于参与研究的人才是合理的；研究结束时应确保每个参加实验的人能够利用研究所证实的最好的预防、诊断和治疗方法；参与临床药物研究时，受试者服用实验药物必须是免费的；对于对照组的受试者，在实验结束时有权利同样免费地使用实验药物。但目前在北美的一些国家，将有风险的艾滋病疫苗放在非洲一些贫穷落后的部落进行人体实验，成功的艾滋病疫苗却只用于北美富有的同性恋者，这就明显违反了公平原则。

（六）伦理审查原则

人体实验的伦理审查，是指伦理审查委员会根据相关规定，对人体实验的设计、实施及其结果所进行的伦理审核、评判、批准、指导、监控等活动。为保证涉及人的生物医学研究的人体实验遵循维护受试者利益、医学目的性、科学性、知情同意和公平公正的伦理原则的实现，伦理审查委员会必须独立于研究者、资助者或不受其他不适当因素的影响。伦理审查应遵守实验研究所在国的法律和行政管理条例；伦理审查委员会有权监督人体实验的进程；科研工作者有义务向伦理审查委员会提供审查信息，特别是严重的不良反应或事件；研究者也应把有关资助、赞助单位、研究机构的附属关系、其他潜在的利益冲突以及对受试者的奖励办法提交给伦理审查委员会审查。

四、尸体解剖的伦理要求

（一）尸体解剖的意义

对生命的尊重包含对人类死后尸体的尊重。

尸体解剖是近代医学科学产生和发展进步的重要条件和基础，但在医学发展史上对尸体解剖的道德是非曾有过激烈的争论。在中国古代，人们受“身体发肤，受之父母，不容毁伤”的封建伦理道德思想的影响，对尸体解剖讳莫如深。中世纪的欧洲是教会统治的天下，尸体解剖也被认为有违《圣经》教义而被严厉禁止。因此，那时候如果有人胆敢冒天下之大不韪进行尸体解剖，就是犯了大逆不道之罪，轻者会受到社会指责，重者还要受刑律的惩罚。

随着科学的进步和社会的发展，人们逐渐摆脱了宗教神学的束缚。特别是近代医学给了人们新的人体科学认识，原来认为尸体解剖是不道德的观念正在逐步改变，尸体解剖的重要性越来越明显，其在教学、科研、临床、法学和器官移植方面的价值亦越来越凸显。在实践中人们认识到，尸体解剖有助于人们认清人体复杂的结构，培养和造就医学人才；有助于人们了解病谱，探讨疾病的发病原因及机制，认识疾病本质和动态变化趋势，发现新疾病，为疾病防治提供科学依据；有助于人们排除假象，查明临床上暴死或猝死患者的死因，探索疑难病症，验证临床诊断，吸取经验教训，不断提高诊断治疗水平。尸体解剖还能帮助人们确定死亡原因、判定致死方式、推定死亡时间、认定致伤物体、进行个人识别等，为案件的侦破创造条件，为法律处置提供科学依据。在一定条件下的尸体还可以为器官移植提供供体来源。

（二）尸体解剖的道德要求

尸体，虽然失去了作为社会人的一些生理特征，但仍然有它的社会属性，仍然与社会、群体或个人保持着利益的联系，而社会传统习俗、文化观念和人们的心理承受力对尸体解剖问题也仍有影响和约束作用。因此，进行尸体解剖应遵循相应的伦理原则和道德要求。

1. **只能用于医学目的或法律目的**

尸体解剖一般只用于医学目的或法律目的，即只能用于人体解剖学的发展和教学工作的需要，用于查清药物的作用机理和治疗方法的效果，用于查清死亡原因的病理解剖学需要和法医鉴定的需要，用于器官移植等医学目的。超出以上目的进行尸体解剖，则是不道德的。

2. **应征得死者生前同意或其家属的同意**

尸体解剖，一般要以征得死者生前自愿同意或其家属同意，并办理合法手续后方可进行。若在某种特殊的情况下，无法征得死者生前的同意或其家属的首肯，但为查清死因，判断诊断治疗的正误，以便今后吸取教训又必须进行的尸体解剖，则必须上报有关主管部门并经批准后，才可以进行。

3. **必须在专门机构内进行**

一般尸体解剖应在医学院校和其他有关的教学、科研单位的人体学科进行教学和科研时施行。法医解剖在各级人民法院、人民检察院、公安局以及医学院校附设的法医科施行。病理解剖限于教学、医疗、医学科学研究和医疗预防机构的病理科（室）施行。

4. **要尊重和爱护尸体**

无论是自愿捐献的或是有偿提供的尸体，都是死者对医学研究者的信任，都是用自己的身体为医学做贡献。尊重尸体，就是对死者人格尊严的尊重和对死者家属的敬重。在解剖过程中应严肃认真、操作谨慎。在解剖过程中不得嬉笑打闹，不得对尸体任意摆弄、乱切乱扔。还应尊重家属意见，认真做好尸体的保护和善后处理，做到情理兼顾，使死者家属感到关爱和慰藉。

第三节 医学科研使用动物实验的伦理

尊重生命，包括尊重动物的生命，而为了医学科研的需要，为了人类和动物的长远利益，我们又不得不采用动物实验，这是伦理上一个两难的问题。

动物实验是生物医学科研的基本手段。医学发展历程表明，每一次重大进步，几乎都与动物实验息息相关。许多医学新知识的获得、医疗新方法的应用都得益于动物实验。所以，认识和了解动物实验，掌握动物实验的伦理要求，对医学科研工作也具有重大意义。

一、动物实验的含义和特点

动物实验是指在实验室内，为了获得有关生物学、医学等方面的新知识或解决具体问题而使用动物进行的科学研究。相比于人体实验，动物实验可以严格控制实验条件，大大缩短实验周期，替代临床不宜进行的实验，获得真实可靠的实验样本和资料。因此，根据《赫尔辛基宣言》的精神，为维护受试者利益，在医学科研中的所有的人体实验，都必须以动物实验为前提和基础。

二、医学科研使用动物实验的伦理要求

动物是我们人类的朋友，人类和动物的生存是息息相关的，动物为医学科学发展做出极大的贡献，爱护动物就是爱护我们人类自己。因此，尊重生命，科学、合理、人道地使用动物，是医学科研使用动物实验的伦理要求。

实验动物和人类一样是有血有肉的生命体，一样有感知、感情和喜怒哀乐。为了人类的健康和幸福，无数实验动物贡献了它们的生命。今天，为了人类和动物的长远利益，人类在找到有效的替代方法之前，不得不继续进行动物实验，但人类必须尊重生命、尊重动物，以神圣的责任感和同情心善待实验动物，这是每一个动物实验工作者必须具备的伦理道德。

以科学精神进行动物实验，表现在：实验目的必须要有科学价值；进行实验之前，必须科学地选择动物的品种、品系和动物模型，制订好科学的实验方案和实施计划；在实验过程中，要采用科学的实验方法；实验结束后，要采用科学的手段进行数据处理。偏离科学的实验是没有价值的实验。

合理、人道地使用动物实验，体现在具体的动物实验方案中，必须要遵循减量原则（reduction alternatives）、替代原则（replacement alternatives）和优化原则（refinement alternatives），即国际上统称的“3R”原则。

以敬畏、尊重之心，以珍惜、善待之情，尽量减少实验动物的痛苦，这是医学科研人员必备的道德素质。

（1）减量原则：即尽量减少使用实验动物的数量。能少用动物就绝不多用。要扩大信息交流的广度和深度，能使用计算机模型就不用动物，能引用历史数据就尽量引用，或者尽量以有限的实验动物获取尽可能多的科学数据。没有实际意义的实验和不必要的重复实验既不合情理，也有悖于伦理。避免粗放的实验方案和不合理的统计方法，增强使用实验动物的效率。

（2）替代原则：即尽量寻求使用替代方案，只在必要的时候才使用实验动物，有可靠的替代方法就绝不选择动物实验的方法；能用低等级动物的绝不用高等级动物；细胞或组织水平上就能解决问题的就不要使用个体；微生物、无脊椎动物能实现研究目的的就不要使用脊椎动物；尽量避免活体操作，即使使用，也当采取合理的方法。

（3）优化原则：即优化实验方案。从事动物实验工作者，虐待动物之心不可有，善待动物之心不可无。使用动物时，要尽一切努力避免或减轻动物的疼痛和痛苦。在动物出现极度痛苦而无法缓解时，应选择仁慈终点。处死动物时应采取无任何痛苦的方式结束其生命。实验中应对实验动物给予兽医学护理，尽量缓解实验动物生理、心理痛苦和环境压迫。外科操作过程中，应当尊重动物的感觉，考虑使用麻醉剂、止痛药和镇静剂。实验动物饲养员和动物实验操作员都应该接受相关培训，以期在减少实验动物痛苦的问题上达成共识。饲养过程中要考量不同物种在空间、卫生等方面的需求，确保其生活过程中基本生理功能的维持。动物实验操作与动物生活空间实施空间隔离，避免引起其他动物的不适和恐惧。使用可靠的方法认真思考实验的完整性，确定好实验终点，并采用快速断头、过量麻醉、二氧化碳窒息法等较为温和的方式对到达实

验终点的动物实施安乐死。

【关键概念】

1. 《纽伦堡法典》：是1946年国际军事法庭审判纳粹战争罪犯的纽伦堡军事法庭决议的一部分。它牵涉人体实验的十点声明，基本原则有二，即一是人体实验必须有利于社会，二是人体实验应该符合伦理道德和法律观点，因而又称为《纽伦堡十项道德准则》。

2. 《赫尔辛基宣言》：为了克服《纽伦堡法典》针对性与约束力不强的缺陷，1964年6月世界医学协会在芬兰的赫尔辛基召开的第18届世界医学大会上通过的一项国际性的关于人体实验道德规范的文件。

【理论重点】

1. 医学科研伦理和道德价值。
2. 人体实验的伦理原则。
3. 动物实验的伦理要求。

【延伸阅读材料】

1. 《纽伦堡法典》。
2. 《人体生物医学研究国际道德指南》。
3. 《关于印发干细胞临床研究管理办法（试行）的通知》。
4. 《关于印发〈国家科技计划（专项、基金等）严重失信行为记录暂行规定〉的通知》。
5. 《涉及人的生物医学研究伦理审查办法》。
6. 《关于印发医学科研诚信和相关行为规范的通知》。
7. 《国务院办公厅关于优化学术环境的指导意见》。
8. 《赫尔辛基宣言》(2013年版)。
9. 《中国科协 教育部 科技部 卫生计生委 中科院 工程院 自然科学基金会关于印发〈发表学术论文“五不准”〉的通知》。
10. 《关于深化审评审批制度改革鼓励药品医疗器械创新的意见》。

【自测练习题】（请扫二维码）

（编者：黄娉婷 海南医学院）

道德比其他一切事更是我们关心的一个论题：我们认为，关于道德的每一个判断都与社会的安宁利害相关。

——休谟《人性论》

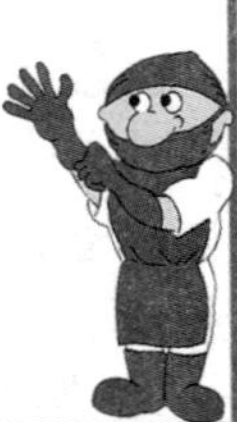

第十章 卫生事业管理伦理

1. 该患者一连串的发问折射出医院管理中存在哪些伦理问题？

2. 制定卫生管理制度的伦理原则是什么？

3. 医院管理应如何践行人文关怀？

【案例】一医院女职工因胆石症住院拟行腔镜手术治疗，办了住院手续入院后，医生在给其进行手术前的体检和实验室检测准备工作后，要求她和医生一道到医务管理部门去审核签字。她感到很奇怪，病区医生和护理人员已核查了，为什么还要医生亲自带到管理部门去审核签字呢？医生说："这是腔镜手术，医院有规定，必须这样做。"她不解地问："您每天做几台手术？"医生答："每组平均7～8台/天。"她问道："那不是您要带患者跑7～8次/天？"医生苦笑着答："是的。"

她和医生来到医院医务管理部门，认真观察，看他们核对什么。一名非医学人员在负责此项工作，该人员接过病历粗略地核对了一下，即要求患者签名。该患者感到这太荒唐了。这种形式的审核不仅影响了患者的休息，而且在我国医疗资源如此缺乏的情况下，这样无聊消耗医务人员的劳动太不应该了。于是非常不高兴地问这位审核人："这是哪里定的规定，这么无效低能？"医务管理人员答："上面。上面要求特殊手术医务部门必须进行审核。"患者听后，情绪激动地一连串发问："哪个上面？是医院？还是省或国家卫生管理部门定的？有文件吗？这审的是什么？这种形式为什么不能电子审签？为什么你们不为患者和临床医生着想？医务管理部门的术前审核为什么不在手术前知情同意谈话时一并完成呢？"①

① 李振良，李红英. 临床医学实践案例伦理解析［M］. 北京：人民卫生出版社，2016：104.

第一节　医疗卫生事业的公益性

一、医疗卫生事业公益性的含义

（一）医疗卫生事业的性质

医疗卫生事业担负着救死扶伤、保护和增进人民健康的光荣使命，是造福人民的事业。发展医疗卫生事业的根本目的是不断提高全民族健康素质，保障国民经济和社会事业的发展。作为国民经济的一个重要部门，医疗卫生事业的社会性质如何，是衡量国家和社会文明程度的重要标志。1997 年《中共中央、国务院关于卫生改革与发展的决定》指出“我国卫生事业是政府实行一定福利政策的社会公益事业”，这个表述客观准确地说明了我国医疗卫生事业的公益性。社会公益事业就是非营利事业，其目的不是为了谋求利益、获得利润，而是为了造福于他人、社会乃至整个人类，是从精神、文化、健康等诸方面开发人的潜能，为人类社会生存和发展创造各种基本条件的事业。

人与社会存在和发展的基本价值决定了医疗卫生事业的公益性：一方面，医疗卫生关乎人的健康和生命，而健康是人民群众的基本权益，是保持正常生活和工作的前提以及社会全体成员的共同需求。1977 年，第 30 届世界卫生大会提出了“2000 年人人享有卫生保健”的全球性卫生战略目标，认为“健康是一项基本人权，是全世界的一项目标”，每个人都有权获得增进健康、预防疾病、及时治疗、康复服务等四个方面的主要卫生保健。我国政府多次明确表示对该战略目标的承诺。同时，我国《宪法》第四十五条规定：“中华人民共和国公民在年老、疾病或者丧失劳动能力的情况下，有从国家和社会获得物质帮助的权利。国家发展为公民享受这些权利所需要的社会保险、社会救济和医疗卫生事业。”为满足人民群众的基本健康需求，国际公约与我国《宪法》以国家力量保障医疗卫生事业的公益性。另一方面，医疗卫生事业是国民经济和社会发展的重要组成部分，对于保障社会生产力、促进国家的现代化建设发挥着不可替代的作用。医疗卫生工作的保障对象是人及其健康，是劳动者，是生产力最具有决定性的力量，因此，发展医疗卫生事业，提高人民的健康水平，是保护和发展生产力的要求。良好的健康状况可以提高劳动生产效率，而各种疾病和伤残不但给人带来痛苦，还会影响和制约经济的发展。

由于医疗卫生事业关系经济发展和社会稳定的全局，并在国民经济和社会发展中具有独特的地位，决定了医疗卫生事业不应成为营利性事业，它的改革与发展也不应过多地受到市场的摆布与制约，必须坚持政府主导、市场参与的原则。卫生事业的公益性质决定了它必须把实现公众健康利益作为自己的首要目的，而不能把追求营利作为自己的目的。

（二）医疗卫生事业公益性的内涵

医疗卫生事业是提供卫生服务、保障群众健康，使社会所有成员公平享受有限资源的社会公益性事业。所谓公益是泛指公众的、公共的利益。卫生事业的公益性是指医疗卫生发展的成果和效益关系整个社会，应在政府主导下使社会全体成员共同受益。

卫生事业的公益性主要体现在以下几方面：①举办卫生事业不收取投资回报。由政府和社会举办的非营利性医疗卫生单位，政府予以政策上的支持，其收益不得用于投资回报。②卫生事业享有政府给予的某些特许权利。如享有免税权、土地征用权、经费补偿、费用优惠等政策。③卫生事业机构应承担公共卫生义务。如在政府卫生行政部门指挥安排下，参与和承担公共卫生、急危重病抢救、流行病调查与控制、健康教育、健康普查等疾病防治和健康促进工作。④政府对卫生工作实行政策干预和法治管理。如对卫生规划、服务价格、办医资格、行业标准、政策支持予以规范、协调和监督。⑤医疗单位的经营运行主要靠收费维持，收费标准由各级政府制定与调整。至于收费高低，则视具体情况而定。一般按成本或略高于成本收费。有些情况下，收费低于成本，而给予消费者一定的福利照顾时，政府相应给予一定的财政补贴或补偿。

（三）医疗卫生事业回归公益性

经过多年努力，中国卫生事业取得显著发展成就，但与公众健康需求和经济社会协调发展不适应的矛盾还比较突出。特别是随着中国从计划经济体制向市场经济体制转型，原有医疗保障体系发生很大变化，如何使广大公众享有更好、更健全的医疗卫生服务，成为中国政府面临的一个重大问题。20 世纪八九十年代，我国医疗卫生服务模式选择了市场化、商业化为导向。由于政府投入不足，公共医疗卫生公益性质淡化，追求经济得益倾向严重，药品费用上涨过快，医疗资源向大城市和大医院集中，中国基层医疗机构资源匮乏、技术薄弱，加重群众医疗费用负担，增加了人民群众看病就医的困难。“看病难、看病贵”成为困扰城乡居民的社会问题。

按照以人为本的科学发展观的要求，总结我国卫生事业发展的历史经验，针对医疗卫生领域存在的主要问题，我国政府于 2009 年 3 月发布《中共中央国务院关于深化医药卫生体制改革的意见》，提出了深化医药卫生体制改革的思路与基本原则，即坚持公共医疗卫生的公益性质，把基本医疗卫生制度作为公共产品向全民提供，逐步实现人人享有基本医疗卫生服务。“坚持公共医疗卫生的公益性质”被政府确立为医改的核心原则。2016 年 12 月 27 日，国务院印发《“十三五”深化医药卫生体制改革规划》，其首要原则再次强调公共医疗卫生的公益性质，提出“坚持以人民健康为中心。把人民健康放在优先发展的战略地位，以公平可及、群众受益为目标，坚守底线、补齐短板，作出更有效的制度安排，维护基本医疗卫生服务的公益性，使全体人民在共建共享中有更多获得感”。

> 要看到，基本医疗卫生是一个动态过程，不仅取决于综合国力水平，而且需要随着经济社会发展而逐步提高。

医疗卫生服务有些是公益性的，有些是经营性的，但面向全体居民的基本医疗卫生是公益性的，是政府应当承担的责任。这也是不少国家的做法，是国际卫生事业发展的趋势。值得注意的是，公共医疗卫生的公益性，不仅体现在公共卫生服务方面，比如，重大疾病防控、重大公共卫生事件处置等；而且体现在群众的基本医疗方面，例如群众常见病、多发病的诊疗。要有效保障城乡居民的基本医疗和公共卫生服务，提高服务的可及性、公益性和公平性，一方面要着力加强专业公共卫生机构建设，提高服务水平和能力；另一方面要大力健全医疗卫生服务体系，尤其是发展城乡基层医疗卫生服务机构。基层医疗卫生服务机构不仅提供常见病、多发病的诊疗服务，而且提供预防、康复、保健、健康教育等大量公共卫生服务，是群众健康的“守门人”。

把基本医疗卫生制度作为公共产品向全民提供是维护公共医疗卫生公益性质的必然要求，也是维护人民群众尤其是低收入居民健康权益的必然要求，这方面最关键的是做到广覆盖、保基本、可持续。广覆盖就是覆盖城乡全体居民，保基本就是保障基本需求，可持续就是要与发展阶段相适应。要合理区分基本医疗卫生和非基本医疗卫生的界限，基本医疗卫生是公共产品，主要由政府提供，确保公平；非基本方面要发挥市场机制作用，鼓励和引导社会力量办医，促进医疗卫生服务多元化发展，满足人民群众多层次、多样化的健康需求。

二、 政府在医疗卫生事业中的责任

医疗卫生事业是民生事业，发展的基本目标是维护人民的健康，配置卫生资源的基本依据是人民健康需求。政府履行社会管理和公共服务职能，一个重要的责任就是为人民群众提供安全、有效、方便、价廉的基本医疗卫生服务，这就决定了政府在基本医疗卫生资源配置中必须发挥主导作用，强化政府在提供公共卫生和基本医疗服务中的责任，坚持医疗卫生服务的公益性质，保证人人享有基本的卫生服务，维护广大人民群众的健康权益。

政府责任具体是指政府行政机关及其工作人员在医疗卫生保障事业中应该发挥的作用，应承担的职责和义务。医疗卫生事业发展中的“政府责任”可界定为制定规划、制定政策、健全制度、财力支持、服务监管等五个方面的责任。

关怀生命，提高生命质量，人人享有健康的权利是当今世界医学发展的共同目标，也应是各国政府义不容辞的责任。

（一）制定卫生规划，实现卫生资源合理、有效与公平配置

政府要制定中长期卫生事业发展规划和短期实施计划，制定卫生资源配置标准和区域卫生发展规划，并用法律、经济乃至行政手段加强宏观卫生管理，调控卫生资源配置，缩小地区、城乡之间的差距，使医疗卫生资源配置能更合理，使每个公民无论在哪个地域，无论其财富的多寡，都能享受到差不多的基本医疗卫生服务。建立完善的卫生全行业管理制度以及符合我国国情的医疗卫生体制，为广大群众提供安全方便、有效合理的公共卫生和基本医疗服务。

（二）制定卫生经济政策，调控卫生经济发展

制定和实施各类卫生经济政策，确保公共卫生服务和弱势群体基本医疗服务的供给，确定政府卫生补贴的目标人群，实施卫生救助与扶贫；明确对不同类型卫生服务机构的补助政策、税收政策、价格政策、分配政策，激励卫生服务的低价有效供给；加强学术及团队建设，努力开展卫生经济与管理研究，促

进卫生服务管理法制化，推进依法卫生行政进程。

（三）建立健全医疗保障制度，为医疗卫生事业的发展提供有力的制度保障

以往我国不同层次、不同种类的医疗保障制度的覆盖面不高。在广大农村特别是在贫困地区，农民的可支配收入增幅缓慢，又缺乏集体经济扶持，农民“因病致贫”“因病返贫”的现象较为严重。《“十三五”深化医药卫生体制改革规划》指出：“‘十二五’以来特别是党的十八大以来，在党中央、国务院的坚强领导下，各地区、各有关部门扎实推进医改各项工作，取得了重大进展和明显成效。全民医保体系加快健全，基本医保参保率保持在95%以上，城乡居民医保制度逐步整合，筹资和保障水平进一步提高，城乡居民大病保险、重特大疾病医疗救助、疾病应急救助全面推开，商业健康保险快速发展……群众看病难、看病贵问题得到明显缓解。”

由此可见，加强各级政府的协调、组织与支持力度，建立健全普及全民尤其是弱势群体的、适应经济发展需求的、多形式的、多层次的全民医疗保障体系，以抵御个人和家庭难以负担的健康风险是政府的重要责任。

（四）调整公共财政支出结构，加强财政支持力度

从医疗卫生保障事业发展的根本需要来看，财政责任是政府在医疗卫生事业管理中的主要责任。要保证医疗卫生保障事业的健康发展，保证每个公民都能获得差不多均等的基本医疗服务，单纯靠市场和个人是不够的，关键是要调整公共财政支出结构，加大对医疗卫生的投入力度。只有政府负担起医疗卫生费用的主要责任，才能使社会中的弱势群体享受到基本的医疗卫生服务，才能从根本上提高我国人民的健康水平。

因此，政府要按照公共财政要求，加强公共筹资，调整卫生支出结构，合理划分各级政府对医疗保障资金投入的职责，明确中央政府与地方政府的责任，做到职能分工明确，形成稳定的资金投入渠道，加大政府对医疗卫生事业的资金投入力度；以公共卫生总购买者角色，加大公共产品和福利产品的供给，如疾病控制、卫生监督、计划免疫、妇幼保健、健康教育、基本医疗服务等，实现公共卫生服务与基本医疗服务广泛的可及性与公平性；转变公共卫生管理模式，建立健全公共卫生信息网络与预警体系，加强公共卫生基础设施建设，推动公共卫生管理法制化。

（五）强化政府监管服务职能，健全卫生服务体系

发挥政府监督与服务的职能，建立三大卫生服务体系，具体包括：①建立健全统一、开放、竞争、有序与公平的卫生服务市场体系，并建立包括完善的法律环境、专业机构、公众和新闻媒体在内的现代监管体系。②建立健全疾病预防控制、健康教育、妇幼保健、精神卫生、应急救治、采供血、卫生监督和计划生育等专业公共卫生服务体系，并按照承担的职责任务，由政府合理确定人员编制、工资水平和经费标准，明确各类人员岗位职责，严格人员准入，加

强绩效考核，建立能进能出的用人制度，提高工作效率和服务质量。③建立健全农村县、乡、村三级医疗卫生服务网络和城市社区卫生服务机构，发挥县级医院的龙头作用，建立比较完善的基层医疗卫生服务体系，并通过加强和完善内部管理，严格收支预算管理，建立以服务质量和服务数量为核心、以岗位责任与绩效为基础的考核和激励制度，形成保障公平效率的长效机制。

第二节　卫生事业管理伦理

一、卫生事业管理的含义和内容

卫生事业管理是政府权威机构以提高全民健康水平为根本目标，制定并实施卫生事业的发展战略、方针与政策，并运用现代管理理论和方法，计划、组织、控制医学知识、技术以及卫生资源的社会使用并使之最优化。卫生事业管理坚持以为人民健康服务为宗旨，具体包括以下工作内容：①制定卫生工作的规划、路线与政策，明确卫生工作的发展目标。②公平合理分配卫生资源，提高卫生服务的质量和效能。③健全各项制度、法规、标准，规范医疗卫生工作和卫生管理工作。④建立和完善卫生服务管理体制，促进医疗卫生事业和改革的发展。⑤完善团队建设，提高全体医务人员的职业道德素质，保护、引导和激发医务人员工作的创造性、主动性、积极性。

2016 年 10 月，中共中央、国务院印发了《“健康中国 2030”规划纲要》，就是以人民健康为中心，把健康摆在优先发展的战略地位，立足国情，将促进健康的理念融入公共政策制定实施的全过程，加快形成有利于健康的生活方式、生态环境和经济社会发展模式，实现健康与经济社会良性协调发展，推进健康中国建设的宏伟蓝图和行动纲领。

二、卫生事业管理中的伦理问题

（一）制定卫生政策的导向性问题

卫生政策是国家为改善人民的健康状况、维护人民的健康权益而确定的一定时期内的医疗卫生目标和任务，以及控制使用、优化配置和公正分配卫生资源的战略方针与根本措施。卫生行政管理部门和管理人员制定卫生政策应以符合人民群众根本利益的价值观念为导向，充分考虑卫生政策是否坚持了为人民健康服务的宗旨，如何落实公正、公平、实现人人享有基本医疗服务的目标，对广大人民群众的影响如何，等等。在产生价值冲突时，须以伦理学为依据进行判断与评价，并根据伦理原则调节政府、医务人员与人民群众等之间的关系与行为，以促进社会公平，保障每个社会成员生命健康权利的实现。如通过加强基层医疗卫生机构建设、人才培养和公立医院改革，方便群众就医就诊；扩如果没有正确的价值观和伦理原则作为卫生政策的制定导向，就会影响卫生政策的选择，可能引发因医疗卫生政策的决策者、医疗卫生服务的提供者和广大公众对医疗卫生政策的价值取向不一致而产生的医疗卫生难题与矛盾。

大基本医疗保障覆盖面、提高医保的筹资水平和保障水平、减轻患者的经济负担等政策与措施，都体现了公益、利民、公正、平等的伦理思想，有利于促进卫生政策的实施，推进医疗卫生事业的发展。

（二）分配卫生资源的公平性问题

卫生资源是指一个国家向卫生事业投入的人力、物力、财力和信息的总和。一个国家或地区拥有的卫生机构、床位数、医务人员数、卫生经费数、卫生经费占国民生产总值的百分比等，是衡量一个国家或地区的经济实力、文化水平和卫生现状的重要指标。它对保障医疗事业稳定发展、提高卫生服务的效益、满足人们的卫生需要具有重要的作用。

卫生资源的分配有宏观分配与微观分配两种形式，两者都必须坚持公正的伦理基础，在有限的卫生资源分配中处理好社会公平这一突出问题。宏观的卫生资源分配是指各级立法、行政部门所做出的分配决定，解决的问题是：其一，国家从国民生产总值中拿出多大比例的资金分配给卫生事业。一般而言，公正的做法是国家对卫生事业的投入应不低于国民经济增长的速度，以确保社会成员日益增长的卫生保健需要。其二，各级卫生行政部门将国家和地方拨给的卫生资金如何公平地分配给与人类健康有关的各级、各类机构及有关人群的卫生管理活动。既要整体、全面考量卫生事业的发展需要，处理好治疗与预防、临床医学与基础医学等关系；同时也应充分考虑社会公众利益，最优化地使用卫生资源，以最大限度地促进全体居民的健康。

微观的卫生资源分配是指卫生管理部门、卫生管理人员及医务人员所做出的分配决定，即将卫生资源（尤其是特殊的卫生资源）分配给哪些或哪个患者。在卫生资源宏观分配情况的基础上，微观分配要保障人人享有基本卫生保健的权利，但在资源不足或涉及稀有卫生资源的条件下，则须坚持公正与效用的伦理原则：首先根据患者的病情、年龄、适应证、禁忌证、成功的希望和可能、预期寿命等医学标准，排除医学上不可接受的候选治疗对象；然后再根据患者过去的贡献、未来的潜力、家庭角色地位、科研价值等信息，以社会价值原则为依据进行公正选择。

随着我国经济社会发展，消费结构日益优化升级，健康需求日益提升，看病就医成为群众迫切需要解决的现实利益问题。因此，是否执行公益原则，将决定一个国家医疗卫生保健的总体水平。

（三）制定区域卫生规划的合理性问题

区域卫生规划是指以满足区域内全体居民的基本卫生服务需要、保护与增进其健康为目的，对机构、床位、人员、设备等卫生资源进行的统筹规划与合理配置。区域卫生规划是政府根据卫生发展的决定因素，对特定区域的卫生资源统筹安排的重要手段，其制定与实施要体现效用、公正的伦理原则。20 世纪 80 年代中期，区域卫生规划被世界卫生组织、世界银行作为国际社会推崇的卫生管理模式介绍到中国，但受计划经济体制的影响，我国区域卫生规划存在地区之间、城乡之间差距大，卫生资源利用率低，重复建设导致资源浪费以及卫生服务水平和资源质量不能满足社会需要等问题。

为强化区域卫生规划，提高卫生资源的利用效率，使卫生事业发展更好地适应经济社会发展和人民群众的需求，卫生行政管理部门本着公正、合理、利民的伦理原则，制定、实施了促进区域卫生规划的相关政策，主要包括以下内容。

第一，坚持全行业与属地化管理，加强对医疗卫生全行业的宏观管理，打破现有按照部门和行政隶属关系形成的条块分割、布局不合理的资源配置格局，对区域内医疗卫生资源的规划、审批、调整、监督、评价等进行统一管理。

第二，统筹各方资源，科学规划卫生资源的总量、结构和布局，确定区域卫生发展与资源配置重点。充分考虑经济社会发展水平和卫生资源现状，深入分析供需双方的现实需求和潜在需要，因地制宜，确保规划科学、合理、有效和可行。引导卫生资源向公共卫生和基层倾斜，向薄弱区域和薄弱领域倾斜，增强医疗卫生服务体系的综合服务能力。

第三，坚持分级分类管理，明确医疗卫生机构的功能定位，对区域内不同类型、不同级别的医疗卫生机构及其所属的卫生资源，如床位、人力、技术以及医疗设备的数量和布局进行合理的安排和部署，制定与其功能相适应的设置或配置标准，满足居民医疗卫生服务需求。

第四，对现有城市医院的设置和改扩建、病床规模的扩大、大型医疗设备的购置予以严格限制，要求不符合规划的项目一律不予审批建设。鼓励公立医疗机构和非公立医疗机构建立双向转诊关系，提高医疗卫生资源的整体效率。

三、 卫生事业管理的伦理原则

卫生事业管理建立在一定的社会伦理思想基础之上，坚持卫生事业管理的医学伦理原则，对提高卫生事业管理的水平、促进卫生事业的发展以及规范卫生管理行为具有重要作用。

（一） 公益性原则

医疗卫生事业管理的公益性，是指一个国家制定的医疗卫生政策、方针以为大多数人谋求健康利益为价值导向和选择。卫生政策是否体现人人享有卫生保健权利的目标，是否与社会发展总目标相一致，是公益性能否得到体现的标志。它一般是通过卫生资源的分配和一系列方针政策来实现的。例如在医疗资源短缺的情况下，限制某些高技术的发展，普及和发展适宜技术，就是从公益性原则出发的一种公正选择。公益性原则并不是为了实现一个低水平的卫生保健目标，也不是卫生资源短缺情况下的权宜之计，而是从绝大多数社会成员的共同保健需求和利益出发的正确选择，这是由卫生事业本身具有的公益性质决定的。

（二） 公正性原则

公正，即公平正义。医疗卫生事业管理的公正性，是指每个社会成员在卫生保健权利上能得到公正的对待。与卫生政策相关的社会公正，是指分化的各社会阶层和群体有合法渠道平等地表达对卫生政策问题的诉求，从而在卫生政策上平等地体现各阶层和群体的利益。公正性原则要求人人为健康尽义务，人人享受健康的权利，根据具体需要，给予具体对待。看病问题是社会公正度的重要指标，而社会公正度的提高是实现社会和谐的基本保证。我国由于尚处在社会主义初级阶段，实现公正性原则，一要强调把卫生的投入放在初级保健范围内，使人人能享受基本的医疗保健需求，特别是对革命老区、少数民族地区、边疆和欠发达地区的卫生投入应实行更多的倾斜；二要和区域化的发展相结合，在一个区域内实现与其经济发展相适应的公正性原则，注意把公正与效率结合起来，不应使两者互相冲突；三是在制定卫生政策与相关法律法规时，要充分体现医疗卫生保健的公正性价值取向。

（三）效益性原则

效益性原则是指坚持最有效、最合理地利用卫生资源，以卫生资源的最小投入换取最大的社会效益与经济效益，减少或杜绝资源的浪费。目前，我国既存在着卫生资源投入不足、配置不合理的问题，又存在着卫生资源利用效益低以及严重的浪费。提高卫生事业效益并开展综合效益评价，已成为卫生管理部门的重要职责：一方面要将卫生事业摆在经济和社会发展的适当位置上，加大投入，并通过多种渠道筹集新的卫生资源，享受国家税费优惠政策，促进大卫生观念的普及，使人人为健康做贡献；另一方面要深化卫生改革，减少浪费，降低经营成本，提高卫生服务水平和能力，提高卫生资源的利用效率，达到“低投入，高产出”。效益的最终评价在于广大人民群众是否满意，广大人民群众的健康水平是否得到提高，以及卫生事业是否得到长足发展。

为此，管理者要以高度的责任心通过积极探索，达到资源的最佳组合和最优利用，真正提高卫生工作的效益，才能满足发展卫生事业的客观要求以及人民群众日益增长的医疗卫生保健需求。

第三节　医院管理伦理

医院是依照法定程序设立的从事疾病诊断、治疗、预防、保健活动的卫生服务机构。医学和道德从来都是相依相伴的，道德性是医学的内在属性，它决定了医学的伦理价值是一切价值的基础。医疗实践中，以救死扶伤、保障健康为使命的医院工作与伦理的关系尤为紧密，医学问题往往是伦理问题，医务人员的医学决策往往也是伦理决策，每一个医疗行为都可以用伦理和道德来进行量度和评价，并会受到社会的广泛关注。医院的性质和宗旨决定了医院建设不仅需要规章制度的约束，更需要能体现道德的伦理约束。医院管理道德贯穿于医院管理职能的始终和医院管理的各个方面，以提高医院工作效率和优化医院工作效果为目标。

一、 医院管理伦理及其意义

（一） 医院管理伦理的含义

医院管理就是按照医院工作的客观规律，应用现代管理科学的有关理论和方法对医院工作进行决策、计划、组织、协调和控制，以提高医院工作效率和优化医院工作效果，保证医院各项工作任务得以顺利完成。医院管理的目的就是提供质优价廉的医疗保健服务，为经济和社会发展服务，并促进医院经济效益和社会效益的协调发展。

医院的科学管理需要与医学伦理紧密结合。

医院管理伦理以医院管理者为核心，研究管理过程中人们相互之间的道德关系，特别是研究与医院有关的人际道德关系，并从中引申出有关医院管理道德的各种原则、规范、范畴等道德要求。医院管理伦理以管理学为基本理论框架，用伦理学的观点分析管理理论正确与否，管理行为道德与否，并形成自己的特殊的伦理原则、规范等。运用管理伦理的理念、方式、方法和手段来提高医务人员的思想道德水准，提高医院的管理与运作水平在现代医院的发展建设中是十分必要的。

医院管理伦理研究的对象是医院管理活动中的道德现象。它依据医学伦理原则，分析、指导医院管理思想和行为，保证医院管理的目标、内容、手段和方法符合医学道德要求。它研究的基本问题，其一是经济利益与道德之间的关系，这两者关系解决得如何，决定着在医院工作中管理者与被管理者的决策和行为评价取向。其二是国家、社会、医院、科室、个人之间的关系。这中间既有医院与国家、医院与社会的关系，也有医院与科室、医院与个人和科室与科室、科室与个人、个人之间关系的协调问题。医院管理的伦理学任务是考察医院管理者在实施医院管理时应承担的道德任务、应遵循的道德原则和规范，并且研究道德在医院管理中的作用，以谋求解决管理过程中出现的各种价值与利益的冲突，构建和谐的医院经营环境。

（二） 医院管理伦理的意义

医院管理者在实践中渗透伦理意识和伦理理念，坚持管理伦理对提高医院的凝聚力，激发医务人员职业自豪感和使命感，使医院保持旺盛的竞争力，对最终实现患者与社会的真正满意具有重要意义。

1. 管理伦理是保证医院正确发展方向的基础

医院管理必须有正确的指导思想和理论基础，保证医院正确的发展方向。作为医院各项管理的基础，管理伦理要求医院管理者在管理中必须坚持全心全意为人民服务的宗旨，遵循社会主义道德原则和医德规范，最大限度地为患者解除疾苦，提高人民群众的健康水平，处理好医院社会效益与经济效益、长期效益与短期效益的关系，从而保证医院沿着正确方向发展。如果医院管理道德低下，指导思想以经济利益为杠杆，见利忘义，忽视医学使命和宗旨，只能把医院引向歧途。

2．管理伦理是提高医疗质量的动力

医疗质量是医院管理的核心与灵魂。医疗质量的优劣取决于医院管理者的管理理念和医务人员的医德水平。管理伦理坚持以患者为本的服务理念，并将其贯彻、落实到医务人员医德医风的教育与培养中，使医务人员在医疗实践中自觉遵守医德原则与规范，对患者关心关爱、认真负责，为解除患者疾苦恪尽职守、精益求精，为提高医疗质量、确保医疗安全刻苦钻研、孜孜不倦。

3．管理伦理是执行医院规章制度的保障

制定及有效执行科学合理的规章制度是完成医院管理任务、保证医院正常运转、使工作秩序有条不紊的重要手段。医院各项规章制度的建立都是以实现患者利益为基础，以防止医疗差错、提高医疗质量为目标。只有以患者为本的医务人员才能充分发挥主观能动性，自觉遵守规章制度。因此，高度的责任心、高尚的伦理道德是医务人员贯彻执行规章制度的根本保障，而规章制度的完善与发展也要靠医务人员的积极性和创造性。

如果把医院比作一部机器，各个科室、人员就是机器上的零件，这部机器要正常运转，医德就是润滑剂。基于社会效益和经济效益的关系，医院经营管理应以社会效益和患者权益为先，克服当下过于重视眼前经济利益而不顾长远发展的取向，不能视患者为利润的增长点。只有真正地关心、爱护、尊重患者，将患者利益放在第一位，不断优化医疗服务的质量，才能实现社会效益与经济效益的平衡和统一。

4．管理伦理是协调医院人际关系的关键

医学的发展使医学分工日益细化，医务人员的分工协作成为医疗服务的基本形式，各医疗岗位之间、不同人员之间、不同职责之间的相互关系，直接影响医疗服务的质量。协调医务人员的关系是医院管理的重要任务之一。通过一系列伦理原则与规范调整医院多系统、多层次、多专业的各类人员之间的关系，才能增强医疗团队的整体凝聚力、向心力，使之相互配合、团结协作，共同完成医院防病治病、救死扶伤的使命与任务，为具有不同个性、不同要求的患者、家属及各类群体提供完善的医疗服务。

二、医院管理中的伦理问题

在我国医疗制度变革时期，医疗服务出现市场化倾向。在市场经济条件下，有些医院认为必须通过各种手段增加门诊收入、住院收入，谋求经济利益，谋求生存和发展。医院管理者不仅注重医院的社会效益，也注重医院的经济收益；医院对医生的期待不仅是创造更多的社会价值，同时还包括创造更多的经济收益。这种商业化的运作导致这些医院管理的价值取向与选择逐渐偏离了拯救生灵的崇高目的和神圣使命，患者利益被置于经济效益之后，“以患者为中心”“以人为本”仅仅成为口号，在操作上大多表现为调动员工积极性、开发人力资本服务患者，其目的却在于创造经济价值和利润最大化。医疗保健机制实际上成了一种追求利润的商业活动，医务人员的医德医风也随之日益恶化，从而使医患关系变得矛盾重重，医患纠纷的数量显著增长，甚至恶性的暴力事件屡屡发生。医务人员在医院面临越来越多的人身安全威胁，经常受到来自患者及家属的辱骂、人身伤害甚至被杀害，这也必然影响医院的日常工作与发展建设。由此可见，医院管理价值选择上的失衡不但不会创造更多的经济收益，反而会使医务人员与患者两败俱伤，医学团体与社会之间关系紧张。医院不是一般的消费市场，患者对医院的期望是治好病，尽快恢复健康。医院管理中的价值观念、指导思想、运作模式等，都会直接影响患者对医院的认可和满意的程度。

构建和谐医患关系，医院管理不仅要端正价值取向，还须加强文化建设。建立一支具有高尚医德医风、积极向上的医疗团队，也是决定医院正常有效运行的重要因素。现代生物—心理—社会医学模式的实施，国家医疗改革的进行以及患者对服务质量要求的提升，对医务人员的医德素质提出了更高的要求。医务人员作为特殊职业群体所面临的工作压力、心理压力越来越大，经常处于高度紧张状态，若调节不好会产生厌恶工作、疲劳、焦虑、烦躁、失去同情心、沮丧、忧郁、自卑等负面的态度与情绪，影响医疗服务质量，还会伤害自身的身心健康。因此，在医院的管理中，管理者除了关心医务人员的工作外，还应关注他们的心理健康状况，高度重视医院文化建设。

医院文化是“以人为本”的管理理论，以人为本的管理能有效缓解压力的产生，它以实现医务人员价值共识为核心，以形成团队精神为追求，通过确立服务理念和诚信理念，不断激发员工的潜能和创新能力，培养医务人员的主人翁意识和人文关怀意识，培养热情、真诚、幽默、开朗的工作态度，协调和规范医院内外的人际关系。当医务人员面对外部压力时，医院内部应建立起有效的支持和补偿体系，以医院文化和团队凝聚力增强医疗团队中每个人的责任感、自豪感和成就感，从而有效缓解面对压力时的不良应激反应，使医务人员能以旺盛的精力和饱满的精神状态投入到医疗服务中。当压力来自于医院内部时，管理者应给予正确的引导，调整管理方式，尊重每个个体，让医务人员在轻松、愉快、高效率的氛围中工作，减少不良情绪的产生。总之，医院文化建设作为一项价值观念整合、经营理念创新、管理流程再造和团队精神构建的系统工程，对提高医疗队伍素质、塑造良好的医院形象具有决定性作用。

患者是医者的衣食父母，是医者的“老师”。

三、 医院管理的伦理原则

（一）以患者为本原则

医疗活动中，医务人员利益与患者利益是紧密联系在一起的，二者相互依存、缺一不可，各自利益的实现都离不开对方的存在。医院管理者既要兼顾二者利益，又要以患者利益为重，坚持以患者为中心的原则。当医务人员利益与患者利益发生冲突的时候，首先要维护患者的合法权益。在医疗工作中，损害患者利益的行为不仅有损于医务人员形象，而且在实质上是放弃了医务人员自身的利益。损害患者利益的行为，不但违反医学道德，会受到医院制度的处罚，情节严重的还会受到法律和法规的制裁。因此，医院要通过高质量的管理工作，使患者得到良好的治疗和高质量的服务。例如，医务人员要同情、关心、尊重患者，提供既方便快捷又充满人情化、亲情化、人性化的医疗服务；尽力改善环境设施和医疗条件，创造良好舒适的环境与氛围，提供多种多样的医疗技术手段和服务形式，满足不同患者的需要，提高患者及家属对医院的满意度；同时，要主动接受患者和社会的监督，不断改进工作，体现以患者利益为本的伦理准则。

（二）诊疗质量至上原则

诊疗质量是医院发展的永恒主题，是医院管理的核心。诊疗质量至上原则就是医院在管理中应有效利用卫生资源，提高诊疗水平，规范诊疗行为，改进医疗服务，促进合理检查和合理诊疗，让患者得到更好的医疗卫生服务。

诊疗质量至上原则是由医院的任务和特点决定的。医院的服务对象主要是患者和社会人群，服务手段是医学科学技术，服务目标是保证医疗质量和医疗效果，促进人民健康。诊疗是医院的主要功能和中心任务。诊疗质量，从狭义上讲，主要是指医疗服务的及时性、有效性和安全性；从广义上说，还强调患者的满意度、医疗工作的效率、医疗技术水平、经济效益以及医疗的连续性和系统性等。诊疗质量至上的原则要求医务人员针对上述具体内容进行高质量的医疗服务。只有严格临床操作规范，提高医护技术水平，保证医疗服务质量，医院才能完成以患者为中心、防病治病、一切为了人民健康的光荣使命，才能最大限度地获取经济效益和社会效益，才能在竞争日益激烈的市场经济中立于不败之地，才能赶超世界先进医疗水平。

医院是一个公益性的社会组织，应增强社会责任心，自觉履行社会道德义务，在医院管理中将社会责任放在首位，树立良好的社会形象，获得社会的支持，为医院自身创造更广阔的生存空间。

（三）社会责任优先原则

医院社会责任是指医院在维持自身生存和发展的基础上，为满足特定的社会需求，在维护公共卫生、保证医疗服务质量和可及性、完成政府指令性任务及其他提高社会效益方面所承担的责任。内容主要包括：①积极参与全面建设小康社会和构建社会主义和谐社会，重建和谐医患关系。②模范遵守和执行卫生法规和各项卫生方针政策。③提供公平的卫生服务和保障低收入群体的基本卫生服务。④增进国民的健康和关注公共卫生，在承担社会重大灾害紧急救助的任务中全力以赴、及时施救。⑤建立科学的医院管理体系和医疗质量管理、监督与持续改进机制。⑥加强医学教学和科研，公立医院特别是大医院担负培训住院医师和专科医师、指导基层医疗卫生机构等任务。

（四）防治结合、预防为主原则

“防治结合、预防为主”是我国卫生工作的根本方针，也是医院的根本任务。医院管理者必须充分认识预防工作的重要性和发展趋势。首先，在思想上应牢固树立预防为主的观念，克服“重治轻防”的思想；其次，把预防为主落实到医院管理的各项工作中去，并且保证预防经费的投入，制定预防和控制疾病的规划等；最后，加强医院的预防管理，预防医疗事故，注意努力减少医源性疾病，防止院内交叉感染的发生，做好三级预防工作，对于疾病争取做到早检查、早发现、早治疗，尽量避免发生因治疗不当引起的疾病后遗症、并发症，把防和治两者有机结合，从根本上维护和促进群众的健康。以预防为主，积极主动地控制、减少和消除可能致病的因素，减少发病概率，是提高健康水平、保障生命质量和生活质量的最经济、最人道的卫生管理措施。医院管理对预防工作的高度重视，符合节约卫生资源的经济学规律，符合最广大人民群众的利益，这与医学伦理的目的相一致。

【关键概念】

1. 卫生事业的公益性：是指医疗卫生发展的成果和效益关系整个社会，应在政府主导下使社会全体成员共同受益。

2. 卫生事业管理：政府权威机构以提高全民健康水平为根本目标，制定并实施卫生事业的发展战略、方针与政策，并运用现代管理理论和方法，计划、组织、控制医学知识、技术以及卫生资源的社会使用并使之最优化。

3. 卫生资源：指一个国家向卫生事业投入的人力、物力、财力和信息的总和。

4. 区域卫生规划：指以满足区域内全体居民的基本卫生服务需要、保护与增进其健康为目的，对机构、床位、人员、设备等卫生资源进行的统筹规划与合理配置。

5. 医院管理伦理：以医院管理者为核心，研究管理过程中人们相互之间的道德关系，特别是研究与医院有关的人际道德关系，并从中引申出有关医院管理道德的各种原则、规范、范畴等道德要求。

【理论重点】

1. 医疗卫生事业的公益性。
2. 卫生事业管理的伦理原则。
3. 医院管理的伦理原则。

【延伸阅读材料】

1.《关于建立现代医院管理制度的指导意见》政策解读。
2.《国务院关于印发“十三五”深化医药卫生体制改革规划的通知》。
3.《国务院办公厅关于建立现代医院管理制度的指导意见》。
4. 中共中央　国务院印发《“健康中国2030”规划纲要》。

【自测练习题】（请扫二维码）

（编者：王天秀　海南医学院）

夫大医之体，欲得澄神内视，望之俨然。宽裕汪汪，不皎不昧。省病诊疾，至意深心。详察形候，纤毫勿失。处判针药，无得参差。虽曰病宜速救，要须临事不惑。唯当审谛覃思，不得于性命之上，率尔自逞俊快，邀射名誉，甚不仁矣。

——孙思邈《千金要方·大医精诚》

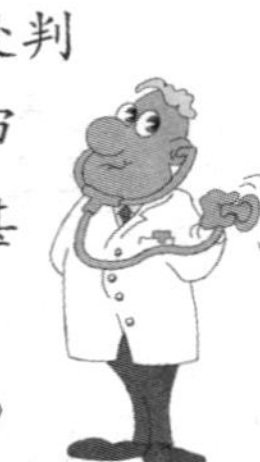

第十一章 医学道德的修养、评价与教育

1. 搜索查阅有关钟惠澜的详细生平，思考为什么他能够终其一生呕心沥血地投入医学研究。

2. 在当今这个多元化的时代，医生如何加强自身的道德修养？

【案例】钟惠澜（1901—1987）广东梅县人，内科学专家、热带病学家和医学寄生虫学家，中国科学院院士。他以艰苦卓绝的科学实证精神证明了中华白蛉是黑热病的传染媒介，阐明犬、人、白蛉三者在黑热病传播流行环节中的关系，提出用骨髓穿刺的方法进行临床诊断，并首先应用“钟氏黑热病补体结合试验法”诊断黑热病；首次发现淋巴结型新型黑热病；在对回归热病的研究中推翻了西方学者的错误学说，建立了国际医学界公认的新学说；发现8个新种肺吸虫，并首次发现拟钉螺为四川养殖吸虫的中间宿主；对钩端螺旋体病、中华分支睾吸虫病、麻风病等多种疾病进行研究，在病因学、传染源、传染途径、诊断及治疗等方面做出了重大贡献。钟惠澜死后，遵照其本人遗愿，遗体捐献给医学院做研究教学之用。

第一节 医学道德修养

一个人如果不是真正有道德，就不可能真正有智慧。精明和智慧是非常不同的两件事。精明的人是精细考虑他自己利益的人，智慧的人是精细考虑他人利益的人。

——雪莱

在激烈的医疗竞争中，医德医风被誉为医疗单位和各类医务人员最具竞争力、最为宝贵的无形资产，与现代先进的医学技术相匹配，备受珍爱和重视。医德修养已成为医疗实践活动不可缺少的自觉行动，这对于医务人员良好的医德品质的形成，对于整个社会医德水平的提高具有重要的现实意义。

一、医学道德修养的含义及意义

（一）医学道德修养的含义

修养这个概念，含义广泛。它包含的是一个人的言谈、举止、仪表、情操、技艺等多方面的陶冶和锻炼，既有“修身养性”“反省体验”的意思，又包括为人处世的态度，以及政治思想、精神风貌、知识才能等方面的能力和品质。医学道德修养指的是医务人员在医德品质、情感、意志、习惯等方面按照一定的道德原则和规范进行自我改造、自我锻炼、自我培养的实践活动过程，以及在此基础上所要达到的医德境界。它可以分解为三层含义：一是动态的过程，即医务人员按照一定的道德原则和规范所进行的学习、体验、检查、反省等心理活动和客观的医疗实践活动过程；二是静态的结果，即经过长期的努力之后所形成的医德品质、情操和道德境界；三是指医务人员为人处世的态度，即对处理医患关系、医医关系、医社关系的认识态度。

医德修养是道德修养在医学职业领域中的具体体现，是医务人员道德修养中不可缺少的一个方面。医德修养作为一种重要的医德实践活动，其实质就是在医疗卫生领域存在的两种或多种不同医德意识的冲突中，调节冲突和矛盾，使低层次的医德境界向高层次发展，使更多的医务人员提高医德认识，坚定医德信念，养成良好的医德行为和习惯，全面提高自身医德素质。

（二）医学道德修养的意义

1. 医德修养是提高医务人员个体医德素质的内在依据

良好医德品质的形成，是以医务人员个体的自觉性、能动性为前提的。所有医德教育施加的影响，其效果如何，归根到底要通过个体自身的医德修养才能表现出来。大量的事实证明，医务人员的道德修养对于构建良好的医患关系，提高医疗质量具有重要的意义。不注意自己的语言、态度和行为，就无法获得患者的信任，影响疾病的防治，甚至有可能引起医源性疾病，造成不应有的严重后果。

> 有两样东西，我思索的回数愈多，时间愈久，它们充溢我以愈见刻刻常新、刻刻常增的惊异和严肃之感，那便是我头上的星空和心中的道德律。
>
> ——康德

2. 医德修养是培养新型的、合格的医学人才的必要条件

医德是合格的医学人才不可缺少的一个方面。在历史上，中外著名的医家都十分重视医德修养。我国唐代名医孙思邈在《千金要方·大医精诚》中提出：“大医”必须“精诚”。他说，医生首先要具有“诚”，即学医、行医的目的应该是为了仁爱救人而不是为了名利；其次必须具有“精”，即要有高明的医疗技术。这说明医德是一个合格的医务工作者不可缺少的要素。缺德的医务工作者，不仅不能为人类造福，反而祸害人类。第二次世界大战中，日本“731”部队的具有高超医术的披着“医生”外衣的战犯，把人当实验品，制造杀人武器，被人们痛骂为“披着白衣的豺狼”。今天，新一代医务工作者应该是有理想、有道德、有纪律、有文化的医务工作者。为此，医务工作者必须在实践中加强医德修养，提高综合素质，才能真正成为符合需要的新型医学人才。

3. 医德修养是提高医疗质量的根本保证

医疗工作虽然是平凡的工作，但其每一个环节都与患者的生命健康息息相关。医务人员的医德修养水平高低，关系患者的根本利益。在治疗过程中，医务人员要抵制周围环境的各种非道德影响，主动做好工作。一个有修养的医务

工作者，应能做到精心地治疗、护理患者，仔细地观察病情，详细地做好记录，全面地把握患者的情况，使患者得到有效的治疗。如果缺乏医德修养，对工作不负责任，就会贻误患者的病情的抢救时机，延长病程或造成差错事故，甚至危及患者的生命。

4. **医德修养是改善医德医风、推动社会主义精神文明建设的巨大动力**

医疗卫生事业是为人类的健康谋福利的事业。医务人员的医德水平，直接决定着医德医风的状况。医德医风既是社会主义精神文明的重要组成部分，又是我国社会主义精神文明建设巨大的动力。医德医风的完善，说到底还在于医务人员道德素质的提高，而这必须通过医务人员的医德修养才能实现。在医务工作者为人民服务的过程中，纯洁的心灵、热情的态度、美好的语言、高尚的情操，成为搞好医德医风建设的关键。通过强调医德修养，纠正当前个别医疗部门的乱收费，少数医务人员收“红包”、要“回扣”等不正之风，真正做到为人民服务，形成良好的行业风气，将有力地推进社会主义精神文明建设。

二、医学道德修养的内容和境界

道德的最大秘密就是爱；或者说，就是逾越我们自己的本性，而溶于旁人的思想、行为或人格中存在的美。

——雪莱

（一）医学道德修养的内容

医德修养的内容主要包括医德理论修养、医德意识修养、医德行为修养等，具体而言是医学道德原则、规范所提出的要求。医德修养的要求和标准既然是具体的，那么不同的时代、不同的社会医德原则和规范的要求也都各自不同。当今我国社会主义医德原则和规范的具体要求是：医心赤诚，敬业爱岗，尽职尽责；刻苦钻研，精益求精，医术精湛；热爱患者，平等相待，一视同仁；慎言守密，医纪严明，医行端庄；廉洁自律，作风正派，不谋私利；尊重同行，团结互助，精诚合作。

吾辈读书，只有两件事，一者进德之事，一者修业之事。

——曾国藩

（二）医学道德修养的境界

医德境界是指医务人员医德水平和觉悟高低的程度及道德情操的状况。在现实生活中，医务人员的道德水平不尽相同，这是由于他们个人的世界观、文化素质和对人生价值、社会责任感及是非、善恶、荣辱的认识理解能力等多方面存在着差异，使医务人员的道德水平呈现出不同的层次。目前，我国正处在社会主义初级阶段，医务人员的思想境界大致分为由低到高的四个层次。

1. **利己主义的境界**

这种人数量虽不多，但影响很坏。其特点是认识和处理一切关系均以满足私利为目的，处事的原则总是以个人名利为轴心，一切以是否有利于自己为转移，斤斤计较个人得失。其道德标准是视私利为神圣不可侵犯，把医疗卫生事业作为获得个人名利的手段；对患者的态度，以患者能够为自己提供多少好处为转移；把医疗技术、听诊器、手术刀、诊断书、处方等作为图谋私利的资本和工具；对工作不负责任，甚至玩忽职守，草菅人命。这是一种低劣的思想境界，需要彻底批判。

2．先私后公的境界

在我国现阶段，处在这种境界的医务人员占一定比例。他们所信奉的道德原则是奉公守法、人我两惠、公私兼顾。处于这一层次的医务人员一般还具有人道主义思想，能考虑到集体利益和患者利益，工作上比较认真，有的人技术也不低。但他们的动机和目的往往局限在追求个人利益的满足上，斤斤计较个人得失，特别是当个人利益和集体利益或他人利益发生矛盾时，往往采取集体利益、他人利益服从个人利益的价值取向。

3．先公后私的境界

处于这种境界的医务人员占了大多数。他们能正确地处理个人与国家、集体和个人的关系，对患者关心体贴，对工作认真负责、团结协作。他们也关注个人利益，但主张通过自己的诚实劳动和服务，获取正当、合理的个人利益。当个人利益与患者、集体、国家利益发生冲突时，能把患者、集体、国家的利益放在个人利益之上。当前我国大多数医务人员已达到了这种医德境界，构成了医疗队伍的主体精神。

4．无私奉献的境界

这是共产主义道德境界在医务领域的表现，是人类社会最高的医德境界。处在这种医德境界的人虽然还是少数，但代表了医德修养的发展方向，是医德境界的最高层次。有这种医德境界的人树立了正确的世界观、人生观和价值观，对工作极端负责，对患者极端热忱，对技术精益求精，从不计较个人得失，处处以患者的利益为重，毫不利己，专门利人，无私奉献。同时，他们的高尚行为是自觉自愿的，是始终坚定不移的，无论在什么情况下，都有“先天下之忧而忧，后天下之乐而乐”的胸怀和“毫不利己，专门利人”的精神，始终如一地践行医德原则和规范。这种高尚的医德境界闪烁着共产主义理想的光辉，南丁格尔、白求恩、柯棣华等优秀模范人物就是这种医德境界的典范，是我们学习的楷模。

上述四种境界，是当前医务人员不同思想境界和道德状况的反映，但这不是静止的、一成不变的。广大医务人员应切实加强自身医德修养，不断提高医德水平，逐步向更高层次的医德境界迈进，像白求恩那样，做“一个高尚的人，一个纯粹的人，一个有道德的人，一个脱离了低级趣味的人，一个有益于人民的人”。

三、提高医学道德修养的途径和方法

（一）提高医学道德修养的途径

一个医务人员高尚的道德境界，不是天生的，也不是靠单纯的悟道思过、面壁静坐、钻研书本而养成的。道德修养要达到最终的目的，必须以辩证唯物主义的认识论为指导，以马克思主义伦理学的科学原理为依据。从根本上说，人的道德品质是人的社会本质的重要内容之一，它只有在社会实践中才能得到改造和提高。医务人员的医德修养一刻也离不开医疗实践活动，只有在实践中，同患者、医务人员的相互关系才能发生行为的善恶，才能做出医德的判断。离开医疗实践，离开医患关系，医务人员就不可能正确地认识主观世界并进行有效的改造，医德修养就成了一句空话。因此，医务人员只有在医疗实践中自觉地进行自我锻炼、自我教育、自我改造，才是医学道德修养的根本的、正确的途径。

（二）提高医学道德修养的方法

在道德修养与实践相联系这一根本的前提下，历史和现实中许多人的道德修养实践表明，下列几种修养方法是行之有效的。

1. 把学习医德理论和医德实践结合起来

文明、高尚总是同知识、理智联系，野蛮、粗俗又总是同愚昧、无知、不学无术结缘。自我道德修养的第一步也是最基本的方法，就是学习。学习医德理论，是医德修养的必备条件。学习的目的是为了指导我们的医学实践活动，正确地处理各种医学实践过程中的难题，规范自己的医疗行为，更好地为大众的健康服务，因此医务人员不能脱离医疗实践活动。参加医疗实践是医务人员提高医德修养的根本途径，因为只有在医疗实践活动中，才能把所学的医德理论与具体实践结合起来，用实践来检验自己对理论的掌握程度及医德理论本身的正确程度，进一步完善医德理论和自身的医德修养。也只有在医疗实践中，才能深切地感受患者的疾苦，体现出医疗工作者的价值，增强自己的责任感。

2. 学习医德典范，从榜样中吸取力量

榜样的力量是无穷的，它往往能给人以鼓舞，给人以教育，给人以鞭策。所谓榜样示范，就是以先进典型为榜样，以典型人物的先进思想和行为，教育、引导医务人员模仿、学习医德高尚的同行，这是一种更直接、更生动的医德修养方法。这样做，可以使人看到活生生的医德理想人格，自然而然地起到“点燃一盏灯，照亮一大片”的作用。

3. 开展批评和自我批评

古人讲的“洁身”“省身”“正身”“澡身”等，讲的都是自我批评，这是医德修养的重要方法。只有经常进行自我批评，才能自觉地揭露矛盾，开展积极的思想斗争。医德修养不可能在风平浪静中进行，它总是在善的、美的观念同恶的、丑的观念斗争中进行。当前我国医德医风中存在的问题，是不可回避的。问题的关键在于我们如何去对待它；在于我们在医德修养过程中，能不能通过自我批评，自觉地、坚决地抵制它。因此，我们应当运用自我批评的方法，一步一步达到高尚的医德境界。

> 所谓健全的人格，内分四育，即：（一）体育，（二）智育，（三）德育，（四）美育。……学校教育注重学生健全的人格，故处处要使学生自动。
>
> ——蔡元培

4. 严格自律，力行“慎独”

“慎独”是我国伦理学所特有的范畴，是指在个人独处时，在没有任何人监督的情况之下，仍能坚持道德信念，按照道德原则行事。它既是道德修养的一种方法，又是道德修养所要达到的一种更高的道德境界。医学道德修养中的慎独，指的是医务人员在单独工作、无人监督时仍能坚持医德信念，履行医德原则和规范，不做任何违反道德的事。

坚持“慎独”的医德修养方法和境界，对医务工作者来说具有重要的作用。

（1）医务工作者进行医德修养的意义就在于要把社会主义医德原则和规范变成个体的内心信念，并用它支配自己的行为，坚持“独立工作，无人监督，按照社会主义医德原则和规范办事，“不做任何坏事”。这是进行医德修养的内在要求，也是衡量医务工作者医德觉悟的试金石。从这个意义上讲，没有“慎独”，就没有医德修养。

（2）医务工作的特殊性，更体现出“慎独”的重要性。因为医疗职业的独立性较强，一般说来，患者对医疗知识是缺乏的，医务人员在许多情况下，如患者昏迷、麻醉后等，都是独立工作的。如对患者检查有无必要，是否全面准确，用药是否全面合理，抢救是否及时等，都很难监督，患者也不可能了解其治疗的正确与否。因此，医疗职业决定了医务工作者需要“慎独”，时时、事事、处处以医德标准约束自己，不论在任何情况下，都要自觉地按照医德原则和规范履行医德义务。

医德修养非一日之功，医德品质的培养也不是一蹴而就，而是一个长期的曲折的过程。它需要我们医务工作者刻苦地磨炼自己顽强的意志和克服困难的毅力，做到提高“慎独”的自觉性，在“隐”“微”之处下功夫，防微杜渐，从小事入手，努力提高自己的医德境界。

第二节　医学道德评价

医学道德评价是对医务人员和医疗机构进行医德监督的基础和条件，是医疗卫生部门形成良好的医德医风的重要环节，它对于促进社会主义医德原则规范转化为医务人员的实际行动以及培养高素质的医学人才有重要的意义。

一、医学道德评价的含义及意义

医学道德评价是指人们依据一定的医学道德原则、规范和准则，对医务人员及医疗机构的医德行为做出是非好坏的道德价值判断的活动。这里，医学道德评价的对象是医务人员及医疗机构；医学道德评价的客体则是医务人员及医疗机构的职业行为和医德品质；医学道德评价的主体是社会上所有的成员，它既包括医务人员和医疗机构自身，也包括患者及其家属乃至整个社会上广泛的人们和社会组织。其中医务人员既可以是医学道德评价的客体，也可以是医学道德评价的主体，集评价者与被评价者于一身，这就特别需要医务人员具有高尚的医德修养与自觉意识。

显然，在医疗实践活动中，医学道德评价的结果是要对医务人员及医疗机构的职业行为和品质的善与恶、美与丑、道德与不道德进行判断，进而批判和谴责医疗活动中的医德低下或不道德的思想和行为；支持和赞扬那些符合道德原则，具有高尚道德情操的思想和行为，从而扬善抑恶。因此，医德评价是医务人员行为善恶、品质好坏的“监视器”和调整医务人员人际关系的“调节器”，也是维护医德原则和规范的重要保障，并且是使医德原则、规范转化为医务人员行为的中介和桥梁，是一种巨大的精神力量，对医务人员的职业行为及医德医风的发展变化，具有直接的重要的影响。

医德评价的标准，即在医德评价中用来衡量被评价客体时，评价主体所运用的参照系统或价值尺度。符合尺度的言行或人，都认为是善；违反尺度的言行或人，被认为是恶。由于时代不同，社会地位及教育水准的差异，加上每个医务人员的道德认识和道德修养不同，历来在医德评价上存在着很大差别。但是，是与非、善与恶总是有一定客观标准的，社会主义医德原则是救死扶伤、防病治病，实行社会主义人道主义，全心全意为人民的身心健康服务，体现了人民群众身心利益的要求，是医务人员的行为准则。因此，凡是遵循和合乎社会主义医德原则的行为就是善；凡是违背或不符合社会主义医德原则的行为就是恶。

就医务人员来说，医学道德评价也可分为两种：自我评价和社会评价。自我评价是医务人员自身对其医疗行为和实践活动的道德评价；社会评价是医务人员以外的其他人，包括同行、患者以及社会对医务人员医疗行为和实践活动的道德评价。

（一）疗效标准

疗效标准指医疗行为是否有利于患者疾病的缓解、痊愈，保障其生命安全，这是评价和衡量医务人员医疗行为是否符合道德，以及道德水平高低的重要标志。因为救死扶伤、防病治病、维护患者身心健康是医务人员最基本的道德义务和责任，医务人员在任何时候任何情况下，都要把人民的利益、人民的健康放在首位，并作为医疗行为的出发点和落脚点。作为医务工作者，道德的基本要求是使自己的行为有利于患者的身心健康。这是医学科学的根本目的之一。如果医务人员采取了预测到对疾病环节和根除不利的治疗措施，不论其主观原因如何都是不道德的。

（二）社会标准

社会标准指医疗行为是否有利于人类生存环境的保护和改善。人类的生存环境包括自然环境和社会环境。社会医学的进步，要求我们必须重视人类生存环境的保护和改善。新的生物—心理—社会医学模式的转变要求卫生工作者要把疾病与健康放在一个更广阔的背景下加以认识和研究。医院不再单纯是治病救人的诊疗机构，同时还担负着预防疾病、提高人口素质、改善人类的生存环境、提高生命质量的重任。人类的生存环境对人类自身的身心健康起着十分重要的作用。

（三）科学标准

科学标准指医疗行为是否有利于促进医学科学的发展和社会的进步。医学是保护人的生命、增进人类健康的科学。医学的任务是维护人的生命和增进人类健康，揭示生命运动的本质和规律，探索战胜疾病、增进身心健康的途径和方法。这就要求医务人员必须树立全心全意为人民服务的意识，辛勤劳动，不畏艰难，不惧风险，不图名利，团结协作，积极进行科学研究，以促进医学科学的发展。

上述三项标准，其基本精神是要求医务人员的一切医疗行为必须严格维护患者身心健康的利益，维护社会进步和人类健康的利益，维护医学科学发展的利益，这也是进行医德评价时必须遵循的主要原则。在实际运用这些标准时，还可能会遇到一些矛盾，如患者利益与社会整体利益的矛盾等，所以我们还应参照医德的具体原则进行评价。

二、 医学道德评价的依据和方式

（一） 医学道德评价的依据

医务人员的行为总是在一定的动机、目的支配下，采取相应的手段，并产生一定的行为效果。在评价医务人员行为时，应把动机与效果、目的与手段的统一作为医德评价的标准。

1. 动机与效果

动机与效果相统一，是医德评价的重要依据之一。动机是指行为主体去实施一定具体行为的主观愿望和意图。医务人员在医疗活动之前的主观愿望和医疗过程中支配一系列行为的动因叫医德动机。如一个医生给患者看病，总有一定的主观愿望，或是治愈、缓解病情，或是为了满足自己的私欲。动机是千差万别的，有符合医学道德的动机，如救死扶伤；也有不符合道德原则的动机，如图谋私利。效果则指的是人按照一定的动机去活动所产生的结果。医德效果指的是医务人员的医疗行为所产生的结果。

动机和效果问题历来都是伦理学家争论不休的主题。在历史上，存在两种相反的观点，即唯动机论和唯效果论。

唯动机论认为，评价一个人行为的善恶，应当以他的主观动机为依据，与行为的效果无关。其主要代表是德国古典哲学家康德。按照他的观点，一个医生，只要他出于救人的动机，即使是医疗意外而导致患者伤残死亡，我们也不能否认这位医生有良好的医德。动机论的错误在于单方面强调动机是道德评价的依据，否认效果在道德评价中的作用。唯效果论认为，评价一个人行为的善恶，应当以他的行为的客观效果为依据，至于动机如何，可以完全不必考虑。其著名代表是19世纪英国功利主义者边沁和穆勒。效果论者只片面强调效果在道德评价中的作用，否认动机的意义。

在医学道德评价上，我们应该坚持马克思主义的动机与效果辩证统一的观点，既从效果上检验动机，又从动机上看待效果，把动机与效果辩证统一到社会实践中并对具体情况具体分析。动机与效果辩证统一的理论为评价医务人员的行为提供了重要的依据。在一般情况下，医务人员好的动机产生好的效果，不好的动机产生不好的效果，把动机与效果统一起来就能对医务人员的行为做出客观的评价。但是，由于医疗活动受多方面因素的影响和制约，在有些情况下动机与效果往往不一致甚至出现矛盾，好的动机有时不一定引出好的效果，不良的动机也可能歪打正着。这就需要将动机与效果联系起来分析，切不可简单地以效果来判断动机，也不能以动机代替效果。例如，治疗晚期癌症患者，由于受到技术水平的限制，未能挽救患者的生命。当好的动机产生坏的效果时，就要客观地分析医务人员产生不良效果的原因，综合分析给以公正的道德评价；同样，当坏的动机产生好的结果时，就要联系动机分析效果，对这种效果做出公正的评价。如果只看到动机，把头脑的观念当作唯一的实在，就会陷入主观片面性。相反，如果片面强调效果，不但会把不道德的动机所产生的好的效果当作好的道德行为，还会把由于客观原因造成的某些不良效果看作是不道德的行为。

2. 目的与手段

目的与手段既相互联系又相互制约，两者的统一构成了医德评价的又一标准。医德目的是指医务人员经过自己的努力后达到的目标，医学中的目的分为合乎道德的目的和不合道德的目的。防病治病、保障人民的身体健康是合乎道德的目的，追逐个人名利、贪图患者钱财是不合道德的目的。手段是指为了达到这一目的所采取的措施、方法和途径。目的决定手段，手段服从目的，没有目的的手段是毫无意义的，同时没有一定的手段相助，目的也是无法实现的。

最好的境界是高尚的服务目的与高效的服务手段的高度统一。在医德评价中，离开效果，判断没有客观准绳；离开动机也必然会产生片面性，唯一正确的方法是坚持动机与效果的辩证统一。

目的决定论和手段决定论都是片面强调一方的作用而忽视两者的内在联系，把目的与手段分开进行评价的错误观点。在医疗实践中，医务人员为了达到医学目的，总会采取一定的手段。目的与手段的一致性是医学道德行为选择的要求。但有时也会出现不一致的情况，大多数是因为手段选择不当，未达到理想的目的，事与愿违。所以在评价医务人员的医德行为时，不仅要看其目的是否正确，还要看其是否选择了恰当的手段。从医德要求出发，选择正确的医疗手段是十分重要的，这就需要医务人员遵循以下原则：

第一，一致性原则。即选用的治疗手段与病情发展、治疗目的相一致。在具体的治疗过程中，医务人员必须针对治疗的需要，尽力为患者创造适合治疗的环境和条件，那种大病小治和小病大治的做法都是与此相违背的。

第二，有效性原则。即要根据不同的病种病情，采取有效的治疗手段和措施，以达到治愈的目的。要求选用的治疗手段必须是经过实践检验是有效的，未经严格的动物实验和临床证明有效的治疗手段不能采用，包括新药品、新技术、新设备的应用。

第三，知情同意原则。即为了达到治愈疾病的目的，医务人员将采取的治疗方案包括治疗的手段、措施以及预后情况都应告诉患者或家属，并征得同意。

第四，最佳原则。即选用的诊疗手段必须是最佳的。对于同一种疾病，治疗手段有若干种，应选择当时当地治疗设备和技术允许的情况下痛苦最小、耗资最少、安全性最高、效果最好的手段。

第五，社会原则。即诊疗手段的选取必须考虑社会后果。凡可能给社会带来不良后果的手段，都不宜采用。当患者利益与社会利益发生矛盾时，既要对患者个人负责，也要对社会整体利益负责。

（二）医学道德评价的方式

医学道德评价按评价的主体划分，可分为自我评价和社会评价。前者是医务工作者自身的评价，通过内心信念来实现；后者是同行或社会对医务人员行为的评价，即同行评价或社会评价，是通过社会舆论和传统习俗来完成。因此，医学道德评价的方式主要有内心信念、社会舆论和传统习俗三种方式。

1. **内心信念**

信念的自我评价指医务人员发自内心地对道德和义务的深刻认识、真诚信仰和强烈的责任感。它是医务人员对自己行为进行善恶评价的内在动力和医德品质构成的基本要素，是医德评价最基本的方式。内心信念是通过职业良心发挥作用的，一个具有高尚医德品质的医务工作者，他的内心可以自觉地调整自己的行为，能自觉地、正确地对待来自社会的评价和监督。

世界大部分不幸也许都有补救之法，但其中最不幸的却无药可救，那就是人类的冷漠。
——海伦·凯勒

内心信念在医德评价中具有稳定性、深刻性、约束性的特点。所谓内心信念的稳定性，指医务人员内心信念是建立在个人笃信的基础上，一旦形成就不会受外界影响而轻易改变，且在相当长的时间内对自己的行为起着支配作用；所谓内心信念的深刻性，是指内心道德信念积聚起医务人员对道德认识、情感和意志的力量，反映医务人员对人生真谛的理解和省悟；所谓内心信念的约束性，则指的是内心信念作为一种强烈的道德责任感，推动着医务人员进行善恶评价和行为选择，具有监督性和约束性。内心信念在医德评价中起着自我完善的作用，是医务人员进行自我调节、自我约束的精神动力。

2. **社会舆论**

社会舆论指的是公众对某种社会现象、行为和事件的看法和态度，即众人的言论。它可以形成一种强大的精神力量，调整人们的道德行为，指导人们的道德生活，它是医德评价的主要方式。社会舆论可分为两大类：一类是有组织的正式舆论，它是有组织、有领导形成的，并往往通过国家或社会组织掌握的舆论工具加以宣传，如报刊、书籍、电视、电影、广播等媒体是其主要传播工具。另一类是非正式的社会舆论，它是人们自觉或不自觉地对周围的人或事发表议论，是人们凭借着传统观念和经验，在一定范围内形成和流传的评价性和倾向性态度。社会舆论是医德评价中最普遍、最重要的方式，在医德评价中起着重要的作用。具体表现在：①通过社会舆论对医疗思想行为做出善恶判断，给予肯定、赞扬、批评等方面的评价，表明倾向性的态度，促使医务人员按照医德原则支配自己的思想和行为。②社会舆论可以把某一医德行为的善恶价值及时传达给当事人，使医务人员了解社会所要求的行为准则及自己行为所产生的后果。③社会舆论是外在的力量，反映了人民的意愿和呼声。医务人员在舆论的赞扬或谴责声中，坚持或改变自己的思想和行为方向，具有疏导调整的作用。我们社会主义国家，通过各种舆论工具大力宣扬白求恩式的先进模范人物，为广大医务工作者树立了学习的榜样、行为的楷模，同时对医德医风不正的人给予揭露和谴责，使广大医务人员引以为戒。

3. **传统习俗**

传统习俗即传统习惯和风俗。它是指人们在长期的社会生活中形成的稳定的、习以为常的行为倾向、行为规范和道德风尚。它被社会广泛承认，并根深蒂固地存在于人们的观念之中。由于传统习俗源远流长，在实际生活中，它往往同民族情绪和社会心理交织在一起，用“合俗”“不合俗”来评价人们的行为，对人们的行为发生影响。医德传统是传统习俗的一个组成部分，体现着医学职业特点的价值观。医德优良传统对医德评价有重要影响，它能够增强医德信念，促使人们以其为标准进行善恶判断，保证医疗活动有序开展。需要特别指出的是，由于传统医德的形成是以一定的社会历史条件为背景的，因而它在医德评价中的作用并不都是积极的、进步的，落后的传统习俗是形成道德风尚的阻力。我们在进行医德评价时，必须按照社会医德标准，对传统习俗进行分析，要继承和发扬有利于人民身心健康和医学发展的传统习俗，抛弃不符合人民身心健康和医学发展的不良习俗。

医德评价正确与否、医德评价的深度和广度，影响着医务人员医德品质的形成和完善，影响着医学科学的发展，对于社会医德风尚有着不可低估的作用。

总之，医德评价是一定社会的医德原则和规范赖以发生作用的杠杆，是把医德原则和规范转化为医务人员的医德情感、医德信念和医德行为的重要环节。

天下难事，必作于易；天下大事，必作于细。
——老子

第三节　医疗机构从业人员行为规范

2012年6月，卫生部、国家食品药品监督管理局和国家中医药管理局组织制定了《医疗机构从业人员行为规范》（以下简称《规范》）。它结合了医疗卫生改革发展新形势、新要求和人民群众的新期待、新希望，细化了有关医疗卫生法律法规、规章制度中对医疗机构从业人员的要求和规定，有利于进一步规范医疗服务行为，提高医疗服务水平，改进医疗服务质量，对于医疗服务中群众反映强烈的突出问题有了更明确的操作标准。同时，对于每一位患者和社会公众来说，《规范》的颁布是帮助他们正确了解医生和医疗行业的契机。

科学决不是也永远不会是一本写完了的书。每一项重大成就都会带来新的问题。任何一个发展随着时间的推移都会出现新的严重的困难。

一、医疗机构从业人员的界定

《规范》明确规定，医疗机构从业人员包括：

（1）管理人员。指在医疗机构及其内设各部门、科室从事计划、组织、协调、控制、决策等管理工作的人员。

（2）医师。指依法取得执业医师、执业助理医师资格，经注册在医疗机构从事医疗、预防、保健等工作的人员。

（3）护士。指经执业注册取得护士执业证书，依法在医疗机构从事护理工作的人员。

（4）药学技术人员。指依法经过资格认定，在医疗机构从事药学工作的药师及技术人员。

（5）医技人员。指医疗机构内除医师、护士、药学技术人员之外从事其他技术服务的卫生专业技术人员。

(6) 其他人员。指除以上五类人员外，在医疗机构从业的其他人员，主要包括物资、总务、设备、科研、教学、信息、统计、财务、基本建设、后勤等部门工作人员。

二、 医疗机构从业人员基本行为规范及其道德要求

《规范》比以往相关行业规范更具体，它提醒广大医务人员“医者应当是这样的人”，也对“我们应当是怎样的人”“我们应当如何做医生”这样的问题有了回应。《规范》第二章第四条到第十一条对医疗机构从业人员的行为做了整体性的规定。

（一）以人为本，践行宗旨

坚持救死扶伤、防病治病的宗旨，发扬大医精诚理念和人道主义精神，以患者为中心，全心全意为人民健康服务。坚守医疗公益性为主旨的目标，一切为患者健康和利益着想，尊重并尽可能地实现患者合理诉求，并以恰当方式准确耐心地解释相关医学知识，为患者做出正确判断提供依据，同时也使得患者及其家属对医生的工作更加理解和支持。

（二）遵纪守法，依法执业

自觉遵守国家法律法规，遵守医疗卫生行业规章和纪律，严格执行所在医疗机构各项制度规定。临床工作中不得有娱乐等与工作无关的行为，不得在医疗救治过程中相互推诿。有法必依是做好医疗服务工作的前提，只有自觉遵守医疗卫生管理法律法规、规章制度和各种诊疗常规、技术操作规范以及所在机构的规章制度的医务人员才能避免更多的失误和事故，也只有严格遵守医疗服务法规和临床操作规程的团队才能在关键时刻少出差错、不出差错。

（三）尊重患者，关爱生命

遵守医学伦理道德，尊重患者的知情同意权和隐私权，为患者保守医疗秘密和健康隐私，维护患者合法权益；尊重患者被救治的权利，不因种族、宗教、地域、贫富、地位、残疾、疾病等歧视患者。医务人员平时应加强个人多方面修养，面对不同年龄、不同性别、不同民族、不同国度的患者，在生活习俗、性格倾向、宗教信仰等深层次内在差异的情况下，都能够应对从容，气氛和谐融洽，这需要医务工作者自身的磨砺和文化濡养。

（四）优质服务，医患和谐

言语文明，举止端庄，认真践行医疗服务承诺，加强与患者的交流与沟通，积极带头控烟，自觉维护行业形象。语言可以使人瞬间如沐春风，也可以相反，语言的艺术修养是医务人员的必修课。技术娴熟、动作利落则可以使患者更加信任。所以，技术精湛与内在修养是好医生的两条腿，缺一不可。

（五）廉洁自律，恪守医德

弘扬高尚医德，严格自律，不索取和非法收受患者财物，不利用执业之便

谋取不正当利益；不收受医疗器械、药品、试剂等生产、经营企业或人员以各种名义、形式给予的回扣、提成，不参加其安排、组织或支付费用的营业性娱乐活动；不骗取、套取基本医疗保障资金或为他人骗取、套取提供便利；不违规参与医疗广告宣传和药品医疗器械促销，不倒卖号源。

（六）严谨求实，精益求精

热爱学习，钻研业务，努力提高专业素养，诚实守信，抵制学术不端行为。努力提高专业技术水平，积极参加业务技能继续教育、培训，不得学术造假。提高自己的专业技术能力，应该是医务人员永恒的主题。技术是医疗机构的关键与核心，每个医务人员都要坚持学习，通过多种方式提高自身业务素质，为患者提供更好的服务。

（七）爱岗敬业，团结协作

忠诚职业，尽职尽责，正确处理与同行、同事间的关系，互相尊重，互相配合，和谐共事。对于同行间的竞争和利益冲突，应该以恰当的方式寻求解决，而不应造谣生事，给自己和他人带来不良后果，影响日后的临床工作和自身进步。同事之间，甚至上下级之间暂时的矛盾更不应该带进具体临床工作中。面对患者时，医生就应该是也只能是一个“纯粹”的人，一个可以帮助患者恢复健康的人。

（八）乐于奉献，热心公益

积极参加上级安排的指令性医疗任务和社会公益性的扶贫、义诊、助残、支农、援外等活动，主动开展公众健康教育。积极参加突发性公共卫生安全事件的处置任务，主动参与重大公共卫生事件的救援和研究，不得推脱开展公众健康教育的责任。应对公共卫生事件的能力和效果，直接体现了社会对民生的态度，也集中体现了医务人员最深层的精神风貌。各种危险和被传染的可能在这些非常规医疗活动中大幅增加，医务人员的专业技术水平和意志力都经受着考验。只有勇于挑战未知和对自己有更高要求的人，才能在艰苦磨砺中脱颖而出。

天下从事者，不可以无法仪，无法仪而其事能成者，无有也。

——墨子

三、医疗机构医师概述

（一）医疗机构医师的界定

医师，是指受过高等医学教育或长期从事医疗卫生工作的、经国家卫生部门审查合格的高级医务卫生人员。《中华人民共和国执业医师法》明确规定：“依法取得执业医师资格或者执业助理医师资格，经注册在医疗、预防、保健机构中执业的专业医务人员”，称为医师。医师应当具备良好的职业道德和医疗职业水平，发扬人道主义精神，履行防病治病、救死扶伤、保护人民健康的神圣职责。全社会应当尊重医师，医师依法履行职责，受法律保护。

国家实行医师资格考试制度。医师资格考试分为执业医师资格考试和执业助理医师资格考试两类。医师资格统一考试的办法，由国务院卫生行政部门制定。医师资格考试由省级以上卫生行政部门组织实施。医师的医学专业技术职称和医学专业技术职务的评定、聘任，按照国家有关规定办理。医师可以依法组织和参加医师协会。医师经注册后，可以在医疗、预防、保健机构中按照注册的执业地点、职业类别、执业范围开展相关业务。未经注册取得执业证书的，不得从事医师执业活动。

2006 年 11 月卫生部颁发了《传统医学师承和确有专长人员医师资格考核考试办法》，2007 年 2 月 1 日正式实施。它表明民间传承医师确有所长者可以通过特定渠道获得合法执业资格，并合法行医。

（二）医师在执业活动中享有的权利

《中华人民共和国执业医师法》第三章第二十一条规定了医师在执业活动中享有下列权利：

（1）在注册的执业范围内，进行医学诊查、疾病调查、医学处置、出具相应的医学证明文件，选择合理的医疗、预防、保健方案。

（2）按照国务院卫生行政部门规定的标准，获得与本人执业活动相当的医疗设备基本条件。

（3）从事医学研究、学术交流，参加专业学术团体。

（4）参加专业培训，接受继续医学教育。

（5）在执业活动中，人格尊严、人身安全不受侵犯。

（6）获取工资报酬和津贴，享受国家规定的福利待遇。

（7）对所在机构的医疗、预防、保健工作和卫生行政部门的工作提出意见和建议，依法参与所在机构的民主管理。

（三）医师在执业活动中应履行的义务

《中华人民共和国执业医师法》第三章第二十二条规定了医师在执业活动中应履行下列义务：

（1）遵守法律、法规，遵守技术操作规范。

（2）树立敬业精神，遵守职业道德，履行医师职责，尽职尽责为患者服务。

（3）关心、爱护、尊重患者，保护患者的隐私。

（4）努力钻研业务，更新知识，提高专业技术水平。

（5）宣传卫生保健知识，对患者进行健康教育。

四、医师行为规范及其道德要求

在《医疗机构从业人员行为规范》第四章中第二十条至二十七条对医师行为规范做了规定。

（1）第二十条规定：“遵循医学科学规律，不断更新医学理念和知识，保证医疗技术应用的科学性、合理性。”医学科学的进步和发展离不开医务工作者的献身精神，并且医学科学自身发展的过程中也给人类的生存、发展带来许多困惑和伦理难题。医学科学的特点要求不仅培养医务人员为医学科学献身的如果一个人不知道他要驶向哪头，那么任何风都不是顺风。
——塞涅卡

高尚品质，更要提高医务人员分析和解决困惑或伦理难题的能力，从而推动医学科学的发展。术业有专攻，只有精勤不倦，才能不断攻克新的医学难题，为人类造福。

现代医学科技与实践的快速发展，客观上要求医师培养终身学习的良好职业习惯，持续追踪现代医学进展，不断更新自身与团队的医学知识和理念，持续改进医疗质量，保证医学知识的科学性和医疗技术应用的合理性，反对伪科学，积极向社会传播正确有益的健康知识。

（2）第二十一条规定："规范行医，严格遵循临床诊疗和技术规范，使用适宜诊疗技术和药物，因病施治，合理医疗，不隐瞒、误导或夸大病情，不过度医疗。"努力培养医务人员最崇高的精神境界，即先公后私和无私奉献的心态，始终把患者的健康利益放在职责第一位，对本职工作所体现的道德义务有深刻认识、真诚信仰和强烈的责任感。对疾病一定要有准确的认识，把握病情程度，采取及时、恰当的治疗，避免过度治疗，尽量防止误诊误治。对危急重患者，要优先采取积极措施，干预病情的快速进展，化险为夷。对难以医治的患者，尽量延长生命，提高生存质量。

在行医过程中，医师要充分认识疾病发生发展的规律，以整体观和辩证思想指导钻研克制疾病。从患者利益和疾病治疗的需要出发，采取个体化、人性化、科学、经济和合理的治疗方案，因病施治，合理医疗，实现患者利益的最大化。

（3）"学习掌握人文医学知识，提高人文修养，对患者实行人文关怀，真诚、耐心与患者沟通。"人文，在这里当为确定的人文科学（如政治学、经济学、历史、哲学、文学、艺术、法学、宗教学科等），而修养肯定是由能力要素和精神要素组合而成的。所谓的"人文修养"，即"人文科学的研究能力、知识水平，和人文科学体现出来的以人为对象、以人为中心的精神——人的内在品质"。医学不仅是科学和艺术的结合，更是人文的。医学不能治愈一切疾病，也不能治愈每一个患者，生老病死是自然规律，但医务人员的职责就是帮助患者、温暖患者。

医生看病只能是：部分治愈，常常帮助，总是安慰。从这个意义上讲，医学不仅是维系人类自身价值并保护其生产能力的重要手段，更是人性的传递、情感的延伸。医务人员除了为患者提供诊疗服务之外，还要为患者提供精神、文化、情感的服务，以利于患者康复。技术与人文是医学的两翼，缺一不可。没有技术，医学没有躯干；没有人文，医学就没有灵魂。一座医学的高峰，必然是技术与人文的交汇点。只有科学素养与人文素养兼得者才能更好地胜任未来的临床工作。

（4）"认真执行医疗文书书写与管理制度，规范书写、妥善保存病历材料，不隐匿、伪造或违规涂改、销毁医学文书及有关资料，不违规签署医学证明文件。"扰乱医疗环境和极端功利的医疗行为都是不可为的。文书和病例材料不仅是患者的就诊历史记录，也是医务人员总结经验、查找疏漏，不断精确实施临床治疗的基本依据，规范、清晰和如实地书写和保存是起码的职业功底。为熟人开具不符合事实的医学证明有违医生职业操守，如果情节严重，造成较恶劣影响的，根据《中华人民共和国执业医师法》需要追究刑事责任，如拘役或监禁。

(5)“依法履行医疗质量安全事件、传染病疫情、药品不良反应、食源性疾病和涉嫌伤害事件或非正常死亡等法定报告职责。”对有可能引发更大范围的传染病、药物不良反应等非正常临床事件实行及时上报或通报制度，是我国一直以来控制疾病蔓延和恶化扩大的有效管理办法。违反者，事后查明责任，将追究经济责任、行政责任甚至刑事责任。

依法履行报告职责，既是医务人员应尽的工作职责，更是医务工作者必须承担的法律义务和社会责任。医师要及时、准确地报告有关信息，不仅为医疗安全活动提供科学、有效的防治对策信息，也便于指导医疗机构及相关部门妥善处置相关事件，切实保障医疗安全，有效控制、预防和消除事件危害，保障公众身心健康和生命安全。

(6)“认真履行医师职责，积极救治，尽职尽责为患者服务，增强责任安全意识，努力防范和控制医疗责任差错事件。”随着社会的不断发展，大众对医生的期望值不断提高，有的近乎苛刻，医疗行业正面临着前所未有的困难处境。形成如此环境的原因很复杂，作为医务人员应该首先从自身入手，不断提高自身综合素质，以适应当今社会的要求。培养高度的责任感和同情心，树立尊重患者、关怀患者的高尚职业道德。

修养之于心地，其重要犹如食物之于身体。

——西塞罗

(7)“严格遵守医疗技术临床应用管理规范和单位内部规定的医师执业等级权限，不违规临床应用新的医疗技术。”严格医师等级权限可以最大可能地避免因经验不足和技术问题导致的误判误治，也可以使得年轻、经验不足的医师处理较复杂临床问题时，向经验丰富和技术更为精湛者学到更好的临床技能。新的临床技术和方法具有一定的不确定性和风险，在所服务医疗单位或更大范围内还没有被批准广泛应用的技术应谨慎。对于别无选择且确有必要实施新技术的患者，应组织同行同科室人员反复论证，并上报主管领导批准，同时，与患者及其家属解释清楚利弊，提供专业到位的信息咨询。

(8)“严格遵守药物和医疗技术临床试验有关规定，进行实验性临床医疗，应充分保障患者本人或其家属的知情同意权。”知情同意的目的是将研究者拥有的研究信息传达给受试者或他/她的合法代表。其要求受试者清楚了解风险、其他的治疗选择、可能的获益、个人的义务以及该研究是属“研究性质的”。必须强调，阅读和签署同意书不能确保受试者已理解了其内容。提供信息以保证受试者完全理解是研究者及其研究小组成员的主要职责。知情同意不得包含任何放弃个人合法权利的文字。必须提供充分的信息。必须给受试者提供考虑选择和提出问题的机会。单独进行的知情同意过程必须保证被询问的个体充分理解正在进行的事情。研究者获得的必须是自愿同意，而且必须在研究中提供新的信息。

实验性医疗行为是医学发展必经途径之一，只有科学的实验性研究和实践环节检验，才能使优秀的医学成果真正应用于临床并推广。但是医学实验同时具有不确定性和风险，遵守规范才能降低危害，使受试方和试验方的受益均大于损失，才是医学研究应该追求的最高效果。

五、 违反行为规范的处理原则

在《医疗机构从业人员行为规范》第九章中着重强调了对本规定进行实施和监督的责任，以及违反规定进行处理的原则。

以医疗机构行政领导班子为主要责任人负责贯彻落实本规定，并层层监管，纪检监察纠风部门负责对实施情况进行监督检查，各级卫生行政部门则要加强对辖区内各级各类医疗机构及其从业人员贯彻执行本规范的监督检查，各医疗行业单位需配合卫生行政部门做好本规范的贯彻实施，加强行业自律性管理。从责任人、监督人到实施者，每一条都有针对性，具有较强的实际操作意义。

在第 55 条中规定："医疗机构及其从业人员实施和执行本规范的情况，应列入医疗机构校验管理和医务人员年度考核、医德考评和医师定期考核的重要内容，作为医疗机构等级评审、医务人员职称晋升、评先评优的重要依据。"这一条直接明确了从业人员行为规范与个人的晋级、评先等具体的现实利益挂钩，是务实之举。

在第 56 条中则对违反行为规范进行处理的原则做了明确："医疗机构从业人员违反本规范的，由所在单位视情节轻重，给予批评教育、通报批评、取消当年评优评职资格或低聘、缓聘、解职待聘、解聘。其中需要追究党纪、政纪责任的，由有关纪检监察部门按照党纪政纪案件的调查处理程序办理；需要给予行政处罚的，由有关卫生行政部门依法给予相应处罚；涉嫌犯罪的，移送司法机关依法处理。"视情节严重程度和社会影响结果依次分为四个不同程度的处理办法：①教育、通报批评、取消先进；②低聘、缓聘、解职待聘、解聘；③行政处罚；④司法处理。

【关键概念】

1. 医学道德修养：指的是医务人员在医德品质、情感、意志、习惯等方面按照一定的道德原则和规范进行自我改造、自我锻炼、自我培养的实践活动过程，以及在此基础上所要达到的医德境界。它可以分解为三层含义：一是动态的过程，即按照一定的道德原则和规范所进行的学习、体验、检查、反省等心理活动和客观的医疗实践活动；二是静态的结果，即经过长期的努力之后所形成的医德品质、情操和道德境界；三是指医务人员为人处世的态度，即对处理医患关系、医医关系、医社关系的认识态度。

2. 慎独：我国伦理学所特有的范畴，是指在个人独处时，在没有任何人监督的情况之下，仍能坚持道德信念，按照道德原则行事。它既是道德修养的一种方法，又是道德修养所要达到的一种更高的道德境界。在医学道德修养中，指的是医务人员在单独工作、无人监督时，仍能坚持医德信念，履行医德原则和规范，不做任何违反道德的事。

3. 医学道德评价：指医务人员、患者及社会的其他成员依据一定的医学道德原则、规范和准则，对自己和他人及医疗机构的医德行为做出判断的活动。

4. 医疗从业人员：在法定医疗部门从事医疗活动及其相关工作的人员，包括管理人员、医师、护士、药学技术人员、医技人员及其他人员（指除以上五类人员外，在医疗机构从业的其他人员，主要包括物资、总务、设备、科研、教学、信息、统计、财务、基本建设、后勤等部门工作人员）。

【理论重点】

1. 医学道德评价的依据、标准及意义。
2. 医学道德修养的途径、方法及意义。
3. 《医疗机构从业人员行为规范》对临床操作和医疗机构管理的意义和价值。

【延伸阅读材料】

1. 《希波克拉底誓言》。
2. 《夏威夷宣言》。
3. 《中华人民共和国医学生誓词》。
4. 《中华人民共和国医务人员医德规范及实施办法》。
5. 《新世纪的医师职业精神——医师宣言》。
6. 《关于印发〈关于建立医务人员医德考评制度的指导意见（试行）〉的通知》。

【自测练习题】（请扫二维码）

（编者：陈君　广州中医药大学）

参 考 文 献

[1] 李本富. 医学伦理学［M］. 2版. 北京：北京大学医学出版社，2010.

[2] 卢启华，等. 医学伦理学［M］. 武汉：华中科技大学出版社，2006.

[3] 丘祥兴，孙福川. 医学伦理学［M］. 3版. 北京：人民卫生出版社，2012.

[4] 张金钟，王晓燕. 医学伦理学［M］. 2版. 北京：北京大学医学出版社，2010.

[5] 王明旭. 医学伦理学［M］. 北京：人民卫生出版社，2010.

[6] 高桂云，郭琦. 医学伦理学概论［M］. 北京：中国社会科学出版社，2009.

[7] 尹梅. 护理伦理学［M］. 北京：人民卫生出版社，2009.

[8] 郭照江，等. 现代医学伦理学［M］. 北京：国防大学出版社，2007.

[9] 李怀珍，秦敬民. 护理伦理学［M］. 北京：人民军医出版社，2007.

[10] 樊民胜，张金钟. 医学伦理学［M］. 北京：中国中医药出版社，2009.

[11] 翟晓梅，邱仁宗. 生命伦理学导论［M］. 北京：清华大学出版社，2005.

[12] 陈晓阳，曹永福. 医学伦理学［M］. 济南：山东大学出版社，2006.

[13] 周辅成. 西方伦理学名著选辑：下卷［M］. 北京：商务印书馆，1987.

[14] 孙慕义. 医学伦理学［M］. 2版. 北京：高等教育出版社，2008.

[15] 罗国杰. 伦理学［M］. 北京：人民出版社，1996.

[16] 卜平. 医学伦理学［M］. 北京：高等教育出版社，2003.

[17] 杜金香，王晓燕. 医学伦理学教程［M］. 北京：科学出版社，1998.

[18] 杨放，等. 医学伦理学［M］. 上海：第二军医大学出版社，2001.

[19] 曹开宾，等. 医学伦理学教程［M］. 3版. 上海：复旦大学出版社，2004.

[20] 周海春. 中国医德［M］. 成都：四川人民出版社，2002.

[21] 沈铭贤. 生命伦理学［M］. 北京：高等教育出版社，2003.

[22] 徐宗良，等. 生命伦理学：理论与实践探索［M］. 上海：上海人民出版社，2002.

[23] 郭自力. 生物医学的法律和伦理问题［M］. 北京：北京大学出版社，2002.

[24] 冯显威，等. 人文社会医学导论［M］. 郑州：河南医科大学出版社，2000.

[25] 陈元方，邱仁宗. 生物医学研究伦理学 [M]. 北京：中国协和医科大学出版社，2003.
[26] 吴咸中，温克勤. 现代临床医学伦理学 [M]. 天津：天津人民出版社，1990.
[27] 范冬萍，张华夏. 基因与伦理 [M]. 广州：羊城晚报出版社，2003.
[28] 邱仁宗，翟晓梅. 生命伦理学概论 [M]. 北京：中国协和医科大学出版社，2003.
[29] 郭照江. 医学伦理学新编 [M]. 北京：人民军医出版社，2003.
[30] 陈群，等. 实用医学伦理学 [M]. 广州：广东高等教育出版社，1999.
[31] 冯泽永. 医学伦理学 [M]. 北京：科学出版社，2002.
[32] 何伦，王小玲. 医学人文学概论 [M]. 南京：东南大学出版社，2002.
[33] 陈力行. 现代医学道德 [M]. 南京：南京出版社，1998.
[34] 薛影. 医德困惑与选择：现代医学伦理学案例分析 [M]. 南京：东南大学出版社，1992.
[35] 施永兴，庞连智. 让生命享受最后一缕阳光：临终关怀百题 [M]. 上海：上海科学普及出版社，2004.
[36] 国家执业医师资格考试应试指导专家组. 国家执业医师资格考试：临床医师应试指导 [M]. 北京：中国协和医科大学出版社，2005.
[37] 卫生部教材办公室策划. 2005 年版国家临床执业医师资格考试：习题精选与答案解析 [M]. 北京：人民卫生出版社，2005.
[38] 卫生部医师资格考试委员会，国家医学考试中心. 国家执业医师资格考试大纲 [M]. 北京：人民卫生出版社，2013.
[39] 李义庭，等. 临终关怀学 [M]. 北京：中国科学技术出版社，2000.
[40] 彭美慈，等. 临终关怀伦理学 [M]. 西安：陕西科学技术出版社，2000.
[41] 王延光. 中国当代遗传伦理研究 [M]. 北京：北京理工大学出版社，2003.
[42] 黄晓光，周绿林，王悦. 卫生经济学 [M]. 北京：人民卫生出版社，2006.
[43] 卫生部关于做好区域卫生规划和医疗机构设置规划 促进非公立医疗机构发展的通知（卫规财发〔2012〕47 号）.
[44] 郑大喜. 社会转型期医院管理伦理失范的警示与思考 [J]. 医学与社会，2009，22（5）：19.
[45] 彭斯. 医学伦理学经典案例 [M]. 聂精保，胡林英，译. 长沙：湖南科学技术出版社，2010.
[46] 王海平. 生命教育：医学生人文精神培养的重要维度 [J]. 医学与哲学，2011，32（3）：60－62.
[47] 卢凌云，陆树程. 对生命神圣思想的辨证思考 [J]. 卫生软科学，2006，20（6）：575－577.

[48] 张晨. 国内外医德规范的发展和社会现实意义 [J]. 医学与社会, 2012, 25 (8): 9-11.

[49] 金玫蕾. 我国实验动物科学带来的动物伦理及福利问题 [J]. 生命科学, 2012, 24 (11): 1 325-1 329.

[50] 李振良, 李红英. 临床医学实践案例伦理解析 [M]. 北京: 人民卫生出版社, 2016.

[51] 樊民胜, 张金钟. 医学伦理学 [M]. 北京: 中国中医药出版社, 2009.

[52] 李恩昌, 等. 中国医学伦理学与生命伦理学发展研究 [M]. 西安: 中国出版集团世界图书出版公司, 2014.

[53] 张金钟, 王晓燕. 医学伦理学 [M]. 3 版. 北京: 北京大学医学出版社, 2016.

[54] 焦雨梅, 冉隆平. 医学伦理学 [M]. 2 版. 武汉: 华中科技大学出版社, 2014.

[55] 袁俊平, 景汇泉. 医学伦理学 [M]. 2 版. 北京: 科学出版社, 2012.

[56] 李勇, 等. 医学伦理学 [M]. 2 版. 北京: 科学出版社, 2010.

[57] 陈兰云. 医学伦理学 [M]. 北京: 科学出版社, 2017.

[58] 刘万梅. 医学伦理学 [M]. 3 版. 北京: 人民卫生出版社, 2017.

[59] 刘东梅. 医学伦理学 (中医) [M]. 2 版. 北京: 人民卫生出版社, 2016.

[60] 胡庆澧, 陈仁彪, 张春美. 基因伦理学 [J]. 上海: 上海科学技术出版社, 2009.

[61] 甘绍平. 基因工程伦理的核心问题 [J]. 哲学动态, 2001 (1): 33-35.

[62] 翟晓梅, 邱仁宗. 公共卫生伦理学 [M]. 北京: 中国社会科学出版社, 2016.